女性生殖器整形美容

Female Genital Plastic and Cosmetic Surgery

注　意

　　该领域的理论知识和临床实践在不断变化。随着新的研究与经验不断扩充我们的知识结构，有必要在实践、治疗和用药方面做出适当的改进。建议读者核实与操作相关的最新信息，或查阅每种药物生产厂家所提供的最新产品信息，以确定药物的推荐剂量、服用方法、服用时间以及相关禁忌证。医师根据对患者的了解和相关经验，确立诊断，以此确认每一位患者的用药剂量和最佳治疗方法，并采取适当的安全预防措施，是其职责所在。不论是出版商还是著作者，对于在本出版物使用过程中引起的或与本出版物相关的所有个人或财产的损伤和（或）损失，均不承担任何责任。

出版者

女性生殖器整形美容

Female Genital Plastic and Cosmetic Surgery

原　著　Michael P. Goodman

主　译　陈敏亮

副主译　徐　潇

主　审　李世荣　高建华

北京大学医学出版社

Peking University Medical Press

NÜXING SHENGZHIQI ZHENGXING MEIRONG

图书在版编目（CIP）数据

女性生殖器整形美容 / (美) 迈克尔·P. 古德曼
(Michael P. Goodman) 原著；陈敏亮主译. –北京：
北京大学医学出版社，2019.1（2020.9重印）
书名原文：Female Genital Plastic and Cosmetic
Surgery
ISBN 978-7-5659-1867-4

Ⅰ.①女…　Ⅱ.①迈…②陈…　Ⅲ.①女生殖器－整
形外科学　Ⅳ.①R713

中国版本图书馆CIP数据核字(2018)第230132号

北京市版权局著作权合同登记号：图字：01-2018-5713

Female Genital Plastic and Cosmetic Surgery, ISBN 978-1-118-84851-7
By Michael P. Goodman
© 2016 by John Wiley & Sons, Ltd

女性生殖器整形美容

主　　译：陈敏亮
出版发行：北京大学医学出版社
地　　址：（100083）北京市海淀区学院路38号　北京大学医学部院内
电　　话：发行部 010-82802230；图书邮购 010-82802495
网　　址：http：//www.pumpress.com.cn
E-mail：booksale@bjmu.edu.cn
印　　刷：北京金康利印刷有限公司
经　　销：新华书店
责任编辑：李　娜 萧　潇　　责任校对：靳新强　　责任印制：李　啸
开　　本：787 mm×1092 mm　1/16　　印张：15　　字数：320千字
版　　次：2019年1月第1版　2020年9月第2次印刷
书　　号：ISBN 978-7-5659-1867-4
定　　价：198.00元
版权所有，违者必究
（凡属质量问题请与本社发行部联系退换）

译校者名单

主　译　陈敏亮（解放军总医院第四医学中心）

副主译　徐　潇（解放军总医院第三医学中心）

主　审　李世荣（陆军军医大学西南整形美容外科医院　院长）
　　　　高建华（南方医科大学附属南方医院　教授）

译　者（按姓名汉语拼音排序）
　　　　白馨月（解放军总医院第四医学中心）
　　　　陈俊男（解放军总医院第四医学中心）
　　　　代　强（解放军总医院第四医学中心）
　　　　耿祎楠（解放军总医院第四医学中心）
　　　　黄桢雅（解放军总医院第四医学中心）
　　　　金明珠（解放军总医院第四医学中心）
　　　　赖琳英（解放军总医院第四医学中心）
　　　　梁黎明（解放军总医院第四医学中心）
　　　　龙　笑（北京协和医院）
　　　　罗　赛（哈尔滨医科大学附属第一医院）
　　　　吴文伯（解放军总医院第四医学中心）
　　　　张丽霞（解放军总医院第四医学中心）
　　　　周桂文（解放军总医院第四医学中心）
　　　　周云超（解放军总医院第四医学中心）

原著者名单

Marci Bowers
Director, Division of Transgender Surgery
Mills-Peninsula Hospital
Burlingame, CA, USA

Linda Cardozo OBE, MD, FRCOG
Professor of Urogynaecology
King's College Hospital
London, UK

Orawee Chinthakanan MD, MPH
International Urogynecology Associates of
Atlanta and Beverly Hills
Vaginal Rejuvenation Center of Atlanta
Atlanta Medical Research, Inc.
Alpharetta (Atlanta), GA, USA

Andrew T. Goldstein MD, FACOG, IF
Director, the Centers for Vulvovaginal Disorders
Washington, DC; New York, NY;
Clinical Professor, Department of Obstetrics and Gynecology
The George Washington University School of Medicine
Washington, DC, USA

Pablo Gonzalez Isaza MD
Division of Urogynecology and Pelvic
Reconstructive Surgery
Department of Obstetrics and Gynecology
Hospital Universitario San Jorge
Pereira, Colombia

Michael P. Goodman
Caring for Women Wellness Center, Davis, CA, USA

Sarah L. Jutrzonka PhD
Pacific Graduate School of Psychology
Palo Alto University, Palo Alto, CA, USA

Gustavo Leibaschoff MD
General Secretary, World Society of Cosmetic Gynecology
President, International Union of Lipoplasty
Dallas, TX, USA

David Matlock MD, MBA, FACOG
Medical Director
Laser Vaginal Rejuvenation Institute of America
Co-Medical Director
Laser Vaginal Rejuvenation Institute of Los Angeles,
Los Angeles, CA, USA

John R. Miklos MD, FACOG, FACS, FPMRS
Director, Urogynecology
International Urogynecology Associates of Atlanta
and Beverly Hills
Adjunct Professor of Obstetrics and Gynecology
Emory University
Atlanta, GA, USA
Vaginal Rejuvenation Center of Atlanta
Atlanta Medical Research, Inc.
Alpharetta (Atlanta), GA, USA

Robert D. Moore DO, FACOG, FACS, FPMRS
Director, Advanced Pelvic Surgery
International Urogynecological Associates of
Atlanta and Beverly Hills
Adjunct Professor of Obstetrics and Gynecology,
Emory University
Atlanta, GA, USA
Vaginal Rejuvenation Center of Atlanta
Atlanta Medical Research, Inc.
Alpharetta (Atlanta), GA, USA

Otto J. Placik MD, FACS
Assistant Professor of Clinical Surgery (Plastic)
Northwestern University Feinberg School of
Medicine, Chicago, IL, USA
Principal Investigator, DeNova Research
Chicago, IL, USA

Dudley Robinson MD, FRCOG
Consultant Urogynaecologist and Honorary Senior Lecturer
Department of Urogynaecology
King's College Hospital
London, UK

Alex Simopoulos
MD, FACOG
FPA Women's Health
Los Angeles, CA, USA

Bernard H. Stern
MD, FACOG
Aesthetic Plastic Surgery International
Alexandria, VA, USA
Aventura Center for Cosmetic Surgery
Elite Plastic Surgery
Aventura FL, USA
Baftis Plastic Surgery
Jupiter, FL, USA

主译简介

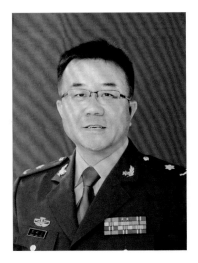

陈敏亮，主任医师、教授、博士研究生导师，解放军总医院第四医学中心烧伤整形四科主任。1997年在第二军医大学获得医学博士学位，并在北京大学第三医院成形外科从事博士后研究2年。美国西南大学医学院、加州大学洛杉矶分校医学院整形外科访问学者。

专业特长：擅长脂肪移植面部年轻化，各类先天性或后天性损伤畸形的整复，耳、鼻及外阴器官再造，各类瘢痕、血管瘤治疗，微创美容，尤其对微创美容并发症的救治有丰富的临床经验和深入研究。

学术任职：现任中国整形美容协会常务理事，损伤救治康复分会候任会长，抗衰老分会、脂肪移植分会副会长；中华医学会整形外科学分会委员、医学美学与美容外科学分会委员；中国医师协会美容与整形医师分会常务委员、瘢痕亚专业分会主任委员；全军整形外科学专业委员会常务委员；中国康复医学会修复重建外科北京分会常务委员；北京医学会整形外科学分会常务委员；北京医学会医学美学与美容外科学分会常务委员；北京市医疗整形美容业协会第一、二届理事会理事。任《中华整形外科杂志》《中华医学美学美容杂志》编委，《中国美容医学杂志》常务编委。

学术成就：培养博士后3名、博士研究生及硕士研究生16名。荣获中国人民解放军总后勤部"十一五"科技工作先进个人1次，荣立三等功1次，享受军队优秀人才二类岗位津贴2次。作为第一负责人获全军后勤科研计划重点项目1项、国家自然科学基金面上项目6项、北京市科技计划课题（首都特色）2项。研究成果获中国人民解放军总后勤部军队医疗成果二等奖1项、中国人民解放军总后勤部军队科技进步二等奖1项。发表SCI论文和国内核心期刊论文五十余篇。

中文版序

凡有人类的地方，人们就会不断地创造美、修饰和塑造人体美。世界各国及各个民族在不同的历史时期，都有自己美的标准、美的追求。追求美与创造人类形体美的活动，构成了人类历史发展中的一个美的篇章。"爱美之心，人皆有之"，人们所爱的美无外乎两大方面，一是客观世界之美，二是人类自身之美。美欲作为一种社会性、精神性的需要，还表现在与其他社会性心理需要的关系上。在很大程度上，美的需要是伴随一些人的社会性需要而存在的。

随着科技的发展以及人们审美情趣的不断丰富，女性对美的追求从体表、形体逐渐转向功能和心理的需求。现如今，女性生殖器整形美容（私密整形）的兴起，也无疑印证了女性日益发展的社会性需求的增大。根据国际整形美容外科学会（ISPAS）的全球统计调查数据显示，女性私密整形目前已成为发展速度最快的整形外科手术之一。2018年，我国有关权威机构对中国医美行业发展趋势的调查也显示，从增长最快的医美项目看，女性私密整形排行第一。

女性生殖道整复学是一门近些年发展起来的临床医学亚学科，其广义的学科定义是研究先天性及后天性原因导致女性生殖器官结构异常的矫正、功能障碍诊治及形态美化的交叉学科，属于女性生殖道形态整形和功能康复的范畴，涉及妇产科、泌尿外科、肛肠外科、整形外科、康复运动医学、心理及社会学等领域。我国开展生殖道整复工作的历史较早，但目前主要集中在少数大型公立专科医院，且只有少数医生从事生殖道整复专业，技术推广不足，缺乏统一的技术操作规范。由于市场驱动等诸多因素，某些盈利性医疗机构也开始纷纷开展女性生殖道整复的相关技术，但是由于诊疗欠规范、医师专业技术水平参差不齐、行业缺乏监管，出现了手术效果不满意，甚至发生并发症等问题。因此，我国女性生殖道整复学科的发展道路上还有很多问题急需解决，出台行业规范和对医患双方的知识普及势在必行。

我是通过林子豪教授认识敏亮的，那时他还是林子豪教授的研究生，在上海长征医院整形外科工作，主攻创伤修复重建和生殖器整形修复。当时的生殖器整形美容是长征医院整形外科的特色专业，但那时的生殖器整形未像现在这般如火如荼，对生殖器功能的改善需求未像现如今如此强烈，还仅仅停留在女性外阴畸形及阴道损伤的整复，如阴唇肥厚、处女膜闭锁、先天性无阴道、会阴部烧伤或外伤瘢痕挛缩畸形、先天直肠肛门发育畸形、阴道直肠瘘或阴道尿道瘘等。敏亮教授师从林子豪、何清濂两位在生殖器整形修复领域有相当造诣的专家，对女性生殖器整形修复有着深刻且独到的理解，也提出了很多走在临床前沿的技术和方法，研究课题获得了多项国家自然科学基金及军队重大课题资助。

目前国内以女性生殖器整形美容为专题的书籍相对匮乏，敏亮教授领衔翻译的这本书填补了这方面的空白。这本书内容全面丰富、实用性强，翻译团队集合了解放军总医院第四医学中心、解放军总医院第三医学中心、北京协和医院及哈尔滨医科大学附属第一医院整形外科的中青年骨干医师。对于从事女性生殖器整形美容的整形外科同道们及其他相关专业医生，我相信该译著对于规范他们的操作技术、提高诊疗水平会有较大的借鉴和指导作用。

李世荣

中文版前言

在为本书撰写前言时，我想起最近发生的两件事。2018年6月，一位外地医院整形美容科的主任请求我会诊1例注射私密整形美容的病例，该患者的外阴部经注射美容后一直自觉下腹部不适，间断有血性分泌物。我检查注射部位后发现阴道壁苍白水肿，尤其以阴道前壁为重，黏膜水肿，局部溃疡。追问病史，该主任在给患者行"私密整形"时一次性注入透明质酸10 ml，注入后因部位的特殊性无法及时观察，3天后患者有明显不适来院复诊时才发现问题很严重。我检查后基本判定是由于注射物注入超量，使得局部张力过大导致了阴道黏膜坏死，虽然经过专业的救治，患者情况有所好转，但目前仍存在阴道尿道瘘和阴道狭窄的危险。另一件事则是美国食品药品管理局（FDA）于2018年7月30日发文警告，不可使用以能量为基础的设备（一般指激光或射频）进行阴道年轻化及阴道美容等相关治疗，该方法可能导致阴道烧伤、瘢痕以及长期疼痛。这两件事为我们敲响了警钟，在目前医疗美容行业，特别是女性私密整形这一领域风生水起、轰轰烈烈发展的关口，安全必须提到更重要的位置上来。

马克思说："社会的进步，就是人类对美的追求的结晶。"所有人都有追求美的愿望，尤其女性对美的追求从未懈怠。女性的美不仅体现在外形和体态上，也体现在孕育生命之美上。随着社会经济的发展和医疗水平的提高，以及人类寿命的延长，女性对生活质量的要求也在不断提高。女性不仅仅关注生殖器官疾病的治疗，也更加关注生殖器官的功能及美观，生殖器官美学逐渐受到整形外科医生和广大女性患者的重视。

目前在医美市场上，以美学和性需求为目的的、基于改变外生殖器形态及功能的女性生殖器私密整形正显现出异常强烈的需求，但是我国女性生殖道整复及其相关手术的临床应用尚未形成系统的学科体系，且国内以美容和改善性功能为专题的女性生殖器整形学专著很少。另外，目前我国医美市场还存在着各种各样的乱象，一些没有执业资质的美容机构和一些没有整形美容外科专业基础或经验的从业者为了利益的最大化，大量涌入这个领域，尤其是近来的私密整形美容手术和相关治疗手段从"冷门"变成了"热门"，该类手术和治疗手段的特殊性更造成了很多意想不到的并发症，给广大求医者带来了终身疾患。从这点出发，我们认为急需一本内容系统完整的教科书式的参考书籍。本书的原作者Michael P. Goodman医生对女性生殖器整复有着深刻的见解和熟练的手术技法。该书主要对目前临床常见的女性生殖器官整形手术的分类、适应证、手术方式等进行了全面系统的介绍，内容丰富，手术种类涵盖全面，大量的实操图及示意图详细展示了相关解剖和手术步骤。因此，本书有望对国内整形外科医生全面了解女性生殖器整形美容有所帮助和指导。

该书是一本专业性极强的英语专著，专有名词穿插其中，非相关专业人员翻译起来难度较大。译者既要有扎实的专业功底，又要有较好的英文理解和中文表达能力，加上女性生殖器整形学是一个新兴领域，很多专业术语、手术名称在整形外科中尚未达成共识，翻译时不容易准确把握其原意及引申义。为使译文更加精准，我们组织多名整形外科博士共同参与翻译工作，之后请国内同行对学术内容加以把关，最后再由主译统稿、整体审阅修订，多轮斟酌审校后才最后定稿。

感谢所有为此书翻译出版工作做出努力的各位同仁。在此要特别感谢李世荣及高建华两位整形美容领域泰斗级教授，他们对书稿进行了认真、科学、严谨的审阅修改，并提出了建设性意见和建议。感谢 Michael P. Goodman 医生慷慨授权翻译此书。感谢北京大学医学出版社的李娜老师在书稿编辑加工过程中付出的艰辛劳动。另外，还要感谢百特美文化公司的雷建武老师，他从事医美图书出版工作多年，是他将这本优秀的著作推荐给我，并积极联系出版社和协助处理版权相关事宜。

由于该译著的专业性强，译者水平有限，中文翻译尽可能忠实于原文。希望各位整形外科专家和广大读者能就书中不足之处不吝赐教，以便再印时修正。

陈敏亮

原著前言

　　出于种各种原因，女性有可能要求改造她的外阴和（或）阴道。有的是为了美容和自尊，也有的是抱怨器官功能。根据来自网站、博客和诊室的言论，女性改造外阴的主要原因有：有些女性因外阴呈"马唇式肿胀"或"大象耳朵"样外形或其他形态的小阴唇突起而苦恼，有些女性则是出于自我意识，还有些女性在穿着 T 型内衣或泳衣时因为大阴唇显现肥厚性突出或松弛而苦恼。医生听到的患者关于器官功能的主诉主要有：有些女性在运动、性生活及其他活动中出现不适，或在穿着紧身衣时出现不适，有些女性因小阴唇肥大造成性生活时阴唇内陷，还有一些女性是出于外阴卫生方面的考虑。冗余的大阴唇常被描述为"下垂的"，有些患者会因为大阴唇外观呈"骆驼趾"的样子而感到沮丧。

　　在寻求阴道紧缩手术的女性中，她们的主诉主要是骨盆底的变化导致的性方面的问题。她们描述为一种"阴道又宽又滑的感觉"（智利的 Jack Pardo S. 和美国的 Adam Ostrzenski 经常使用这个词语）以及摩擦力减小、敏感度差和难以达到性高潮，有时会对阴道口的外观不满。

　　诸如大、小阴唇缩小成形术（LP-M；LP-m），冗余的阴蒂褶皱缩小术（RCH），阴道后壁修补术 / 会阴成形术（PP）和阴道前壁修补术 / 阴道成形术（VP）[后两者俗称为"阴道整复术"（VJR）] 等女性生殖器美容手术越来越普遍，已经受到新闻媒体、调查人员及撰稿人的广泛关注。另一个生殖器整形手术即处女膜成形术（HP），经常是出于宗教和文化的原因而施行的，但偶尔被要求作为性伴侣的"礼物"。

　　本书首先介绍了出于舒适性选择、自尊和性方面原因而施行的生殖器整形美容手术的手术方法、基本原理和风险，并对目前已知的效果、伦理方面和性心理方面的内容进行了讨论。书中强调了对外科医生进行恰当和充分的外科技术及性医学方面培训的重要性，同时对手术造成的特定解剖结构上的改变和性心理问题也进行了强调。

　　本书对具体的手术步骤进行了界定与描述，对患者的正确选择、术前准备和充分的患者保护的重要性进行了回顾。在认可患者追求器官重塑权利的同时，也提醒读者，这一手术极具性的特性以及为患者提供个人常态咨询的重要性。

　　总之，本书希望妇科、整形和重建外科以及美容外科医生能够了解女性身体的这一重要部位，她们对于该部位外观和功能的关注度，以及各种治疗方法（目前主要是手术治疗）的优点和潜在缺点。主编、编辑和编者们期望帮助广大读者提高对该问题的认识，在理解女性躯体形象和感触她们的生殖器的同时探索这一领域，并运用手术和非手术的方法安全有效地达到她们的个人诉求。

Michael P. Goodman

Davis, CA, USA

致 谢

首先，我要感谢 Marco Pelosi 二世及三世博士和 Red Alinsocl 博士。经过这些朋友们富有远见、坚持不懈的努力，教育和培训了数以百计的生殖器整形美容外科医生，他们对待接诊的患者总是竭尽全力保证手术的成功，避免失败。他们是优秀的外科医生和教育家。

当然，我对每一位参与这项工作的幕后编者和副编辑（特别是我的朋友 Otto Placik 博士）充满了感激，没有他们的努力，这本独特的书就不会呈现在读者面前。我个人很感谢 Gary Alter 博士，我最初是从他 1998 年的著作中学会了 V- 楔形改良阴唇成形术；还有 David Matlock 博士，跟随他几年后，我学会了曲线切除的恰当技巧，他精心培养了数百名生殖器整形美容外科医生。他们是这一领域的开拓者。

Martin Sugden 作为 Wiley 科学图书部的出版商，是我这本书的指导者；Pri Gibbons 和 Jasmine Chang 是本书的编辑；还有 Radjan Lourde Selvanadin 是项目经理。他们的工作都是超一流的。能与这些渊博、灵性、善处的专业人士共事是一位作者的荣幸。

我要感谢我的家人、朋友，特别是我的儿子 Sam。在构思酝酿这本著作期间，我忽视了他们。他们都希望这是我写作的终点，至少在一段时间内是这样！

我要感谢我敬业的、善解人意的、善良和宽容的同事们。Nicole Sanders 是患者的护理协调员、诊室经理和第一助理。Raechel Davis 是我们的接待员和第一助理。在本书酝酿之初，Elise Eisele 和 Heather Kochner 担任我们的手术护士。没有这个团队，我是无法开展生殖器整形手术的！

最后，我要特别感谢我的患者。这些勇敢无畏、信任医生、肩负使命的女人们，铸就了本书，没有她们就不会有本书的出版。

目 录

第 1 章　引言 1

第 2 章　生殖器整形术的发展史 3

第 3 章　女性生殖器解剖 9

第 4 章　女性生殖器整形美容术的基本概念 25

第 5 章　女性生殖器整形美容术的基本原则、理论和患者选择 31

第 6 章　女性生殖器整形美容术的伦理因素 39

第 7 章　患者保护和术前评估 45

第 8 章　手术操作规程 I：外阴和阴阜整形术 51

第 9 章　手术操作规程 II：会阴成形术、阴道成形术和

　　　　阴道会阴成形术（"阴道整复术"） 88

第 10 章　阴蒂性高潮和阴道性高潮的生物力学及生理学机制：阴道紧缩术的影响 102

第 11 章　G 点 108

第 12 章　术后护理 112

第 13 章　美容性男变女变性手术 120

第 14 章　麻醉的选择和诊室手术 131

第 15 章　非手术外阴阴道美容 138

第 16 章　手术风险和不良后果 154

第 17 章　修复和重新手术 186

第 18 章　性心理问题 200

第 19 章　治疗效果 206

第 20 章　医疗纠纷及其防范 212

第 21 章　标准化治疗 215

第 1 章

引　言

金明珠 译

> 时间很关键。错过关键时刻或许会再遇到，但是时机未至将无法遇到。
> ——*Francois Sagan*

女性生殖器整形美容术（female genital plastic/cosmetic surgery，FGPS）又称女性美容生殖器手术（female cosmetic genital surgery，FCGS）、外阴阴道美容手术（vulvovaginal aesthetic surgery，VVAS）、阴道美容手术（aesthetic vaginal surgery，AVS）或妇科美容整形学（cosmeto-plastic gynecology，CPG），曾在 20 世纪就引起了美容学界的关注。随着人们对性功能改善的需求日益增加，这门学科越来越引起人们的重视。

如大多数新兴的外科学科，该学科作为美容整形的选修学科，其起源要从社会环境中追溯，而非其学术背景。前文列出了一组不同的名称，有其相应的语意指向和专业组织。尽管以上名称都可以采用，但出于本书内容的考虑，我们采用"女性生殖器整形美容术"。

如今，越来越多的女性通过各种途径改变五官、胸部、皮肤等，以改善她们的外貌和提升自信，因此她们想修复、改变、"年轻化"或重塑更私密的部位，自然也不足为奇[1]。

多年前，外科医生们已通过一些非正式的手术方法来改变阴道的大小、外观和功能（阴唇大小改变、会阴缝合术、阴道前后吻合术、双性和变性手术、儿童和青少年小阴唇良性增大的改变），但首次从美容的角度来探讨女性生殖器整形手术的是 Honore、O'Hara（1978）[2]、Hodgekinson、Hait（1984）[3]、Chavis、Laferia 和 Niccolini（1989）[4]。虽然美国整形外科学会、美国美容外科协会及美国妇产科医师协会还未公布准确数据，但很明显，外阴和阴道美容手术的需求正与日俱增。早在 2004 年，时任美国整形外科学会伊利诺伊州阿灵顿海茨新趋势专门工作组主席的 Leroy Youg 博士曾在一次个人交流中提道："阴唇成形术和阴道美容手术是整形美容领域里发展最快的一门学科。"

迄今为止，外阴和阴道美容手术尚未被专业组织正式描述，也没有被"认可"，因为它是社会需求驱动，而非大学或学术驱动的学科。其实，外阴和阴道美容手术本身并非是新兴产物，唯一的新事物是女性个人观点的变化：她们希望改变外生殖器外观或性功能，或缩紧阴道壁，从而增强性快感。然而，若手术不当，任何手术都有可能引起疼痛和不适感（包括生理和心理方面的），尤其是现如今，女性生殖器整形美容手术涉及的诸多概念和手术过程尚未得到充分的研究和理解，需要对相关训练指南、手术操作技术和患者筛选方面做进一步的研究讨论。

本书将概述最常见的手术，包括大小阴唇成形术（labiaplasty of the minora and

1

majora，LP-m；LP-M）、阴蒂包皮缩小术（reduction of redundant clitoral hood epithelium，RCH）、阴蒂暴露手术（clitoral hood exposure for symptomatic phimosis，RCH-p）、会阴成形术（perineoplasty，PP）、阴道成形术（vaginoplasty，VP）、阴道会阴成形术（CP；a combination of VP and PP）和处女膜成形术（hymenoplasty，HP），并探讨手术理念、道德伦理、患者期待、患者筛选、患者保护、并发症、培训问题、性心理学问题以及手术流程，并给出现有的结果数据。"阴道整复术"（vaginal rejuvenation，VRJ）虽常被提及，但也仅作为含糊的、非正式的用语，它指的是选择性的阴道成形术、会阴成形术和（或）女性外生殖器整形术，该手术在本书中也会探讨。

20世纪90年代中后期至21世纪初，妇产科医生或整形外科医生在个别患者的要求下首次施行了手术。直到21世纪中期，通过手术改变或重建以"增大"阴唇/阴蒂包皮，以及主要为提高性快感而进行的阴道紧缩术等女性外生殖器整形术得到普及，关于手术的评论、博客、搜索和咨询也越来越多。

虽然外阴和阴道属于妇科学训练时涉及的区域，但在妇产科住院医师阶段，几乎不提供专为增强女性性快感而设计的美容性阴唇成形术或盆底手术的培训（见第21章）。很多手术意愿强烈的患者只能求助于一部分整形科住院医师进行手术（通常只是阴唇成形术或阴蒂包皮缩小术）。由于很少受到专业或监管机构的指导，"受术者自愿承担后果"成为常规，一些未接受培训或培训不合格的医师开始施行此类手术，常常手术结果并不理想，偶尔还会引发灾难性的后果。

教科书并不能取代教学过程、正确技术的观摩，以及在专业医师监督下实际操作的效果。然而，本书将为有志于此的医师们提供指引方向和专业指导。本书将完整的教学指导与实践教学相结合，旨在培养能力并达到熟练程度，让女性患者能放心地请那些妇科、整形科或美容外科医师们为其手术。同时，让那些经验不足的医师得到专业指导，能运用心理学、性学、生理学和外科手术的方法开展工作，以帮助女性患者实现美容、功能、性和精神上改善的目标。

本书开篇简述了相关专业手术的历史背景和解剖学，接着详细论述了手术的基本原理、患者保护的要素等相关伦理问题，并详细介绍了最常用的外阴和阴道手术技术。然后，作者深入讨论了患者的筛选技术、与女性性快感有关的紧缩手术的生物力学和生理学。评估手术风险后，每个章节将涵盖几个重要的主题，如麻醉的选择、手术地点、并发症的避免、变性手术、修复手术与重新手术等。除此之外，本书还将深入探讨性心理问题并展示最新的结果数据。有一章将专门介绍医生和患者保护的知识要点。最后，作者给出了实施培训的建议和最低"标准化治疗"。

参考文献

1. Goodman MP. Female cosmetic genital surgery. *Obstet Gynecol* 2009; **113**: 154–96.

2. Honore LH, O'Hara KE. Benign enlargement of the labia minora: Report of two cases. *Eur J Obstet Gynecol Reprod Biol* 1978; **8**:61–4.

3. Hodgekinson DJ, Hait G. Aesthetic vaginal labiaplasty. *Plast Reconstr Surg*, 1984;**74**:414–6.

4. Chavis WM, LaFeria JJ, Niccolini R. Plastic repair of elongated hypertrophic labia minora: A case report. *J Reprod Med* 1989; **34**: 3737–45.

第 2 章

生殖器整形术的发展史

金明珠 译

> 有些人越思考越感到迷惘，唯一的原因就是平日不习惯思考。
>
> ——*Paul Fix*

早在古埃及时期，女性就寻求各种方式改变生殖器，例如装饰、装置、染色、漂白以及缩小和增大。

多年来，妇产科医师通过手术方式帮患者改变生殖器大小、外观和功能（产后阴道修复、会阴修复术、阴道前后穹窿修复术、双性和变性手术、儿童小阴唇肥大切除术）。Honore 和 O'Hara（1978），Hodgekinson 和 Hait（1984），Chavis、LaFeria 和 Niccolini（1989）首次从美容和（或）性的角度讨论了女性生殖器手术（参见第 1 章参考文献 [2-4]）。

妇产科住院医师培训所教授的传统手术操作只涵盖膀胱盆底疝、尿道、直肠或腹腔的症状，而从未涉及增强性功能方面的手术操作，如将传统的阴道前后穹窿修复术改进为增强性功能的手术，通过手术强化患者骨盆底和紧缩阴道壁，从而增大阴道壁摩擦力和压力。将传统的妇产科手术适应证"转变"成以增强性功能为目的在刚开始并非毫无争议，如美国妇产科医师协会（ACOG）等妇科学术机构就曾公开谴责这种转变 [1]。

2013 年 12 月，加拿大妇产科医师协会（SOGC）[2] 发布了第 300 号文件声明："现有文献缺乏功效与安全性的根据，无法支持非医学指征的女性生殖器美容整形手术的开展。"此文件似乎是对 ACOG 于 2007 年 9 月发表的第 378 号声明的修改，其由非社会学者撰写，他们几乎未从事过女性生殖器整形美容方面的咨询或研究工作。

与此同时，SOGC 发布的声明建议，"希望从事女性生殖器美容手术的医师必须要接受下生殖道美容术的妇科或整形科方面的培训。"

尽管很多学术文献里都涉及外阴阴唇成形术的技巧，如 20 世纪 80 年代的文献中报道了少量的回顾性病例 [3-15]，但直到 21 世纪早期，阴唇和阴蒂包皮缩小术、处女膜孔缩小以及通过阴道紧缩术增大阴道壁压力的手术，才大量出现于出版物和网络上。随着"女性解放"和掌握自身性欲思想的延伸，以及社会共享网站的出现，外阴的暴露程度增加促进了各种脱毛术的盛行（图 2.1），女性希望改善自我形象以"使自己的皮肤感觉更舒适"，且越来越多的女性希望接受外阴和阴道美容整形术。

然而，美国美容外科医师协会、英国美容整形医师协会和美国整形外科医师协会（ASPS）均没有提供有关女性生殖器整形美容术的"官方"数据。ASPS 称，2005—2006 年，"阴道整复术"增长了 30%（793 例至 1030 例），但未提供 2006 年以后的数据 [16]。美国美容整形外科协会（ASAPS）称，2007 年，"阴道整复术"的人口统计数据为 4505 例，其

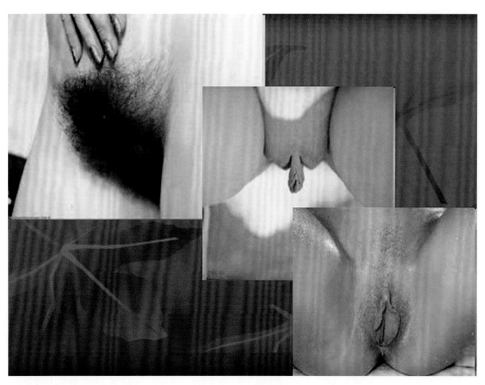

图 2.1   外阴结构的可见度和"缓冲"。Source: Michael P. Goodman. Reproduced with permission.

中，19 ~ 34 岁的患者占 38.1%，35 ~ 50 岁的患者占 54.4%，18 岁以下的患者占 2.4%，50 岁以上的患者占 5.1%[17]。根据 ASAPS 2013 年在年会上发布的数据表明，2012 年共施行了 3500 多例阴道整复术，比 2011 年增长了 64%。ASAPS 杂志编辑对多位生殖器整形 / 美容外科医生的非正式民意调查显示，随着生殖器美容手术有关的责任诉讼事件的增加，公众对这类手术的兴趣在持续上升。据作者估计，虽然妇产科医师施行此类手术的例数与整形外科医师差不多，但妇产科专业组织对推动该手术，包括统计每年施行手术例数的相关数据并不感兴趣。整形外科和妇产科协会如果了解到实际的例数恐怕会感到惊讶。

2009 年，Mirzabeigi[18] 等以电子邮件形式对 ASPS 的成员进行了调查，共有 750 名医师参与了调查（应答率 19.7%）。51% 的被调查者表示目前能施行阴唇成形术（选择性偏倚极有可能增加这一比例），在过去的 2 年中

（2007、2008 年），被调查人群共施行了 2255 例手术。

在手术技术的发展上具有里程碑意义的文章是由 Gary Alter 博士 [8] 于 1998 年发表的，这篇文章介绍了阴唇缩小的"改良 V- 楔形"术式。很多患者采用大口径缝线和连续缝合方法行线形切除的阴唇成形术后，出现不美观和敏感度降低的问题。虽然 Alter 的手术方法需要较长的学习曲线，且切口裂开的风险增加，但该方法提供了更好的外观，几乎无神经改变的风险，不过其潜在益处尚未得到前瞻性研究的证实。

在几乎所有的妇产科住院医师培训项目中，均缺乏整形组织处理、缝合技术、美容性阴唇成形术和阴蒂包皮缩小术的具体操作，以及增强性快感的会阴成形术等教学内容。只有部分整形外科住院医师科目里会涉及美容性阴唇成形术（盆底手术涉及很少）。由于学术中心缺乏相关培训，对于女性生殖道美容

手术新兴的和迅速增长的需求，社区外科医师将不可避免地面临这一问题。遗憾的是，许多妇科医师在住院医师阶段仅观摩或施行了数量有限的阴唇切除术（由于原位或侵袭性恶性肿瘤）。他们认为应同时掌握阴唇缩小术和阴道底部紧缩术，以满足患者增强性快感的需求。虽然妇科医师接受了盆底修复术的培训，但在如何利用此项手术增强患者的性快感方面，并未接受良好的培训。事实上，缺乏详尽的、有意义的整形技术指导，或缺乏美容性阴唇成形术、以改善性满足度为目的的阴道成形术 / 会阴成形术的指导，一般的妇科医师和大多数整形外科医师将无法施行这些手术。很多著作颇丰的学者，比如最近的 Cheryl Iglesia 博士 [19]，也未受过专业培训和（或）缺乏施行这些手术的经验，似乎有意回避了这些他们也一知半解的方面。

另一位女性生殖器整形美容领域的先驱 David Matlock 博士这样阐述他的职业经历。

女性生殖器整形美容术的发展历史
——David Matlock

我在 1996 年开始从事女性生殖器整形美容术的研究。我对美容外科的兴趣大概始于 1987 年，当时我在妇科实习期间施行了脂肪抽吸术。利用肿胀液做脂肪抽吸术的方法在脂肪抽吸手术中具有革命性的意义，很快这种方法也被其他手术所借鉴，比如用肿胀液做缩胸术。同时，我还对新兴的激光手术技术很感兴趣。我阅读了很多最新书籍，并参加了许多激光操作教学课程。而后，我希望将这种美容和激光知识运用到阴道手术中。我当时的目标就是要修复阴道组织、功能及外观。

为了系统地学习基础知识和手术技术，我检索了许多研究论文，并阅读了《格氏解剖学》《特琳德妇科手术学》和《格斯整形外科学》里的相关章节。目的是为了从科学知识中推断并制订一套流程，以便与修复阴道组织、功能及美学外观的目标相匹配。在我的临床实践中，我将一位年轻的未生

育女性的外阴阴道结构当做模型。大部分美容手术的目的是为了变得更年轻或拥有更年轻的容貌。我所做的手术，例如一般妇科手术、前后阴道紧缩术和会阴缝合术，针对手术的结果、功效、风险及并发症都有完整的记录，并加以改良以达到美容整形和性满足的效果。改良包括：在阴道黏膜渗入肿胀液，贯穿手术全程的切割和剥离都是利用一个 980 nm 二极管激光来操作的，以及整形外科缝合技术，即在缝合中注意细节和组织结构的对合（处女膜环、小阴唇的末端和大阴唇的外侧边缘）。患者给予阴部神经阻滞麻醉，麻醉剂为 0.5% 布比卡因和肾上腺素，来延长患者术后麻醉镇痛的时间。我认为手术的目的是提供更好的服务，我认为自己更像是一位整形外科医师而不是妇科医师。

我的第一个病例是一位妊娠 4 次、生育 4 次的 42 岁女性，她患有轻度压力性尿失禁和 2 度阴道前壁和直肠膨出。我为她实施了前后阴道紧缩术和会阴缝合术，她的术中及术后状况良好。该患者在术后恢复性生活后不久就给我打电话，称"对目前的性生活非常满意"。她的丈夫也表示"我的妻子现在给我的感觉完全判若两人！"当时，我并未过多沉浸在患者的好评中，反而将这段经历抛于脑后。

没过多久，第一位患者的朋友找到我，要求做与第一位患者相同的手术，因为她了解到该患者通过手术改善了性生活。第二位患者是一位有 3 个小孩的 38 岁女性，她表示因为接二连三的生育导致其性生活满意度下降，她并没有功能性问题（如压力性尿失禁），只想通过手术改善性生活质量。经过慎重考虑，我最终决定给第二位患者做手术，并取得了与第一位患者相近的手术结果。第二位患者与其丈夫表示他们的性生活得到了改善。而后，我就将此手术命名为阴道激光整复术（laser vaginal rejuvenation，LVR）。

之后，越来越多的患者找到我，要求施行 LVR 改善性生活满意度。我清楚地意识到这种类型手术的真正需求。在创建这个项目前，为避免违背"医疗机构"的要求，我决定制订一系列规定：
- 该手术严格界定为美容类手术，所有费用无法享受保险报销。

- 与其他美容外科手术（隆胸术、缩胸术、脂肪抽吸术、鼻整形术、睑成形术等）相同，LVR是个人的生活追求、喜好和选择。
- 手术必须遵从患者本人的意愿。若患者受到胁迫、影响或强制，我将拒绝为其施行手术。
- 如果患者患有躯体变形综合征、心理疾病、性功能障碍、盆腔痛，或抱有不切实际的手术预期等，我将拒绝为其施行手术。
- 如果患者因只体验过阴蒂高潮，希望通过手术获得阴道高潮的话，我将拒绝为其施行手术。我还会跟患者解释清楚这种现象可能是正常的。我想跟患者传达的是，该手术是为了增强性满足感，根据临床观察显示，这与性交时产生的摩擦力大小有直接关系。
- 要营造一个让患者感到舒适的环境，让其能无顾忌地讨论有关医疗、身体、性和社会自我等事宜。
- 强烈推荐患者参与自身的医疗照护和手术决策。在咨询的最后阶段，给患者一面镜子，展示手术涉及的区域。
- 如果女性患者强烈要求，可以让其丈夫或伴侣参与咨询。
- 手术宗旨是：让女性充分享有知情权、选择权和抉择权是我们的责任。
- 医疗法律问题：我与医疗保健律师合作拟定了一份完整的知情同意书。

一开始，我在市场和媒体中发布广告；另外，我认为要对新手术/技术/概念开展研究，一旦可行就要尽快完成。如同大多数新手术（如腹腔镜下子宫切除术），在着手研究之前，需要时间来完成相应手术量和手术经验的积累。我认为这是更明智的做法，有助于医患之间建立共识并发展病例，最终也能推进研究的进行。我认为应在稳固的基础上开展一系列研究，毕竟LVR是基于一个现有的标准手术程序。

我继续在一份周报上刊登了一则广告。不久，大量电话、咨询和手术蜂拥而至。面对无法应对的大量手术需求，我不得不把广告停掉。

本地、国内乃至国际媒体纷纷邀请我做相关主题的采访。此外，患者也开始咨询小阴唇缩小和包皮过长。针对每个需求，我进行了文献研究、广泛的解剖学回顾，并在实验室里开展动物实验（猪耳）。我一直不断研究，直到成功开发了阴唇激光缩小术和包皮过长切除术，并将这项技术命名为阴道激光成形术（designer laser vaginoplasty，DLV）。每项技术都是根据女性患者的需求开发的。每项技术都有其内在的系统性和方法，以便于这些技术能很容易地被复制和传授给其他的外科医师。这些手术类型如下：

- 小阴唇成形术（激光缩小术）；
- 包皮过长切除术；
- 经垂直椭圆形切口做大阴唇成形术（激光缩小术）；
- 会阴（激光）成形术（改良阴道后壁修复术）；
- 阴阜和大阴唇上部脂肪抽吸术；
- 通过自体脂肪移植行大阴唇脂肪填充术；
- 耻骨上外阴提升术；
- 处女膜（激光）成形术。

1998年前后，我开始接到来自全国各地的妇科医师的电话，询问培训事宜。这是我始料未及的。我在加州大学欧文分校攻读医疗保健管理MBA学位时，在导师和研究生同学的帮助下，开发了一个培训项目。2000年我被录取时，我已有了一个培训项目的完整商业计划，并起名为"美国阴道激光整复术协会"（Laser Vaginal Rejuvenation Institute of America）。课程为期3天，包括8小时教学、一天的手术观摩和一天的无生命实验室培训。外科医生在实验室里用动物模型进行所有操作。截至2013年，共有来自超过46个国家的411名外科医师包括妇科医师、整形外科医师和泌尿外科医师接受了培训。

我很荣幸为来自美国50个州和超过65个国家的患者进行了治疗。正如我预期的那样，女性生殖器整形美容术已经成为主流。世界各地的外科医师们开始施行这项手术，研究也随之开展起来。

从政治上来讲，该领域相对陌生。虽然有一篇文献论述了生殖器整形美容术的原理、安全性和有效性，且在教科书里被广泛引用，但这篇文献似乎"消失"了，因为作者在一些专业组织中担任"官方职务"。ACOG 声称代表广大妇产科医师，于 2007 年发表声明明确了以上讨论的观点。他们的立场在 2012 年被进一步讨论为"大学的政策声明"（"妇产科医师在美容手术中的角色"）[20]，在此声明里，他们提到"那些开展手术（通常应该由其他专科医生实施）的妇产科医师，应该具备相同水平的竞争力"，且"妇产科医师须具备患者咨询和知情同意方面的伦理学知识"。这个意见与编者的意见不谋而合。然而，他们也建议"当患者考虑通过手术来改善生殖器官的外观和功能时，她们应该给予特殊照顾，因为已证实女性的性反应是一个复杂的过程，主要由受大脑功能和心理社会因素决定，而非生殖器外观"。本书第 17 章将会专门提及和讨论。持这一说法的作者立场并不坚定，因为在一篇文献 [21-26] 里明确提出了相反的意见：无可否认，虽然女性的性反应相当复杂，但确实受到生殖器外观的影响。

继 2007 年发表"注意"声明后，ACOG 提出进一步的"指导意见"。关于阴道紧缩术，2013 年 10 月，一个新的委员会意见取代了 2008 年发表的非传统外科手术的声明 [27]。声明由 ACOG 伦理委员起草并发表在 2013 年 11 月的 ACOG 官方刊物《妇产科学杂志》上 [27]。在这篇声明里，ACOG 承认"患者自主的重要性和加强信息获取，尤其互联网上的信息，促进了对传统上并不推荐的手术治疗的需求"。在起草声明时，委员会旨在"提供一个伦理框架，以指导医生应对患者提出的传统上并不推荐的手术治疗需求"。当提到临产前选择性剖宫产术的可能性，以及对乳腺癌或卵巢癌的极高危女性行预防性卵巢切除，委员会写道："这要视情况而定，实施传统上并不推荐的手术是符合伦理的。"而且，"患者参与手术决策……须基于充分了解患者对手术的知情、喜好和价值观"。

然而，此政策有显而易见的危险性：患者的自主性（见第 6 章）是至关重要的，医师可以为患者做手术，前提是让患者充分了解手术，而非被迫接受手术；另外，对于计划施行的手术，医师须接受充分的培训。

参考文献

1. American College of Obstetrics and Gynecology. Committee Opinion #378. Vaginal "rejuvenation" and cosmetic vaginal procedures. *Obstet Gynecol* 2007; **110**: 737–738.
2. Society of Obstetricians and Gynaecologists of Canada. Policy Statement. Female genital cosmetic surgery. *J Obstet Gynaecol Can* 2013; **35**(12): e1–e5.
3. Girling VR, Salisbury M, Ersek RA. Vaginal labiaplasty. *Plast Reconstr Surg* 2005; **115**: 1792–1793.
4. Rubayi S. Aesthetic vaginal labiaplasty. *Plast Reconstr Surg* 1985; **75**: 608.
5. Miklos JR, Moore RD. Labiaplasty of the labia minora: Patient's indications for pursuing surgery. *J Sex Med* 2008; **5**: 1492–1495.
6. Pardo J, Sola P, Guiloff E. Laser labiaplasty of the labia minora. *Int J Gynecol Obstet* 2005; **93**: 38–43.
7. Heusse JL, Cousin-Verhoest S, Aillet S, Wattier E. Refinements in labia minora reduction procedures. *Ann Chir Plast Esthet* 2009; **54**: 126–134.
8. Alter GJ. A new technique for aesthetic labia minora reduction. *Ann Plast Surg* 1998; **40**: 287–290.
9. Krizko M, Krizko M, Janek L. Plastic adjustment of the labia minora. *Ceska Gynekol* 2005; **70**: 446–449.
10. DiGiorgi V, Salvini C, Mannone F, Carelli G, Carli P. Reconstruction of the vulvar labia minora with a wedge resection. *Dermatol Surg* 2004; **30**: 1583–1586.
11. Munhoz AM, Filassi JR, Ricci MD, Aldrighi C, Correira LD, Aldrighi JM, Ferreira MC. Aesthetic labia minora reduction with inferior wedge resection and superior pedicle flap reconstruction. *Plast Reconstr Surg* 2006; **118**: 1237–1247.
12. Choi HY, Kim CT. A new method for aesthetic reduction of labia minora (the deepithelialized reduction labiaplasty). *Plast Reconstr Surg* 2000; **105**: 419–422.
13. Goldstein AT, Romanzi LJ. Z-plasty reduction labiaplasty. *J Sex Med* 2007; **4**: 550–553.

14. Maas SM, Hage JJ. Functional and aesthetic labia minora reduction. *Plast Reconstr Surg* 2007; **106**: 1453–1456.

15. Rouzier R, Louis-Sylvestre C, Paniel BJ, Hadded B. Hypertrophy of the labia minora; experience with 163 reductions. *Am J Obstet Gynecol* 2000; **182**: 35–40.

16. American Society of Plastic Surgeons. 2005, 2006 Statistics. Available at: http://www.plasticsurgery. org/media/statistics/loader. cfm? url=/commonspot/ security/getfile. cfm&PageID= 23766 (accessed August 30, 2009).

17. The American Society for Aesthetic Plastic Surgery. Cosmetic Surgery National Data Bank. Available at: http:// www. surgery. org/download/2007stats. pdf (accessed August 30, 2009).

18. Mirzabeigi MN, Moore JH, Mericli AF, Buciarelli P, Jandali S, Valerio IL Stofman GM. Current trends in vaginal labioplasty: A survey of plastic surgeons. *Ann Plast Surg* 2012; **68**: 125–134.

19. Iglesia CB. Cosmetic gynecology and the elusive quest for the "perfect" vagina. *Obstet Gynecol* 2012; **119**: 1083–1084.

20. The role of the obstetrician-gynecologist in cosmetic procedures. Approved by the Executive Board, the American College of Obstetricians and Gynecologists, approved November 2008; reaffirmed July 2012.

21. Pujols Y, Meston C, Seal BN. The association between sexual satisfaction and body image in women. *J Sex Med* 2010; **7**: 905–916.

22. Ackard DM, Kearney-Cooke A, Peterson CB. Effect of body self-image on women's sexual behaviors. *Int J Eat Disord* 2000; **28**: 422–429.

23. Lowenstein L, Gamble T, Samses TV, Van Raalte H, Carberry C, Jakus S, Kambiss S, McAchran S, Pham T, Aschkenazi S, Hoskey K; Fellows Pelvic Research Network. Sexual function is related to body image perception in women with pelvic organ prolapse. *J Sex Med* 2009; **6**: 2286–2291.

24. Shick VR, Calabrese SK, Rima BN, Zucker AN. Genital appearance dissatisfaction: Implications for women's genital image self-consciousness, sexual esteem, sexual satisfaction, and sexual risk. *Psychol Women Q* 2010; **34**: 384–404.

25. Goodman MP, Fashler S, Miklos JR, Moore RD, Brotto LA. The sexual, psychological, and body image health of women undergoing elective vulvovaginal plastic/cosmetic procedures: A pilot study. *Am J Cosmetic Surg* 2011; **28**: 1–8.

26. Herbenick D, Reece M. Development and validation of the female genital self-image scale. *J Sex Med* 2010; **7**: 1822–1830.

27. American College of Obstetricians and Gynecologists. Committee Opinion #578. Elective surgery and patient choice. *Obstet Gynecol* 2013; **122**: 1134–1138.

第 3 章

女性生殖器解剖

金明珠 译

引言

　　盆底功能障碍（pelvic floor dysfunction）是女性常见的健康问题[1]，女性在一生中接受盆底修复术的风险为 11.1%[2]。有学者们预测，未来 40 年里，压力性尿失禁（stress urinary incontinence，SUI）和女性盆腔器官脱垂（pelvic organ prolapse，POP）手术将增长47.2%[1]。此外，女性生殖器美容手术在普通人群中越来越普及[3]。骨盆底的完整性是这一复杂解剖区域的生理学基础，因为它涉及很多功能，如排便、排尿及性行为等。防止盆腔器官脱垂和控制大小便也依赖盆底支撑系统。

　　本章主要介绍骨盆底的功能解剖及其与女性生殖器美容手术的关系。本章分为三个部分，即骨盆底大体解剖、外生殖器解剖和相互关系、内部解剖和相互关系。

骨盆底大体解剖

骨性骨盆

　　骨性骨盆由骶骨、回肠、坐骨和耻骨组成。骨盆分为大骨盆（假骨盆）和小骨盆（真骨盆）。大骨盆为腹腔的一部分，位于骨盆界线之上。小骨盆是大骨盆下端较窄的延续（图3.1）。大、小骨盆的解剖标志由背部的骨盆骨连接、尾骨和骶骨组成。较宽的骨盆入口横径和较窄的产科直径（译者注：骨盆入口最小的前后径）容易导致一系列的女性盆腔疾病[4]。

　　对于骨盆重建外科医师来说，骨性骨盆的多个部位可在临床上作为手术标志。坐骨棘可作为识别骶棘韧带的解剖学标志。骶棘韧带位于骶结节韧带的前部，自坐骨棘附着至骶骨和尾骨的外侧缘。骶结节韧带从坐骨结节延伸至尾骨。大、小坐骨孔位于骶棘韧带的上、下方。髂前上棘（anterior superior iliac spine，ASIS）是外科医生放置内视镜口的骨性标志。腹股沟韧带自 ASIS 附着至耻骨结节。耻骨梳韧带（Cooper 韧带）自腹股沟韧带后方向前附着至髂耻隆起后方（译者注：一般我们将乳房悬韧带、耻骨梳韧带以及肘部内侧副韧带都称为 Cooper 韧带，此处应该是指耻骨梳韧带）。耻骨梳韧带是 Burch 膀胱颈悬吊术中一个重要的解剖学标志[5]（图 3.1）。盆筋膜腱弓（arcus tendineus fascia pelvis，ATFP）或称白线是阴道旁缺陷修复的解剖学标志（图 3.1）。ATFP在骨盆两侧自耻骨联合向前附着至坐骨棘后侧，由闭孔内肌的盆骨内筋膜增厚形成。阴道及其周围的结缔组织附着在这一致密的纤维结构上，在尿道和膀胱颈下方形成一个能够支撑尿道的环状结构。ATFP 的平均长度为 9 cm，与身高相关[6]。ATFP 和耻骨梳韧带可在解剖至耻骨后间隙（亦称膀胱前间隙、Retzius 隙）时触及。这些韧带在尿道支持中起着重要作用[7-8]。阴道旁缺陷常见于阴道前壁脱垂的患者，是由于耻骨宫颈筋膜在侧方附着点或者其附近与 ATFP 分离所致。耻骨联合也是耻骨后悬吊术、Marshall-Marchetti-Krantz

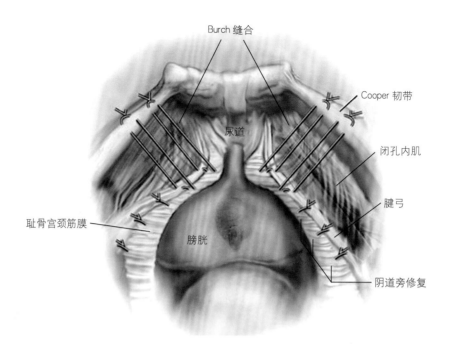

图 3.1　耻骨梳韧带（Cooper 韧带）和盆筋膜腱弓（AFTP）。Source: Robert D. Moore and John R. Miklos.

（MMK）术等抗尿失禁手术的解剖学标志。骶岬亦为骶骨阴道固定术的重要标志。

盆底肌肉组织

提供盆底支持的骨骼肌有肛提肌、尾骨肌、肛门外括约肌、尿道横纹括约肌，以及会阴深部、浅部肌肉。

盆底肌（盆膈）

盆膈由肛提肌和尾骨肌组成，主要负责支撑盆腔和腹腔的内脏器官，并维持腹内压的稳定。这些肌肉构成了骨盆的肌层。肛提肌由耻尾肌和髂尾肌组成[9]（图 3.2）。许多磁共振成像（MRI）研究发现，尿失禁[10]、盆腔器官脱垂[11]甚至阴道分娩之后的女性常伴有肛提肌畸形[12]。

盆膈由位于后方的较小的尾骨肌和位于前方的较大、较重要的肛提肌两个肌肉群组成。尾骨肌（坐骨尾骨肌）起源于坐骨棘的尖端和后缘，并插入尾骨。尾骨肌位于骶棘韧带的上面，形成盆膈的后部。肛提肌由两个部分

组成，即耻尾肌和髂尾肌[9]。耻尾肌部位包括从耻骨中起源的肌肉，如耻尾肌、耻骨直肠肌和耻骨上肌。肛提肌腱弓（arcus tendinous levator ani，ATLA）标志着髂尾肌腱膜上缘。ATLA 由闭孔内肌筋膜明显增厚形成，并穿行于耻骨至坐骨棘的弓形线中。髂尾肌是肛提肌较薄的外侧部分，起源于 ATLA 和坐骨棘的后部，并插入尾骨和下骶骨的外侧缘。耻尾肌是肛提肌较厚的中间部分，起源于耻骨体的背部和两侧 ATLA 的前部。耻尾肌几乎水平地向后走行至直肠后面。耻尾肌内侧缘构成了尿道、阴道和直肠通过的泌尿生殖裂隙的边界。然后耻尾肌插入到肛尾缝的中缝，称为提肌板（levator plate），走行于直肠后方至尾骨。提肌板是肛提肌融合的中线点。耻骨直肠肌是位于直肠与肛门连接处周围最内侧的 U 形肌肉。它将肛门直肠连接向前拉，并控制肛门。肛提肌由会阴表面的阴部神经和骨盆表面的骶骨神经直接分支所支配。Barber 等已证明，肛提肌不受会阴神经支配，而是由盆底上面骶神经根（S3～0S5）发出的"肛提肌神

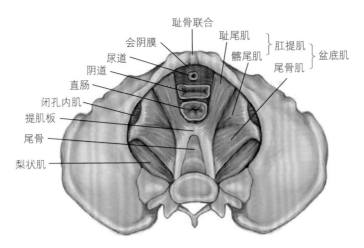

图 3.2　盆底肌上面观。Source: Orawee Chinthakanan. Reproduced with permission.

经"所支配[13]。

功能上，肛提肌比较稳定，而且可以随意收缩。肌肉里包含慢缩肌纤维（Ⅰ型）来保持稳定，以及提供反射和随意收缩的快缩肌纤维（Ⅱ型）[14]。快缩肌纤维的密度在尿道周围和肛周增加[15]。静止时，肛提肌保持泌尿生殖裂隙呈闭合状态。耻骨直肠肌的随意收缩能抵消腹内压增大。正常的排尿过程同样受耻尾肌收缩的控制。耻尾肌的收缩促使膀胱颈部上升；逼尿肌和尿道肌松弛，使尿道变长。最后内部尿道孔变窄并闭合，停止排尿[16]。肛提肌提供盆底支持，随意控制排尿和排便。肛提肌缺陷与盆腔器官脱垂[17-18]、压力性尿失禁[19]和排便失禁有关[20]。

会阴膜（泌尿生殖膈）

会阴膜（以前又称泌尿生殖膈）是一个三角形的肌筋膜结构，覆盖盆膈下方的前骨盆出口。其名字的变化反映了它是一层致密的结缔组织，而不是一个双层结构的肌肉组织。该结构位于双侧耻骨支下方和会阴体之间，并贯穿泌尿生殖裂隙中线。阴道末端主要靠会阴膜前部和会阴体后部的连接来支撑，并具有类似括约肌的作用，以维持它们在适当的位置。有两种系统来维持尿道的位置：①会阴

膜及其与耻骨的附着；②附着于前沟和 ATFP 之间的连接组织。会阴膜附着在尿道周围横纹肌上有助于排尿控制，同时为远端尿道提供结构性支持。当女性通过自主收缩骨盆来停止其尿流时，尿道进入会阴膜的时间点亦是尿流停止以及尿道压力达到最高点的时间点[21]。会阴体下面的后三角形并没有对盆膈和会阴膜提供支撑作用。坐骨海绵体肌、球海绵体肌和会阴浅横肌位于会阴膜的浅层，支撑力较弱。

会阴

会阴的边界由坐骨耻骨分支、坐骨结节、骶结节韧带和尾骨组成。以两边的坐骨结节为标志做一虚拟分界线，可将会阴分为前部的泌尿生殖三角和后部的臀三角。会阴膜将泌尿生殖三角区分为会阴浅隙和会阴深隙。会阴浅隙由会阴肌浅层（坐骨海绵体肌、球海绵体肌和会阴浅横肌）、阴蒂勃起组织、前庭球和阴道前庭腺组成（图 3.3）。会阴深隙为位于会阴膜与肛提肌之间的一较薄间隙。它由尿道外括约肌、尿道阴道括约肌、尿道膜部括约肌和会阴深横肌组成（图 3.3）。会阴体是纤维肌性的锥形弹性结构，位于直肠和阴道之间的中线，直肠阴道膜（Denonvilliers 筋膜）在

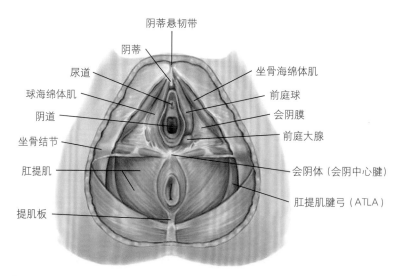

图 3.3　会阴膜和会阴。Source: Orawee Chinthakanan. Reproduced with permission.

其上方。会阴体包含平滑肌、弹力纤维和神经末梢，并且是几个结构的融合点，比如会阴浅横肌、会阴深横肌、球海绵体肌、肛门外括约肌、肛提肌（耻骨直肠肌和耻尾肌）、会阴膜和阴道后肌层。会阴体作为后盆腔（posterior compartment）的远端支撑发挥着重要的作用。DeLancey[22] 和 Hsu[23] 等通过尸体解剖[22] 和影像学证明了后盆腔支撑（posterior compartment support）的概念[23]。后盆腔支撑作用上部靠子宫骶韧带，中部靠盆筋膜腱弓，末端靠会阴体。这些将在本章后面讨论。会阴体一般在劳作和分娩时受损。当会阴体脱离时，可能发生脱肛或大、小便失禁的问题。为了治疗这些问题，会阴体必须要重新附着于阴道后壁和直肠阴道隔，使其恢复控制排便、排尿的功能[24]。

血供

　　阴部内动脉是髂内动脉前干的一个分支，是会阴体的主要血供来源。阴部内动脉与阴部神经共同穿过阴部管（Alcock's canal），然后被分为会阴动脉、阴蒂背动脉和直肠下动脉。会阴血供主要由会阴动脉横支和直肠下动脉提供。直肠中动脉是髂内动脉的一个分支，为中 1/3 的直肠以及会阴上部供血。直肠上动脉是肠系膜下动脉的一个分支，其小分支也为会阴体供血。

神经支配

　　阴部神经支配盆底肌肉组织（图 3.4）。阴部神经起自第 2 ~ 4 骶神经根，在尾椎肌和梨状肌之间下行，最终从骶棘韧带中下方穿行至坐骨棘。阴部神经从坐骨大孔离开骨盆，经坐骨小孔进入会阴。然后，在分裂成末端分支供应会阴的皮肤和肌肉之前，其沿着闭孔内肌中部的阴部管内的坐骨肛门窝侧壁穿行。直肠下神经作为阴部神经的分支，缠绕坐骨棘，支配排便控制中发挥重要作用的肛门外括约肌，并为梳状线下方的远侧肛管提供感觉神经支配。阴部神经在盆膈上筋膜和内骨盆筋膜层面上被分为阴蒂背神经和会阴神经。会阴神经支配阴唇和会阴体。尿道外括约肌由会阴神经的其他分支支配，有利于维持排尿控制。肛门内括约肌由下腹下神经丛的子宫阴道部分、盆腔内脏神经和股后皮神经支配。

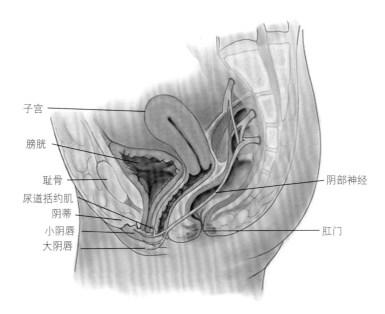

图 3.4　阴部神经支配。Source: Orawee Chinthakanan. Reproduced with permission.

外生殖器解剖

　　女性外生殖器（外阴）从前到后由阴阜、大阴唇、小阴唇、外阴前庭、尿道外口、处女膜、前庭腺和会阴组成（图 3.5）。这些结构在会阴膜的下方。阴阜是层脂肪垫，含有皮脂腺和汗腺，与毛发的鳞状上皮一起位于耻骨上方。根据美国的一项调查显示，不管阴毛形状如何，超过 80% 的女性会做阴毛梳理[25]。很多种族 / 族群都会去除阴毛。但是去除阴毛可能会导致轻微的并发症，如毛囊炎和擦伤，特别是肥胖女性[26]。82% 的女性外阴比周围皮肤颜色深[27]。

大阴唇

　　大阴唇为起始于阴阜，汇合于会阴的一对突出的皮肤皱襞。大阴唇分化于胚胎发育时的阴唇褶皱，相当于男性的阴囊。大阴唇的长度为从阴蒂脚到后阴唇系带，一般为 9.3 cm（7 ~ 12 cm 范围内）[27]。大阴唇被一离散线即阴唇褶皱与小阴唇隔开。

　　被脂肪层覆盖的筋膜层以及被筋膜腱膜

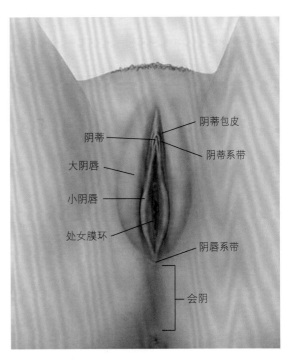

图 3.5　正常外生殖器。Source: Robert D. Moore and John R. Miklos. Reproduced with permission.

（Colle's fascia）覆盖的指状脂肪垫上面都覆盖有鳞状上皮。这一层经常撕裂，部分挤压它的内容物，导致失去张力以及可能的后遗症如松弛和皮肤褶皱。

随着年龄的增长、皮肤层松弛、继发于怀孕和衰老的拉伸、体重增长（体重减轻），还有反复的皮炎，都可能导致大阴唇皮肤冗余和凸出等问题 [参见第 8 章图 8.29（ a ）和（ b ）]。

小阴唇

小阴唇"上面"、上部或头部（图 3.6）从一个或多个褶皱开始，从阴蒂包皮和阴蒂系带向下延展，聚结到一个相对较薄的宽褶皱，使外阴前庭和阴道口边缘紧贴会阴的边缘，最终合并在阴道上方或延续为阴唇系带或者后连合，经常在会阴上方以多变的方式与对侧的阴唇触碰或粘在一起 [参见第 8 章，图 8.19 ～ 8.22]。站立时，很多女性的小阴唇从上面是看不见的。如果其突出超过大阴唇至大腿，会使女性外阴外观上"与男性阴囊相似"[28-29]，经常导致很多女性不满意[30][参见第 8 章图 8.23（ a ）[2]]。

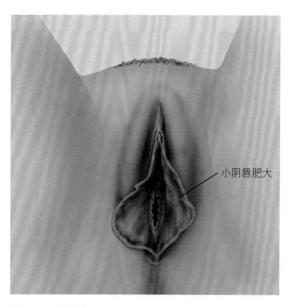

小阴唇肥大

图 3.6　小阴唇。Source: Robert D. Moore and John R. Miklos. Reproduced with permission.

小阴唇（ labia minora，又名"nymphs"）时薄时厚的"皱纹"或冗余的皮肤褶皱位于阴唇内侧和前庭外侧。沿系带起始的一个或多个皮肤皱襞融合处、阴蒂外侧帽的中间以及阴蒂帽的外侧包皮部分"向下流动"（参见第 8 章解剖变异的多组图片）。它没有毛囊，缺少皮下脂肪。它们起源于胚胎发育时期的泌尿生殖褶，相当于男性的尿道海绵体尿道腹面和尿道海绵体。小阴唇的正常长度为 60.6 mm（ 范 围 20 ～ 100 mm ），宽 度 为 21.8 mm（ 7 ～ 50 mm ）[27]。女性可能比较关心小阴唇从大阴唇末端边界突出。这种现象可能是先天性的，但经常在年老、分娩时诱发或加重。没有官方指南表明何时需要手术矫正"阴唇肥大"[33]。Rouzier 等报道过 163 例阴唇缩小术，并定义从底部到边缘的最大距离超过 4 cm 为阴唇肥大症[34]。正如身体其他部位的大小和外观差异一样，阴唇大小、轮廓和外观并没有"标准"（都在合理范围内）。其实，个体的满意或者不满意都是极为主观的。

小阴唇含有敏感的神经纤维和大量娇嫩的脉管系统。在性唤起过程中，阴唇变得饱满，并产生性感觉和快感。在 Hart 线的内侧，小阴唇内侧面存在黏膜上皮，内含阴道前庭，并在阴道前庭内将黏膜和鳞状上皮分开。神经血管供应紧密地交织在一起，阴道远端、尿道、阴蒂复合体、阴蒂包皮、会阴、前庭和小阴唇被认为是一个统一结构[35]。

有两条动脉供应小阴唇。因为可能与切口线的定位有关，生殖器外科医生有必要了解这一血管解剖。最前面的血供是来自阴部外动脉、闭孔动脉和卵巢动脉的脉管系统，后面的血供主要来自阴部内动脉。这些血供的小分支垂直于阴唇的长轴，在阴唇边缘下汇合。两侧阴唇的后部或者下 2/3 部分由阴部内动脉供应，前部或上部由阴部外动脉的小分支以及上 1/3/ 和下 2/3 交界处的血管细吻合支供应。

来自法国 Nice 大学的 C.A. Georgious 及其同事撰写了一篇名为《小阴唇动脉解剖：迈向循证阴唇成形术的第一步》的优秀论文，详细描述了 10 具尸体的小阴唇动脉血供，通过阴部内、外动脉插管，注射稀释后的造影液，血管造影术和 3D CT 成像等方法识别和精确描述了小阴唇的血管系统。另外，采用乳胶树脂材料制作动脉模具，以提高和确认放射学检查结果的精度。

他们在每一具尸体身上都发现了 4 个主要动脉。最主要的动脉位于较居中的位置，比其他动脉大。其穿过小阴唇的位置稍有差异，沿小阴唇的长轴垂直走行，继续从后往前走行，最后在前方消失。另外发现的两个动脉在最中央的小阴唇动脉后方走行，垂直于小阴唇长轴穿过小阴唇，最终在阴唇边缘附近消失。在发现的 4 个动脉中，最小的动脉位于"中央动脉"前方走行，其还具有与小阴唇长轴垂直的短分支（图 3.7）。

这种对阴唇动脉系统认识的细化可能在进行阴唇成形术时对切开线的定位具有应用前景（参见第 8 章）。虽然环形切开并不会影响小阴唇其他部分的血流，但有可能破坏阴唇边缘的正常外观。关于楔形技术，一个更大的后部切口和某种程度上的中间切口可能对血供的影响更大，导致创面裂开的风险更大。而更前方的或中央前方的楔形切口对血管具有更大的保护作用，同时能够最大限度地切除小阴唇肥大部分，并将瘢痕置于靠前的位置即离阴道口最远的地方（图 3.8、图 3.9）。

阴蒂

阴蒂由阴蒂头、阴蒂体和阴蒂脚三个凸起的组织构成[36]。它分化于胚胎期的生殖结节，起源上对应于男性的阴茎。阴蒂体和阴蒂头被包皮（或"罩"）覆盖，与小阴唇相连。阴蒂包皮包绕阴蒂体起着保护帽的作用。阴蒂头在静止状态下部分暴露或完全被阴蒂包

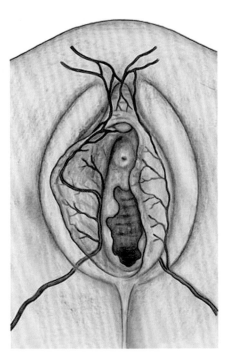

图 3.7　小阴唇血管。Source: B. Maes. Reproduced with permission.

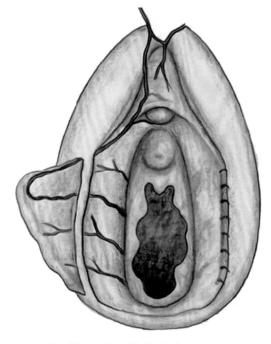

图 3.8　线形切口与血管的关系。Source: B. Maes. Reproduced with permission.

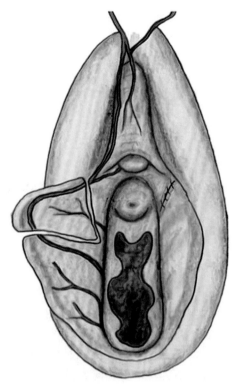

图 3.9　V- 楔形切口位于对血供影响最小的区域。
Source: B. Maes. Reproduced with permission.

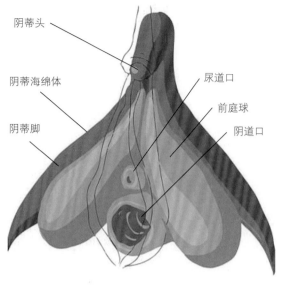

图 3.10　阴蒂解剖

皮"罩住"，通常情况下，手动刺激和性唤醒很容易使阴蒂体和阴蒂头充血，暴露阴蒂头。与阴蒂脚相邻的前庭球（又称为阴蒂球）是阴蒂内部勃起组织的集合。它们也可以被认为是前庭的一部分，紧邻阴蒂体、阴蒂脚、尿道、"尿道海绵"和阴道。

　　前庭球（图 3.10）与男性阴茎球和阴茎海绵体毗邻部分同源，由两个拉长的勃起组织"球"组成，位于阴道口的两侧，向前并通过称作中间部（pars intermedia）的狭窄中间带连接在一起。它们的尾部膨大，并与前庭大腺相连；它们的前侧末梢变细并通过中间部相连；其深面与尿生殖膈下筋膜相连；表面被球海绵体肌覆盖。阴蒂的平均长度和宽度分别为 19.1 mm（范围为 5 ~ 35 mm）和 5.5 mm（范围为 3 ~ 10 mm），但是变异较大且较为常见。阴蒂到尿道的平均距离为 28.5 mm（范围

为 16 ~ 45 mm）[27]。阴蒂的悬韧带分为浅韧带和深韧带 [37]。在性唤起时，阴蒂对神经递质介导的血管平滑肌松弛作出反应，阴蒂充血，结果使其长度和直径变长。Goldstein 和 Berman 的研究证明，患有髂腹下阴部动脉血管损伤的女性会出现血管源性的女性性功能障碍问题，随之导致阴蒂敏感度降低和阴蒂高潮减少 [38]（参见第 10 章对阴蒂解剖和生理学的进一步讨论）。

G点

　　尽管存在争议，有学者已经发现了这个称为 G 点的敏感部位，并用最初发现的 Ernst Grafenberg 的名字命名 [39]。G 点位于阴道腔内，一般位于距离阴道前壁下方尿道 1 ~ 2.5 cm 处（参见第 11 章）。这一区域被研究和描述为位于"女性前列腺"（Skene 腺，Skene's gland）后部下方，通常在膀胱颈区域的阴道前壁入口内 2 ~ 3 cm 处，当受到刺激时会充血、膨大和敏感。单独刺激 G 点就能产生高潮。最近一名研究人员声称对一具刚死亡的 80 岁女性进行尸解时找到了 G 点，并描述其轮廓清晰的囊，含有类似纤维结缔组织的囊壁和勃起组

织，并位于尿道口上部 1.6 cm 处[40]。不过，可惜的是因缺乏组织学证据，影响了这个个案报道的结论。最近，在一项评估有无性高潮的女性尿道阴道间隙厚度的研究中，发现这一空间（即 G 点）的厚度与阴道高潮有无存在直接的关系[41]。Master 和 Johnson 在研究性高潮时认为，阴蒂刺激是所有性高潮的来源。他们并没有否定可能与阴道敏感性有关，只是忽视了这种可能性[42]，认为阴道仅仅是男性阴茎插入和射精的容器。在 20 世纪 70 年代末对女性射液的研究中，除了阴蒂之外，阴道敏感性以及可能存在的另一个敏感部位也引起了注意。Sevely 和 Bennett 最初将这个"女性前列腺腺"（female prostatic gland）描述为一些女性在性高潮期间排出的液体之源。在他们的研究对象身上发现的射液"触发点"区域与 Granfenberg 最早描述的区域为同一部位（同下文 Skene 腺）。这证实了 Granfenberg 的观察，这一敏感点位于阴道前壁，通常在耻骨和宫颈之间，位于尿道上方或附近，当受到刺激时会产生性高潮。他们还对一批内科医生进行技术培训，让这些医生能够在一项 250

名女性患者的研究中定位出这个点[43]。Mould 在几项研究中通过刺激该区域以及随后的性高潮时测量阴道腔和提肌的肌电反应，证实了这个点的存在[44]。这项研究和其他研究明确表明，阴道本身具有感觉，神经通道在性刺激和性满足时发挥了作用，如果损伤将导致性功能障碍。问卷调查也显示大部分女性相信 G 点是真实存在的，然而并不是所有相信 G 点存在的女性都能够找出它的正确位置[45]（参见第 10 章、第 11 章和图 3.11）。

阴道前庭

"阴道前庭"顾名思义是从外阴和会阴进入阴道的"入口"，受处女膜环"保护"。阴道前庭由小阴唇、后阴唇系带和处女膜环包绕。阴唇边界上的 Hart 线将前庭与阴唇内表面的其余部分分开，是女性生殖器整形美容外科医师的重要解剖标志（参见第 8 章）。

前庭球是位于两侧小阴唇之间的两个勃起器官，延伸至处女膜环。它们往前通过中间部（女性阴蒂海绵体）连接在一起，并延伸至腺体（译者注：应该是指前庭大腺）底

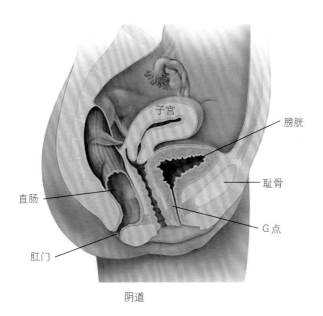

图 3.11　G 点在阴道前壁的位置。Source: Robert D. Moore and John R. Miklos. Reproduced with permission.

部[36]。它们分化于胚胎生殖结节，是男性阴茎球（penile bulb）的同源物。性交过程中，前庭球通过阴蒂球海绵体肌规律收缩而产生阴道高潮收缩[46]。

Bartholin腺（阴道前庭大腺）

Bartholin 腺或前庭大腺起源于胚胎尿生殖窦，对应于男性的 Cowper 腺（尿道球腺）。它们位于两侧的会阴浅袋中，在性交时分泌黏液并参与润滑。其导管开向外阴表面的舟状窝，并随着年龄增长而活性减少。

Skene腺（尿道旁腺）

Skene 腺是一对尿道旁腺体，起源于泌尿生殖窦，对应于男性的前列腺。它们位于靠近尿道口上皮组织下的阴道前壁中，其结构并不一致，可通过单侧或双侧的导管出口到尿道。它们被认为是"女性射液（或称为潮吹）"的源头，其有别于性活动或性高潮时压力性尿失禁之后的"喷射"[47]。在 Ostrzenski 有关 G 点的解剖研究中，解剖发现 Skene 腺很明确地为伴随管状附属物的"葡萄样"器官[40]。

三个整体层面的骨盆底支撑

骨盆内筋膜是维持轴线完整的最重要的系统，以支撑膀胱、尿道、子宫、阴道和直肠在其各自的解剖位置。骨盆内筋膜是结缔组织和平滑肌组成的网络，构成包裹盆腔脏器的物理基础。骨盆内筋膜系起自子宫骶主韧带复合体，并一直延续到尿生殖膈，为阴道和相邻器官提供结构支撑。DeLancey 把阴道支撑分为三层；上部 1/3 的子宫骶主韧带复合体（第一层），中间 1/3 的阴道旁到 ATFP（第二层），下部 1/3 的阴道旁到尿生殖膈、肛提肌和会阴体（第三层）[48]（图 3.12）。

第一层：顶端支撑

阴道至骨性骶骨的主悬吊由子宫骶主韧

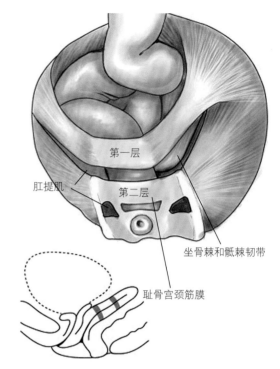

图 3.12　顶端（第一层）和水平（第二层）支撑。Source: Robert D. Moore and John R. Miklos. Chinthakanan. Reproduced with permission.

带复合体提供。这个复合体垂直悬挂子宫和上部 1/3 的阴道。其由主韧带和子宫骶韧带组成，帮助维持阴道长度，似乎是支撑顶腔最牢固的结构。主韧带包住髂内血管，然后沿子宫动脉继续延伸，合并入子宫颈、子宫下段和阴道上段的脏囊中。子宫骶韧带比主韧带更粗、更突出。子宫骶主韧带复合体呈扇形，起自其在直肠子宫陷凹（the pouch of Douglas）入口附近最窄的宫颈部分，而后插入骶棘韧带 / 尾骨肌复合体（82%）、骶骨（7%）或梨状肌 / 坐骨孔 / 坐骨棘（11%）[49]。它分为三个不同的组织学区域[50]。在前 1/3（宫颈）附着处，该韧带由紧密包裹的平滑肌束，大量的中、小血管和小神经束组成。该韧带的中 1/3 主要由结缔组织组成，仅包含少量分散的平滑肌纤维、神经和血管。骶部或者后部 1/3 主要由疏松的结缔组织和混杂的脂肪、稀疏的血管、神经及淋巴管组成。子宫骶韧带的机械强度可能取决于其他因素，如周围细胞通过表达基质金属蛋白酶（MMPs）、胶原蛋白以及聚集平滑肌细胞来降解细胞外基质的能力。有证据表明，子宫骶韧带里的 MMP-2[51] 和胶原 3[52] 的表达增加与盆腔器官脱垂有关。根据"缝合线拔出强度测试"[53]，子宫骶韧带最强的支撑部分是子宫颈和中间段，在失能之前可以支撑超过 17 kg 的重量。

宫骶韧带悬吊术是一种通过将阴道顶端缝合至原始支撑韧带来矫正阴道穹窿脱垂的手术。据报道，骶骨韧带阴道穹窿悬吊术 5 年的解剖复位率高达 85%[54]。宫骶韧带悬吊的最佳位置位于韧带中间部分最前缘后 1 cm 处[53]。子宫骶主韧带复合体、耻骨宫颈筋膜和直肠阴道筋膜在阴道顶端合并成宫颈环。肠疝是由于包裹腹膜和腹内脏器的子宫直肠窝（cul de sac）发生异常，可能涉及阴道的顶端、前室和后室[54]。肠疝与耻骨宫颈筋膜和直肠阴道筋膜顶部融合缺损有关。子宫完好的女性

也可能发生肠疝[56]。

第二层：水平支撑

第二层的支撑或者阴道旁支撑是膀胱、上 2/3 阴道以及直肠的水平支撑。子宫骶主韧带复合体继续保持在坐骨棘水平，并提供第二层支撑。阴道壁由其称为筋膜的纤维肌成分支撑。前支撑通过耻骨宫颈筋膜悬吊阴道前壁中间部分（图 3.13、图 3.15；也见图 3.14）。前支撑部形成前外侧阴道沟。耻骨宫颈筋膜位于膀胱和阴道之间，双侧附着于 ATFP。阴道前壁脱垂是阴道前壁的下降，通常是由于膀胱脱垂所致（中央、阴道旁或复合膀胱膨出）[56]。阴道旁缺陷（图 3.16）或者侧面支撑分离导致膀胱膨出。根据 DeLancey 的研究，90% 以上的阴道旁缺陷是由 ATFP 与坐骨棘分离而不是耻骨分离造成的[57]。

直肠阴道筋膜（Denonvilliers 筋膜）位于直肠和阴道之间，提供后支撑。它主要与子宫骶主韧带复合体相连，外侧与肛提肌筋膜

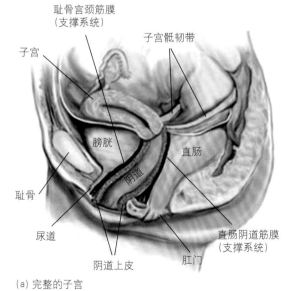
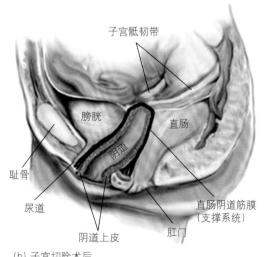

（a）完整的子宫　　　（b）子宫切除术后

图 3.13　有子宫和无子宫女性的顶端支撑（第一层）侧面观。Source: Robert D. Moore and John R. Miklos. Reproduced with permission.

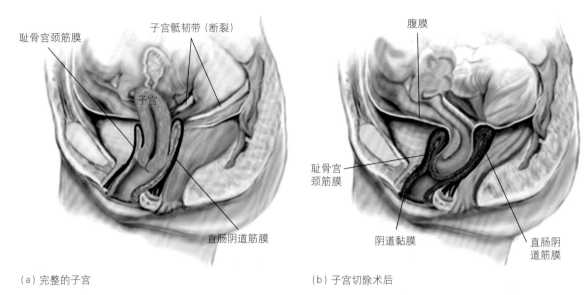

耻骨宫颈筋膜　　子宫骶韧带（断裂）　　腹膜

子宫

耻骨宫颈筋膜

直肠阴道筋膜　　阴道黏膜　　直肠阴道筋膜

（a）完整的子宫　　　　　　　　　　　（b）子宫切除术后

图 3.14　阴道顶端脱垂。Source: Robert D. Moore and John R. Miklos. Reproduced with permission.

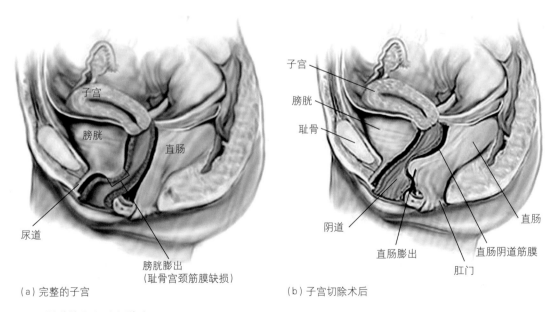

子宫

膀胱

子宫

膀胱

直肠

耻骨

直肠

尿道

阴道

膀胱膨出
（耻骨宫颈筋膜缺损）

直肠膨出

直肠阴道筋膜

肛门

（a）完整的子宫　　　　　　　　　　　（b）子宫切除术后

图 3.15　阴道前室和后室脱垂。Source: Robert D. Moore and John R. Miklos. Reproduced with permission.

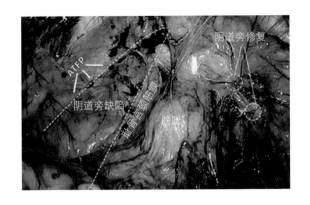

（a）腹腔镜视图

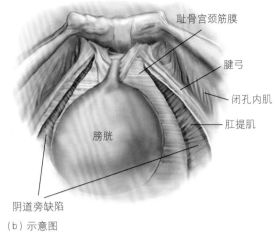

（b）示意图

图 3.16 阴道旁缺陷。Source: Robert D. Moore and John R. Miklos. Reproduced with permission.

相连，下方与会阴体相连。这个筋膜离断会导致直肠膨出[58]（图 3.12、图 3.15）。

第三层：远端支撑

第三层支撑维持尿道下纵轴和阴道远端 1/3。会阴膜、肛提肌和会阴体对第三层支撑起着重要作用。阴道前与尿道、后与会阴体融合。耻骨尿道韧带是连接尿道组织至耻骨的结缔组织结构。耻骨尿道韧带的解剖缺陷可能是女性压力性尿失禁的一个诱发因素[59]。Ashton-Mille 和 DeLancey 清楚地描述了排尿控制的机制，称为"吊床假说"。吊床型结构由阴道前壁和结缔组织组成，结缔组织将尿道和膀胱颈附着于耻骨（肛提肌的耻骨阴道部、子宫骶主韧带复合体和 ATFP）。这些结构在腹内压突然增加时通过挤压尿道来提供有力的支撑[19]。生殖裂孔的大小，尤其是 A-P 径，与盆腔器官脱垂的程度有关[60]。

临床应用

了解盆腔器官的功能解剖和盆底支撑的机制，对于通过外科手术治疗盆腔器官脱垂、大小便失禁是非常必要的。这方面知识对于开发这一领域的创新技术也是非常必要的。正常的盆底支撑是由肛提肌与结缔组织附着物之间的相互作用提供的。盆底肌是盆腔器官的主要支撑物，但这些结缔组织附着物有利于盆底肌更好的支撑。阴道也为膀胱、尿道、宫颈和直肠提供支持。肛提肌和尾骨肌共同形成盆底肌支撑。站立时，阴道的上 2/3 几乎是水平的，上下轴之间呈 130°。有三层结缔组织维持阴道稳定。子宫骶主韧带复合体（第一层）将子宫颈和上阴道固定在提肌板上，远离生殖孔。水平支撑（第二层）直接由 ATFP 提供。阴道下部（第三层）主要靠通过前连会阴膜以及后连会阴体来获得支撑。确定潜在的解剖缺陷对成功进行盆腔器官脱垂矫正术至关重要。

充分了解解剖标志对于手术成功是非常重要的。ATFP 为膀胱旁间隙最突出的标志，是抗尿失禁手术和盆腔器官脱垂手术的基础。ATLA 是髂尾肌腱膜上缘的另一个重要标志。

"吊床假说"解释了尿道支撑的概念，即在腹内压增加时筋膜和肌肉相互作用以压迫尿道。就肛门控制而言，肛提肌尤其是耻骨直肠肌，有助于向前牵拉肛门直肠连接处，参与肛门控制。

参考文献

1. Wu JM, Kawasaki A, Hundley AF, Dieter AA, Myers ER, Sung VW. Predicting the number of women who will undergo incontinence and prolapse surgery, 2010 to 2050. *Am J Obstet Gynecol* 2011; **205** (3): 230–235.

2. Olsen AL, Smith VJ, Bergstrom JO, Colling JC, Clark AL. Epidemiology of surgically managed pelvic organ prolapse and urinary incontinence. *Obstet Gynecol* 1997; **89**(4): 501–506.

3. Braun V. In search of (better) sexual pleasure: Female genital "cosmetic" surgery. *Sexualities* 2005; **8**(4): 407–424.

4. Handa VL, Pannu HK, Siddique S, Gutman R, VanRooyen J, Cundiff G. Architectural differences in the bony pelvis of women with and without pelvic floor disorders. *Obstet Gynecol* 2003; **102**(6): 1283–1290.

5. Burch JC. Urethrovaginal fixation to Cooper's ligament for correction of stress incontinence, cystocele, and prolapse. *Am J Obstet Gynecol* 1961; **81**: 281.

6. Albright TS, Gehrich AP, Davis GD, Sabi FL, Buller JL. Arcus tendineus fascia pelvis: A further understanding. *Am J Obstet Gynecol* 2005; **193**(3 Pt 1): 677–681.

7. Pit MJ, De Ruiter MC, Lycklama ., Nijeholt AAB, Marani E, Zwartendijk J. Anatomy of the arcus tendineus fasciae pelvis in females. *Clin Anat* 2003; **16**(2): 131–137.

8. Mostwin JL, Genadry R, Saunders R, Yang A. Stress incontinence observed with real time sonography and dynamic fastscan magnetic resonance imaging—insights into pathophysiology. *Scand J Urol Nephrol* 2001; **35**(207): 94–99.

9. Lawson JO. Pelvic anatomy. I. Pelvic floor muscles. *Ann R Coll Surg Engl* 1974; **54**(5): 244–252.

10. Kirschner-Hermanns R, Wein B, Niehaus S, Schaefer W, Jakse G. The contribution of magnetic resonance imaging of the pelvic floor to the understanding of urinary incontinence. *Br J Urol* 1993; **72**(5 Pt 2): 715–718.

11. Tunn R, Paris S, Fischer W, Hamm B, Kuchinke J. Static magnetic resonance imaging of the pelvic floor muscle morphology in women with stress urinary incontinence and pelvic prolapse. *Neurourol Urodyn* 1998; **17**(6): 579–589.

12. DeLancey JO, Kearney R, Chou Q, Speights S, Binno S. The appearance of levator ani muscle abnormalities in magnetic resonance images after vaginal delivery. *Obstet Gynecol* 2003; **101**(1): 46–53.

13. Barber MD, Bremer RE, Thor KB, Dolber PC, Kuehl TJ, Coates KW. Innervation of the female levator ani muscles. *Am J Obstet Gynecol* 2002; **187**(1): 64–71.

14. Gilpin SA, Gosling JA, Smith AR, Warrell DW. The pathogenesis of genitourinary prolapse and stress incontinence of urine: A histological and histochemical study. *Br J Obstet Gynaecol* 1989; **96**(1): 15–23.

15. Gosling JA, Dixon JS, Critchley HO, Thompson SA. A comparative study of the human external sphincter and periurethral levator ani muscles. *Br J Urol* 1981; **53**(1): 35–41.

16. Muellner SR. The anatomies of the female urethra: A critical review. *Obstet Gynecol* 1959; **14**: 429–34.

17. DeLancey JO, Morgan DM, Fenner DE, et al. Comparison of levator ani muscle defects and function in women with and without pelvic organ prolapse. *Obstet Gynecol* 2007; **109**(2 Pt1): 295–302.

18. Morgan DM, Larson K, Lewicky-Gaupp C, Fenner DE, DeLancey JO. Vaginal support as determined by levator ani defect status 6 weeks after primary surgery for pelvic organ prolapse. *Int J Gynaecol Obstet* 2011; **114**(2): 141–144.

19. Ashton-Miller JA, DeLancey JO. Functional anatomy of the female pelvic floor. *Ann N Y Acad Sci* 2007; **1101**: 266–296.

20. Lewicky-Gaupp C, Brincat C, Yousuf A, Patel DA, Delancey JO, Fenner DE. Fecal incontinence in older women: Are levator ani defects a factor? *Am J Obstet Gynecol* 2010; **202**(5): 491–496.

21. DeLancey JO. Correlative study of paraurethral anatomy. *Obstet Gynecol* 1986; **68**(1): 91–97.

22. DeLancey JO. Structural anatomy of the posterior pelvic compartment as it relates to rectocele. *Am J Obstet Gynecol* 1999; **180**(4): 815–823.

23. Hsu Y, Lewicky-Gaupp C, DeLancey JO. Posterior compartment anatomy as seen in magnetic resonance imaging and 3-dimensional reconstruction from asymptomatic nulliparas. *Am J Obstet Gynecol* 2008; **198**(6): 651–657.

24. Woodman PJ, Graney DO. Anatomy and physiology of the female perineal body with relevance to obstetrical injury and repair. *Clin Anat* 2002; **15**(5): 321–334.

25. Herbenick D, Schick V, Reece M, Sanders S, Fortenberry JD. Pubic hair removal among women in the United States: Prevalence, methods, and characteristics. *J Sex Med* 2010; **7**(10): 3322–3330.

26. DeMaria AL, Flores M, Hirth JM, Berenson AB. Complications related to pubic hair removal. *Am J Obstet Gynecol* 2014; **210**(6): 521–528.

27. Lloyd J, Crouch NS, Minto CL, Liao LM, Creighton SM. Female genital appearance: "normality" unfolds. *BJOG* 2005; **112**(5): 643–646.

28. Laube DW. Cosmetic therapies in obstetrics and gynecology practice: Putting a toe in the water? *Obstet Gynecol* 2008; **111**(5): 1034–1036.

29. Miklos JR, Moore R. Postoperative cosmetic expectations for patients considering labiaplasty surgery: Our experience with 550 patients. *Surg Technol Int* 2011; **1**: 170–174.

30. Pappis CH, Hadzihamberis PS. Hypertrophy of the labia minora. *Pediatr Surg Int* 1987; **2**(1): 50–51.

31. Capraro VJ. Congenital anomalies. *Clin Obstet Gynecol* 1971; **14**(4): 988–1012.

32. Radman HM. Hypertrophy of the labia minora. *Obstet Gynecol* 1976; **48**(1 Suppl): 78S–79S.

33. Hailparn TR. What is a girl to do? The problem of adolescent labial hypertrophy. *Obstet Gynecol* 2014; **123** Suppl 1: 124S–125S.

34. Rouzier R, Louis-Sylvestre C, Paniel BJ, Haddad B. Hypertrophy of labia minora: Experience with 163 reductions. *Am J Obstet Gynecol* 2000; **182**(1 Pt 1): 35–40.

35. O'Connell HE, Eizenberg N, Rahman M, Cleeve J. The anatomy of the distal vagina: Towards unity. *J Sex Med* 2008; **5**(8): 1883–1891.

36. Puppo V. Anatomy and physiology of the clitoris, vestibular bulbs, and labia minora with a review of the female orgasm and the prevention of female sexual dysfunction. *Clin Anat* 2013; **26**(1): 134–152.

37. Rees MA, O'Connell HE, Plenter RJ, Hutson JM. The suspensory ligament of the clitoris: Connective tissue supports of the erectile tissues of the female urogenital region. *Clin Anat* 2000; **13**(6): 397–403.

38. Goldstein I, Berman J. Vasculogenic female sexual dysfunction: Vaginal engorgement and clitoral erectile insufficiency syndromes. *Int J Impot Res* 1998; **10**: S84–S90; discussion S98–S101.

39. GraÅNfenberg E. The role of the urethra in female orgasm. *Int J Sexol* 1950; **3**(3): 145–148.

40. Ostrzenski A. G-spot anatomy: A new discovery. *J Sex Med* 2012; **9**(5): 1355–1359.

41. Gravina GL, Brandetti F, Martini P, et al. Measurement of the thickness of the urethrovaginal space in women with or without vaginal orgasm. *J Sex Med* 2008; **5**(3): 610–618.

42. Perry JD, Whipple B. Multiple components of the female orgasm. In: *Circumvaginal Musculature and Sexual Function*, pp. 101–114. Basel, Switzerland: S. Karger, 1982.

43. Sevely JL, Bennett J. Concerning female ejaculation and the female prostate. *J Sex Res* 1978; **14**(1): 1–20.

44. Mould D, Graber B. Women's orgasm and the muscle spindle. In: *Circumvaginal Musculature and Vaginal Function*, pp. 93–100. Basel, Switzerland: S. Karger, 1982.

45. Kilchevsky A, Vardi Y, Lowenstein L, Gruenwald I. Is the female G-spot truly a distinct anatomic entity? *J Sex Med* 2012; **9**(3): 719–726.

46. Puppo V. Embryology and anatomy of the vulva: The female orgasm and women's sexual health. *Eur J Obstet Gynecol Reprod Biol* 2011; **154**(1):3–8.

47. Pastor Z. Female ejaculation orgasm vs. coital incontinence: A systematic review. *J Sex Med* 2013; **10**(7): 1682–1691.

48. DeLancey JO. Anatomic aspects of vaginal eversion after hysterectomy. *Am J Obstet Gynecol* 1992; **166**(6): 1717–1728.

49. Umek WH, Morgan DM, Ashton-Miller JA, DeLancey JO. Quantitative analysis of uterosacral ligament origin and insertion points by magnetic resonance imaging. *Obstet Gynecol* 2004; **103**(3): 447.

50. Campbell RM. The anatomy and histology of the sacrouterine ligaments. *Am J Obstet Gynecol* 1950; **59**(1): 1–12.

51. Gabriel B, Watermann D, Hancke K, et al. Increased expression of matrix metalloproteinase 2 in uterosacral ligaments is associated with pelvic organ prolapse. *Int Urogynecol J* 2006; **17**(5): 478–482.

52. Gabriel B, Denschlag D, GoÅNbel H, et al. Uterosacral ligament in postmenopausal women with or without pelvic organ prolapse. *Int Urogynecol J*

2005; **16**(6): 475–479.

53. Buller JL, Thompson JR, Cundiff GW, Sullivan LK, Ybarra MAS, Bent AE. Uterosacral ligament: Description of anatomic relationships to optimize surgical safety. *Obstet Gynecol* 2001; **97**(6): 873–879.

54. Silva WA, Pauls RN, Segal JL, Rooney CM, Kleeman SD, Karram MM. Uterosacral ligament vault suspension: Fiveyear outcomes. *Obstet Gynecol* 2006; **108**(2): 255–263.

55. Weber A, Abrams P, Brubaker L, et al. The standardization of terminology for researchers in female pelvic floor disorders. *Int Urogynecol J* 2001; **12**(3): 178–186.

56. Haylen B, de Ridder D, Freeman R, et al. An International Urogynecological Association (IUGA)/ International Continence Society (ICS) joint report on the terminology for female pelvic floor dysfunction.

Int Urogynecol J 2010; **21**(1): 5–26.

57. Delancey JO. Fascial and muscular abnormalities in women with urethral hypermobility and anterior vaginal wall prolapse. *Am J Obstet Gynecol* 2002; **187**(1): 93–98.

58. Richardson AC. The rectovaginal septum revisited: Its relationship to rectocele and its importance in rectocele repair. *Clin Obstet Gynecol* 1993; **36**(4): 976–983.

59. Milley PS, Nichols DH. The relationship between the pubo- urethral ligaments and the urogenital diaphragm in the human female. *Anat Rec* 1971; **170**(3): 281–283.

60. Delancey JO, Hurd WW. Size of the urogenital hiatus in the levator ani muscles in normal women and women with pelvic organ prolapse. *Obstet Gynecol* 1998; **91**(3): 364–368.

第4章

女性生殖器整形美容术的基本概念

金明珠 译

> 窃取个人的想法属于剽窃，窃取众人的想法属于研究。
>
> ——*Steven Wright*

一直以来，女性生殖器手术被赋予了很多"讨人喜欢的"专属术语，如"阴道整复术"（VRJ）、"激光阴道成形术"和"处女膜修复术"等。这些术语被确定为医学术语之前需要用一个合理的术语来取代。目前还没有特殊的术语能够描述这些手术，即便很多术语比如阴唇成形术（LP）、阴唇缩小术、阴道成形术（VP）、阴蒂暴露术、"私密手术"、女性生殖器整形美容术（FGPS）、女性美容生殖器手术（FCGS）、外阴阴道美容手术（VVAS）、外阴阴道美容手术（AVS）和妇科美容整形学（CPG）等已经被广泛地应用和接受。虽然以上的所有术语都已经被接受并且是可描述性的，但作者只选择女性生殖器整形美容术（FGPS），并用于本书中。

女性生殖器整形美容术通过对女性外阴和阴道的改变，主观上能做到美化外形、增加舒适度，并且能够在功能和心理上提升性满足感和性刺激。

阴唇成形术（LP）涉及手术改变，通常是指缩小阴唇的大小。虽然这个手术通常涉及缩小小阴唇（LP-m）或者少数情况下会缩小大阴唇（LP-M），但是有时候，阴唇成形术也会涉及产后的阴部重塑，或者更罕见的是，通过注射填充剂或自体脂肪移植来增大阴唇。这些手术可能用到的仪器包括用手术刀进行

锐性分离、虹膜剪或塑性精细 Metzenbaum 剪、电外科或射频针电极，或者激光（通常通过"触摸"光纤）。手术方法包括 V- 楔形切除术及其改良术式、前缘的线形缩小 / 切除 / 切割、阴唇前缘部分的切除术、上皮瓣旋转、Z 成形术、去除上皮组织以及其他不常用的技术（图4.1、图4.2）。

阴蒂包皮缩小术（RCH 或 CHR）涉及去除冗长和（或）褶皱的中央罩，或者由于美观原因希望去除多余的包皮，更少见的是，通过中线手术分离女性包皮，使阴蒂更多地暴露，理论上可增强性快感。"包皮切除术"是通过去除多余的褶皱包皮而使阴蒂完全脱离包皮的"包裹"，与由于美观原因而做的缩小术是适应证完全不同的手术。然而，接受阴蒂包皮切除术的患者术后表示"更有快感"，对手术效果非常满意（这是作者本人与 Robert Moore 和 John Miklos 博士交流的结果，并非是通过其他研究证明的结果）。这种反应是继发于更多的摩擦被传递到阴蒂头和身体，还是由于这位女性更加愉悦的面部表情而产生的性心理原因，是不得而知的。

图 4.1 和图 4.2 是解剖示意图。图 4.3 ~ 4.5 所示为冗余的阴蒂和阴唇上皮解剖图，同时也展示了阴唇成形术和阴蒂包皮缩小术的切口线位置。只沿着这些线切除浅表上皮。第 8

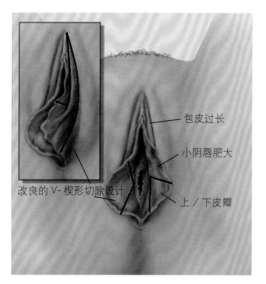

图 4.1 阴蒂包皮的楔形切除设计，上下皮瓣手术。© R.Moore and J.Miklos, modified by M.Goodman. Used with permission.

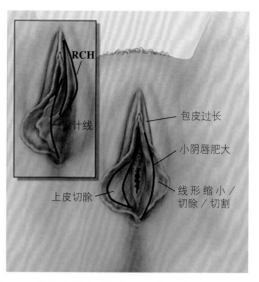

图 4.2 曲线切除加阴蒂包皮缩小术和上皮切除。© R.Moore and J.Miklos, modified by M.Goodman. Used with permission.

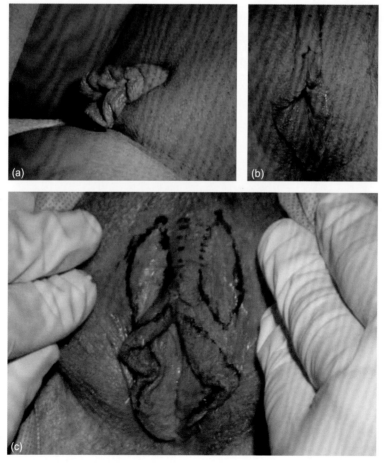

图 4.3 （a）俯视图，冗余的阴蒂包皮与阴唇上皮。© M.Goodman. Used with permission.（b）前视图，冗余的阴蒂包皮与阴唇上皮。© M. Goodman. Used with permission.（c）线形切除和阴蒂包皮缩小术标记（回缩时"延长"包皮过多部分，需要减少包皮过长）。© M. Goodman. Used with permission.

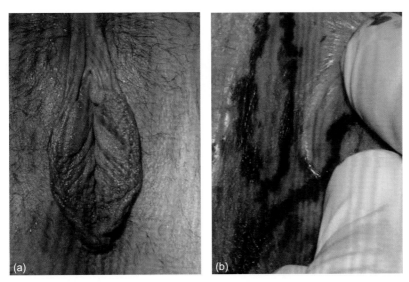

图 4.4　（a）前视图，冗余的阴蒂包皮与阴唇上皮。© M.Goodman. Used with permission.（b）线形切除标记加剥离切除冗余的包皮。© M.Goodman. Used with permission.

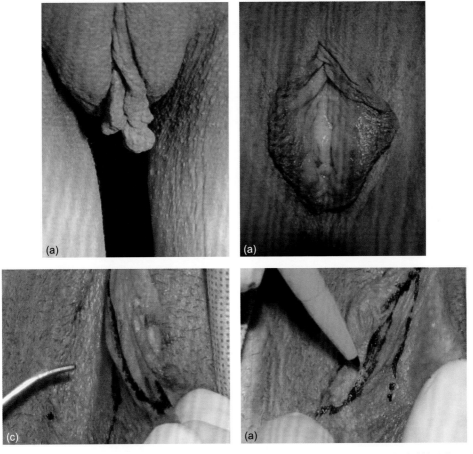

图 4.5　（a）俯视图，冗余的阴蒂包皮与阴唇上皮。© M.Goodman. Used with permission.（b）前视图，冗余的阴蒂包皮与阴唇上皮。© M. Goodman. Used with permission.（c）Y 形切除和楔形切除合并切除冗余包皮。© M.Goodman. Used with permission.（d）Y 形切除和楔形切除合并切除冗余包皮。图 4.5（a）中过多的包皮在侧向回缩时减少。© M.Goodman. Used with permission.

章将详细介绍阴唇成形术和阴蒂包皮缩小术
的技术和操作。

阴道整复术起源于一个专有名词，最初
被 David Matlock 医生定义为"阴道激光整复
术"并加以推广，现在通常被称为"阴道整复
术"。阴道整复术（VRJ）是一个口语化的术
语，遗憾的是，这就意味着对于不同患者有
着不一样的意义（手术或非手术）。这种令人
混淆的现象尤其反映在目前正在测试和推向
市场的非手术激光和射频阴道紧缩技术。然
而，这个名称被广泛用于各种文献中[1-2]。当
谈及女性生殖器整形美容术，它是一个总称，
包括一系列选择性的阴道紧缩手术，旨在收
紧阴道壁，提供额外的盆底支持，增强阴道
壁的摩擦，提升性生活的满足感。因而，许
多外科医生用阴道整复术来描述在远端或者
近端和远端阴道上施行的任何外科手术，以
改善阴道功能，提高性快感和性高潮功能。
第 10 章将讨论这些手术方法的生理学和生物
力学及其对性高潮功能的影响。此处，阴道
整复术包括阴道会阴成形术、会阴成形术和

（或）阴道成形术。这些手术方法将在第 9 章
探讨并分析。

会阴成形术（PP）涉及外阴前庭、阴道
口、会阴和会阴体的外科重建，切除瘢痕或
冗余的组织，修补后室的任何远端缺损，重
建会阴浅横肌肌肉在中线层的重新连接，从
而抬高和膨大会阴体、阴道口及外阴前庭。
总之，是通过简洁而细致的解剖方式将会阴
重新连接起来（图 4.6 ~ 4.8）。

阴道成形术这一术语如同"阴道整复术"，
是一个非官方的术语，在医学术语中是不存
在的，但是被患者和医疗市场所广泛接受。
正如生殖器整形 / 美容外科医生定义的，它指
的是一种涉及阴道壁紧缩的手术，从阴道远
端一直到阴道中段或接近阴道中段，通常会
去除黏膜下组织并把肛提肌重新连接在一起。
它可能或不太可能涉及阴道近端，通过高位
阴道后壁修补术、阴道前壁修补术和（或）切
除侧穹窿黏膜的椭圆线，获得表层黏膜和筋
膜的相似性（图 4.9）。阴道成形术通常采用阴
道后壁修补术，使其更贴近于阴道壁，并用

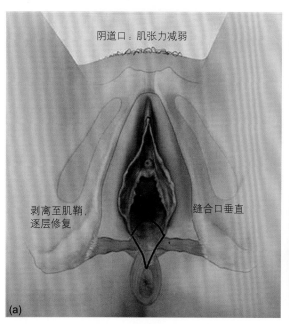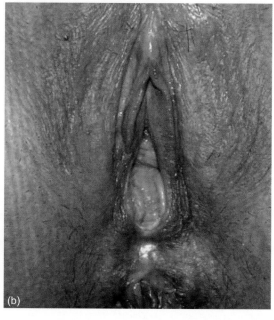

图 4.6 （a）会阴成形术切口设计线。© J. Miklos and R. Moore, modified by M. Goodman. Used with permission.
（b）阴道口松弛伴有会阴支撑丧失。© M.P. Goodman. Used with permission.

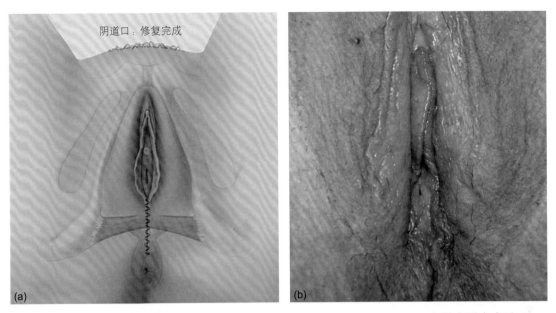

图 4.7　(a) 会阴成形术修复完成。© J. Miklos and R. Moore. Used with permission. (b) 会阴成形术术后。© M. P. Goodman. Used with permission.

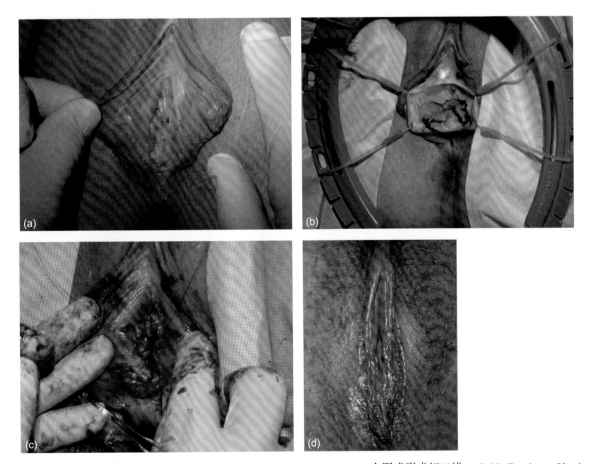

图 4.8　(a) 会阴成形术术前。© M.Goodman. Used with permission. (b) 会阴成形术切口线。© M. Goodman. Used with permission. (c) 重建阴道口。© M.Goodman. Used with permission. (d) 小阴唇成形术与会阴成形术，术后第 6 周。© M.Goodman. Used with permission.

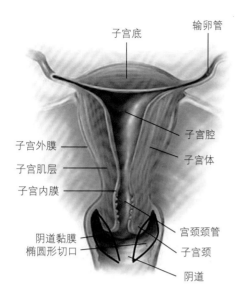

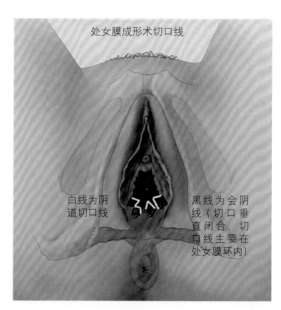

处女膜成形术切口线

白线为阴道切口线

黑线为会阴线（切口垂直闭合，切口线主要在处女膜环内）

图 4.9　从阴道穹窿椭圆形切除阴道黏膜，对于阴道穹窿近端过度增大的患者，偶尔会增加阴道成形术的步骤。From collection of AUA Foundation. Public domain. Modification © M.Goodman. Used with permission.

图 4.10　处女膜成形术修复处女膜环裂口。白线为阴道内腔，黑线略微延长至外阴前庭。切口垂直闭合以靠近处女膜孔。© J. Miklos and R. Moore, modified by M. Goodman.Used with permission.

3 ~ 4 层缝合技术加强和增大阴道后壁。常用的工具包括手术刀、针电极、剪刀、激光和射频电极。修复特定部位的缺损，可以使筋膜缺损在水平方向或者垂直方向重新互相连接。这一术语或许令人困惑，它可以应用在紧缩阴道壁，也可以包括盆底中远段阴道修复术，但也可以包括阴道壁近端。作者认为，在外阴阴道美容手术中，大多数阴道紧缩术都是在阴道的下半部施行。近端阴道大小的限制性改变，仅考虑在那些有尿道膀胱症状和（或）阴道穹窿明显增大的女性施行。

　　阴道会阴成形术（CP）是最初由智利学者 Jack Pardo S 提出的一个相对新颖的术语[3]。这是一个非常有效的描述性术语，它包含了阴道成形术（VP）和会阴成形术（PP）两个手术，后续章节将描述 VP 和 PP 联合的手术。

　　处女膜成形术（HP）是一种改变处女膜的手术，通常是通过缩小紧致或剥离缝合以尽可能缩小阴道口，导致暂时性紧致效果并使性交时出血（图 4.10）。处女膜成形术最常

被当作一种婚前文化的必要准备。曾有过婚前性经验的穆斯林女性当面临着一场包办婚姻时，期望（强制）她具备完美性，通过手术使其在性交时表现为插入困难，并且伴有适当的出血。

参考文献

1. Kent D, Pelosi III MA. Vaginal rejuvenation: An in-depth look at the history and technical procedure. *Am J Cosmetic Surg* 2012; **29**: 89–96.

2. Moore RD, Miklos JR. Vaginal reconstruction and rejuvenation surgery: Is there data to support improved sexual function? *Am J Cosmetic Surgery* 2012; **29**: 97–115.

3. Pardo J, Sola V, Ricci P, Guiloff E, Freundlich D. Colpoperineoplasty in women with a sensation of a wide vagina. *Acta Obstet et Gynec* 2006: **85**; 1125–1127.

第 5 章

女性生殖器整形美容术的基本原则、理论和患者选择

金明珠 译

> 我本来是打算做美容手术的，直到我发现医生的办公室里摆满了毕加索的肖像画。
>
> ——*Rita Rudner*

在我们的文化中，通过美容手术改变身体的体态和相貌已经成了现实。美容手术有机会使个人改变自己的外观、矫正（有时候是自己认为的）"缺陷"、消除身体不适、增强自信、改变衣品、增加性快感或性高潮。

对于那些从事女性外生殖器整形的医生，他们了解外生殖器的大小、对称度、紧致度或视觉美观度对于每个女性的影响。小阴唇突起引起的美观、自信、生理卫生、性欲以及功能性（不舒适、卫生）问题往往是女性寻求外科手术治疗的最主要因素（图 5.1）[1]。很多女性生殖器整形外科医生的经历 [1-19] 也证实了这些主诉的真实性和严重性。多年来，这些问题一直困扰着患者，所以她们并非是草率做出的决定。身体上的不适和对整形手术的担忧往往同时存在（表 5.1、表 5.2）。

最近，对于社会性的（流行文化？）、"理想化的"女性生殖器外观的追求正在兴起。这种"理想化的"外观是通过去除阴毛和生殖器整形美容术，形成"干净的"、紧致的"裂隙状"开口。这种理想化主要是被媒体制造出来的，给女性带来了矛盾的信息 [20]。正如 Lindy McDougall 提到的："女性生殖器外观的多样性'像雪花一样'，通过展现简洁干净的阴唇，这其中的暗含之意是如果女性的生殖器不符

合这种'理想型'，她们应该感到担忧 [20]。"

引用一句患者通常为自己辩护的话："如果你对自己的身体有不满意的地方，尤其是对自己的阴部不满意，你就很难让自己感受到真正的激情和快感"，"虽然这些事情不会对我的丈夫造成困扰，但是我确实会感觉到恶心，我所知道的就是我对自己并不感到满意 [21]"。另外，根据女性性障碍诊疗所负责人 Laura Berman 博士所说的，女性对自己生殖器的满意度影响着她们的性快感 [21]。当然，任何对女性生殖器的手术治疗都会对性功能造成潜在的危害。因此，Berman 博士坚持推荐争议较少且安全的骨盆底加固术。

哥伦比亚卡利的医学博士 Lina Triana 在 2013 年美国整形外科医师协会年度会议上提出："整形外科手术目前已经是提升生活质量的一个有效手段，外生殖器整形手术同样如此。拥有一个美观的阴部对于促进性生活和谐和自我满足感有着非常重要的作用。"

对于那些希望改善自己外生殖器美观度的女性来说，我们有任何理由去否定她们的这项权利吗？虽然在进行手术的时候我们需要格外地重视生殖健康，但是生殖器整形手术和其他部位的美容手术目前已经趋于同等的地位 [22]。就像身体其他部位一样，女性生

31

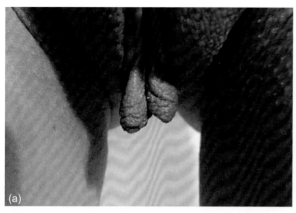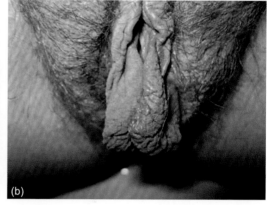

图 5.1 突出的阴唇。Source: M.Goodman. Reproduced with permission.

表 5.1 阴唇和（或）阴蒂修复术的患者适应证

适应证 作者 （参考文献 #） （# 患者人数）	"美学"	"自尊" （"感到更 正常"）	"功能性"问题（穿衣、运动、性交 等产生的不适感）			性伴侣 的督促	同时存在美 学和功能性 问题
Rouzier 等 （3） （#163）	87%		穿衣不适 64%	运动不适 26%	性交困难 43%		
Pardo 等 （15） （#55）							67%
Miklos & Moore（10） （#131）	37%		32%（存在多种功能性问题）				31%
Goodman 等（7） （#211）	55.4%	35.5%	75.3%（存在多种功能性问题）			5.3%	

表 5.2 阴道紧缩术的患者适应证

适应证 作者 （参考文献 #） （# 患者人数）	快感 减少	"阴道 宽松"	不能达到 性高潮（以 前可以达 到性高潮）	性冲 动减 少	"希望 收紧"	希望增加 摩擦和(或) 提高性快感	"感到 松弛或 变大"	"提高 伴侣 的性 快感"	性伴 侣的 督促
Pardo 等 （4） （#53）	96%	100%	27%	49%	92%	74%			
Goodman 等（7） （#81）						56.8%	50%	40.7%	4.9%

殖器与生俱来被赋予了极大的多样性，每个女性生殖器的大小、形状和外观都各不相同。虽然在他人看来很正常，但并不意味着自己对其形状和功能感到满意。很多作家，比如Rufus Cartwright，Linda Cardozo，David Matlock和 Alex Simopoulos 都同时表达了追求自己生殖器的美观以及功能性是每个女性的权利，不应受到立法或者任何第三方的限制[23]。

女性对于自己性生活和美观的追求一直从男权角度来判断（令人惊讶的是，女性医生也是如此）。常见的观点如"男人通常不希望自己的生殖器由于美观度或功能等原因而变小，所以女性应当找到相应对策去改善"[24]。此外，许多女性医生和所谓的激进分子以诋毁提出手术要求的个别女性的方式，强迫别人接受她们自己关于适当或者"常态"的定义[25-27]。如果一位女性希望通过隆胸术或者缩胸手术来改善自我认知或舒适度，或者通过眼睑成形术或腹壁成形术来改善自己，她会咨询医生，她将无争议地被介绍给一个能干的同事。然而，遗憾的是，如果她要求她的医生推荐生殖器整形美容术，往往她的医生会提出反对意见并且会问到道"你为什么要这么做呢……你完全是正常的呀""我不会做这个手术，我是专家（通常也是女医生）"。

功能性和美观度往往会驱使女性做小阴唇成形术，当然也包括对自身满意度的改善；减少以下问题所引发的尴尬，如阴唇过大或者不够对称、小阴唇突出于大阴唇外、穿衣的不适、妇科炎症、运动时的不适感、生理卫生问题以及性交时由于隆起组织内陷而引起疼痛[3,7,10,15,17]。接受生殖器整形美容术的患者往往会表示小阴唇过度突出于大阴唇附近，致使从上方能看到，导致外阴不美观而不满意。

女性要求做阴道口和阴道内腔的修复或"收紧"，往往是由于对阴道口外观不满意与自我认知、外生阴道组织刺激引发的不适感、盆底肌组织感觉缺失或控制不佳、阴道宽松

或快感不明显、性交时缺乏摩擦、性快感和自尊感降低，从而很难达到高潮[4-7]。

女性要求改变她们的阴蒂包皮通常有两个原因。有时，阴蒂会被大量的包皮所包裹，或者被紧紧地包裹在阴蒂罩里面，导致不论任何尝试都会刺激不足（图 5.2）。大多数包皮过长的案例都是继发于外阴硬化性苔藓，并且这种情况很难做出准确判断。术前和术后必须要在规定期限内局部外用氯倍他索，可能还须应用雌激素 / 睾酮[28]。

更常见的原因往往是，很多阴唇肥厚的女性发现她们大量的包皮褶皱看起来很难看，尽管在很多情况下，她们的性伴侣并不认为这是一个问题。

为了增强性功能而进行阴道紧缩术的患者通常会反映她们的阴道感觉非常宽或者不够紧致。这会导致性交时快感减少，相比之前更难以达到性高潮，她们希望自己的阴道能够通过修复手术达到生育之前的大小和状态[6]。通常来说，这类女性都会有常年的男性伴侣，这些男性渴望更多的性交摩擦，较少的摩擦往往会令他们对于性生活感到不满意。妇科医生往往会拒绝这类患者，因为她们的

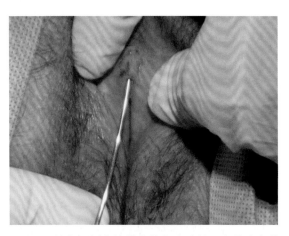

图 5.2 继发于硬化性苔藓的包皮过长。患者治疗前局部应用氯倍他索，后续几个月在该部位联合应用雌激素 / 睾酮。探针标记其近端，手动剥离上部包皮。
Source: M. Goodman. Reproduced with permission.

症状只是性功能减退。但是妇科医生同时也忽略了一个非常重要的问题，就是性欲和性功能是保障生活品质的重要因素。

要求行处女膜整复术的女性构成了一个非常特殊的群体，但是她们的问题确实应该引起我们的注意[29-30]。除了少数寻求"再次成为处女"的女性，或者希望送给性伴侣一个"礼物"的女性，大部分女性往往是想通过外科手术来满足宗教或种族制度对童贞的规定。在许多社会结构中，尤其是中东、东欧、北非以及亚洲的一小部分伊斯兰文化，女性要求在完婚之前必须是处女。贞操是通过阴道前庭的紧致度以及初次性交时候的少量出血进行认定。在伊斯兰文化中，婚前女性必须由掌教或者是掌教的代表进行检查，从而能够向神职人员以及新郎的家庭确保未来的新娘是一位处女。婆婆经常通过从婚床上沾有血迹的亚麻床单来确定新娘是否是处女。那道"完整"的处女膜能够决定很多事情。如果没有处女膜，那可能会让家族蒙羞、受到排斥，以及给家族文化带来难以想象的后果，甚至是死亡[31-32]。

根据作者的经验以及一项对经验丰富的生殖器整形美容外科医生的非正式调查，希望进行生殖器整形美容术的女性大致分为两类：第一类是年轻未育的女性（16～30岁），希望能够通过阴唇缩小术增加自我满足感，通常伴有继发性的性欲降低、自尊低下、由于功能性原因导致的运动和穿衣不适、生理卫生问题、性交时阴唇内陷，或者由于不够美观而不敢穿性感泳衣或者丁字裤。第二类是中年女性（40～50岁），她们已经完成生育，并打算在中年期间重新改变自己，她们的抱怨往往和年轻人一样。此外，年龄、"重力"、遗传因素与之前的分娩所导致的阴唇"下垂"和增大、阴道口增大、阴道上部增大和松弛，以及分离和伸展的提肌，这些因素导致摩擦减少、可操作性降低、性高潮和快感的缺失。已有研究表明，阴道紧致度影响阴道感觉和达到性高潮的能力[33]。美国美容整形外科协会保存有2007年接受阴道整复术的人口统计学数据，数据一共记录了4505例手术，19～34岁的年龄层占据了38.1%，35～50岁年龄层占据了54.4%（18岁以下占2.4%，51岁及以上的占5.1%）[34]，这些数据和Alter[17]以及Goodman[7]等收集到的数据是类似的。

在性活动中，男性伴侣所起的作用也是相当重要的。女性生殖器美容外科医生必须要询问男性伴侣的勃起程度和稳定性，如果性功能不够稳定，那么男性也需要一同努力来改善勃起的质量。通常情况下，如果勃起功能有了显著改善的话，可以考虑取消手术。

"丑陋""松弛""突出""自我感知的""松弛""里面没有快感""我感觉阴道宽松""不容易达到性高潮"，这些是生殖器整形美容医生经常听到的抱怨。但是很少有患者前来咨询是由于性伴侣的督促（表5.1、表5.2）。"这根本不会困扰到他，他说他爱我的一切"，这是我们经常会听到的话。虽然患者的伴侣并没有鼓励她们去做生殖器整形美容术，外部资源（医学组织、医学专家、未从事过相关咨询和手术的医生）经常不赞同女性的这种做法，反映出的态度有家长式的/母性的（"你不应该这样做"）和"后现代主义者"（"因你的独特性而感到自豪"），但是伴侣却支持她们接受手术。

为什么整形外科医生发现女性对这些手术的兴趣大增？这里面包含了多种因素，包括越来越开放的共享社交网络如MySpace、YouTube、Facebook等，主流媒体提供了更多的信息、更多的色情片浏览，通常这些色情片中的模特会对阴部进行除毛，从而展示娇小的外生殖器。以作者看来（虽然无有效数据），越来越多的除毛行为减弱了阴毛的"缓冲"效应，使外生殖器的美观度得到提升。印第安纳大学的Herbenick及其同事们进一步研究了这个论点[35]。

媒体上报道的女性生殖器形象具有反映流行文化的趋向，比如像《花花公子》或其他相关主流杂志里强调女性生殖器外观和随着时间而变化的女性生殖器。其实在过去 7~8 年里，对女性生殖器的观点越来越扭曲，如小阴唇娇小或无毛发等，类似于青春期前的女性外阴[36]。

越来越多的女性被赋予权利并对自己的性行为负责。许多研究[37-44]应用经过长期验证的测量性功能和功能障碍的有效工具，如盆腔器官脱垂和尿失禁性功能问卷（PISQ）和（或）女性性功能指数（FSFI），清楚地表明：盆底缺损修复术之后，欲望、兴奋性、性高潮和总体满意度均显著增加。

Pallatto 和 Meston 在一篇未发表的硕士学位论文里（《根据年龄和性别的女性生殖器手术前后的吸引力》），调查了不同年龄段的男、女性，并对女性生殖器改变后的"吸引力"进行评价。研究采用了以下调查工具，如女性生殖器自我形象量表（FGSIS）、女性性满足度的相关顾虑及自我顾虑量表——女性性功能指数（FSFI）。生殖器自身形象与唤醒、润滑、性高潮、满意度、疼痛等功能变量呈正相关，与性苦恼呈负相关。与女性相比，男性认为生殖器改变后更具吸引力；与年轻的受访者相比，年龄较大的受访者认为生殖器改变后更具吸引力；而各年龄段的男、女性均表明改变后的生殖器比改变前更具吸引力。生殖器自我形象为正向的女性性功能水平较高，性苦恼程度较低。不论年龄与性别，参与调查者均反映通过生殖器整形美容术改变的女性生殖器更具吸引力。

这些手术在很大程度上改善了女性性器官的美观度，提升了女性的性满足感。在约束极其严格的犹太基督教和伊斯兰文化中，这些手术却是一种亵渎！这些手术是一种女权主义的体现，很多医学从业人员和宗教权威都认为这种手术是一种"不健康"的行为。有一些作者发现女性说服自己的性取向符合她们"固有"的女性形象。性健康是"最后的禁忌"[45]。

为什么这些手术看起来能够成功？外阴手术的答案可能与内部紧缩手术不同。

就小阴唇成形术和阴蒂包皮缩小术来说，原因是显而易见的，很多文献均有阐述[1,3,10,15,46-47]。任何能够增强自信、增加性交舒适度的手术大多数都可以增进性满足感。

对于阴道紧缩手术来说，似乎有证据证明了解剖的合理性[48-52]。文献中有证据证实，性高潮和性高潮的强度是由阴道前1/4处的阴道壁[53-55]所感受到的压力所产生和加强的，这个部位就是我们常说的"G点"或"G区"[56-65]。也有证据表明，性高潮是由后部阴道远端 1/3~ 1/2 处的压力[56-57]或是对子宫颈的刺激[58,61,65-66]产生的（参考第 10、11 章）。

无论是会阴成形术、阴道成形术、阴道会阴成形术，还是阴道前后壁修补手术和（或）缝合术，阴道紧缩手术均在某种程度上收紧阴道壁，伸展和抬高会阴体，通过减少近端阴道/阴道穹窿的空间，使阴茎在性交的过程中能够紧贴在阴道壁上增强摩擦，这样可以使子宫颈和阴道后部接收到更强烈的刺激。这些过程可以增加阴蒂球的伸展活动，或通过直接的压力/自主神经刺激性爱区域，以增加性快感。

也就是说，在所有整形、美容和其他外科手术中，"患者选择"仍然是最重要的。谁是生殖器整形美容术合适的患者，而谁是相对冒险的选择呢？

正如所有的医疗技术，患者接受的教育程度越高，她术后的恢复和效果就越好。同样重要的是，你的患者必须明白，与其他解剖部位一样，阴唇和阴道大小天生就有极大的差异性，即使她有"改善"的余地。她是非常"正常"和健康的。应该告诉她，并且应该记录下来，手术矫正的替代方案包括心理咨询，以使她能对目前的身体状态满意。

你的患者应该有一种"唯一的抱怨"（即仅限于生殖器部位，而不应产生其他的体像不满）。患者对于手术的需求应该由她们自己提出，而不应受到她们的性伴侣或者是迷人的杂志模特的左右。

你的患者必须明白，生殖器组织在手术前很少是"平滑和规整的"，手术后也不会如此，这一点非常重要。她可以现实地预期生殖器大小的减小，以及由此带来的美观和功能上的好处，但她不能期望"完美"、完全的对称，或者是特殊的结果。合理的期望是结果成功的关键，必须给予所有的关心和关怀来促进患者对事实的理解。

我们可以预料到很多患者在性方面或多或少会有不满，因此排除性功能障碍是非常必要的（参见第18章）。由于这是一类非常严格的择期手术，我们必须对吸烟者、控制欠佳的糖尿病患者、心理状态不稳定的患者、有严重和（或）多个部位病变的高危女性进行筛选，从而减少并发症的风险。同样对身体畸形的个体，包括进食障碍的患者，也要警惕。

患者选择，尤其是与"合理预期"的关系，是非常关键的。同样重要的是，正如 Liao 和 Creighton[67] 指出的，要对患者的动机做出准确的评价，尽力做到"不伤害患者"。

参考文献

1. Miklos JP, Moore RD. Postoperative cosmetic expectations for patients considering labiaplasty surgery: Our experience with 550 patients. *Surg Technol Int* 2012; **21**: 170–174.

2. Hodgekinson DJ, Hait G. Aesthetic vaginal labiaplasty. *Plast Reconstr Surg* 1984; **74**: 414–416.

3. Rouzier R, Louis-Sylvestre C, Paniel BJ, Hadded B. Hypertrophy of the labia minora; experience with 163 reductions *Am J Obstet Gynecol* 2000; **182**: 35–40.

4. Pardo J, Sola V, Ricci P, Guiloff E, Freundlich D. Colpoperineoplasty in women with a sensation of a wide vagina. *Acta Obstet et Gynec* 2006; **85**: 1125–1127.

5. Kent D, Pelosi III MA. Vaginal rejuvenation: An in-depth look at the history and technical procedure. *Am J Cosmetic Surg* 2012; **29**: 89–96.

6. Moore RD, Miklos JR. Vaginal reconstruction and rejuvenation surgery: Is there data to support improved sexual function? *Am J Cosmetic Surgery* 2012; **29**: 97–115.

7. Goodman MP, Placik OJ, Benson RH III, Miklos JR, Moore RD, Jason RA, Matlock DL, Simopoulos AF, Stern BH, Stanton RA, Kolb SE, Gonzalez F. A large multicenter outcome study of female genital plastic surgery. *J Sex Med* 2010; **7**: 1565–1577.

8. Girling VR, Salisbury M, Ersek RA. Vaginal labiaplasty. *Plast Reconstr Surg* 2005; **115**: 1792–1793.

9. Rubayi S. Aesthetic vaginal labiaplasty. *Plast Reconstr Surg* 1985; **75**: 608.

10. Miklos JR, Moore RD. Labiaplasty of the labia minora: Patient's indications for pursuing surgery. *J Sex Med* 2008; **5**: 1492–1495.

11. Alter GJ. A new technique for aesthetic labia minora reduction. *Ann Plastic Surg* 1998; **40**: 287–290.

12. DiSaia JP. An unusual staged rejuvenation of the labia. *J Sex Med* 2008; **5**: 1263–1267.

13. Maas SM, Hage JJ. Functional and aesthetic labia minora reduction. *Plast Reconstr Surg* 2007; **106**: 1453–1456.

14. Giraldo F, Gonzalez C, deHaro F. Central wedge nymphectony with a 90-degree Z-plasty for aesthetic reduction of the labia minora. *Plast Reconstr Surg* 2004; **113**: 1820–1825.

15. Pardo J, Sola P, Ricci P, Guilloff E. Laser labiaplasty of the labia minora. *Int J Gynec Obst* 2005; **93**: 38–43.

16. Bramwell R, Morland L, Garland AS. Expectations and experience of labial reduction: A qualitative study. *BJOG* 2007; **1144**: 1493–1499.

17. Alter GJ. Aesthetic labia minora and clitoral hood reduction using extended central wedge resection. *Plast Reconstr Surg* 2008; **122**: 780–789.

18. Jothilakshmi PK, Salvi NR, Hayden BE, Bose-Haider B. Labial reduction in adolescent population—a case series study. *J Pediatr Adolesc Gynecol* 2009; **22**: 53–55.

19. Solanki NS, Tejero-Trujeque R, Stevens-King A, Malata CM. (2009) Aesthetic and functional reduction of the labia minora using the Maas and Hage technique J Plast Reconstr Aesthet Surg Jul 9 [Epub ahead of print].

20. McDougall LJ. Towards a clean slit: How medicine and notions of normality are shaping female genital aesthetics. *Culture, Health and Sexuality* 2013; **15**:

774–787.

21. Berman L, Berman J, Miles M, Pollets D, Powell JA. Genital self-image as a component of sexual health: Relationship between genital self-image, female sexual function and quality of life measures. *J Sex Marital Ther* 2003; **29**: 11–21.

22. Goodman MP, Bachman G, Johnson C, Fourcroy JL, Goldstein A, Goldstein G, Sklar S. Is elective vulvar plastic surgery ever warranted, and what screening should be conducted preoperatively? *J Sex Med* 2007; **4**: 269–276.

23. Cartwright R, Cardozo L, Matlock DM, Simopoulos A. BJOG debate: Labiaplasty should be available as a cosmetic procedure. *BJOG* 2014; **121**: 767.

24. Berer M. It's female genital mutilation and should be prosecuted. *BMJ* 2007; **334**: 1335.

25. Iglesia CB. Cosmetic gynecology and the elusive quest for the "perfect" vagina. *Obstet Gynecol* 2012; **119**: 1083–1084

26. Tiefer L. Female genital cosmetic surgery: Freakish or inevitable? Analysis from medical marketing, bioethics, and feminist theory. *Feminism & Psychology* 2008; **18**: 466–479.

27. Tracy E. Elective vulvoplasty: A bandage that might hurt. *Obstet Gynecol* 2007; **109**: 1179–1180.

28. Goldstein AT, Burrows L. Clitoral treatment of lichen sclerosis caused by lichen sclerosus. *Am J Obst Gynecol* 2007; **196**: 126e1–126e4.

29. O'Connor M. Reconstructing the hymen: Mutilation or restoration? *J Law Med* 2008; **1**: 161–175.

30. Logmans A, Verhoeff A, Bol Raap R, Creighton F, Van Lent M. Ethical dilemma: Should doctors reconstruct the vaginal introitus of adolescent girls to mimic the virginal state? *BMJ* 1998; **346**: 459–462.

31. Usta I. Hymenorrhaphy: What happens behind the gynecologist's closed door? *J Med Ethics* 2000; **26**: 217–218.

32. Kandela P. Egypt's trade in hymen repair. *Lancet* 1996; **34**: 11.

33. Kline G. Case studies of perineometer resistive exercises of orgasmic dysfunction. In: *Circumvaginal Musculature and Sexual Function*, pp. 25–42. Basel, Switzerland: S. Karger, 1982.

34. http://www.surgery.org/download/2007stats.pdf.

35. Herbenick D, Schick V, Reece M, Sanders S, Fortenberry JD. Pubic hair removal among women in the United States: Prevalence, methods, and characteristics. *J Sex Med* 2010; **7**: 3322–3330.

36. Schick VR, Rima BN, Calabrese SK. Evulvation: The portrayal of women's external genitalia and physique across time and the current Barbie doll ideals. *J Sex Res* 2010; **47**: 1–9.

37. Novi JM, Jeronis S, Morgan MA, Arya LA. Sexual function in women with pelvic organ prolapse compared to women without prolapse. *J Urol* 2006; **173**: 1669–1672.

38. Botros SM, Abramov Y, Miller JJ, Sand PK, Gandhi S, Nickolov A, Goldberg RP. Effect of parity on sexual function: An identical twin study. *Obstet Gynecol* 2006; **107**: 756–770.

39. Barber MD, Visco AG, Wyman JF, Fantl JA, Bump RC. Sexual function in women with urinary incontinence and pelvic organ prolapse. *Obstst Gynecol* 2002; **99**: 281–289.

40. Rogers GR, Villareal A, Kammerer-Doak D, Qualls C. Sexual function in women with and without urinary incontinence and/or pelvic organ prolapse. *Int Urogynecol J Pelvic Floor Dysfunct* 2001; **12**: 361–365.

41. Wehbe KA, Kellogg S, Whitmore K. Urogenital complaints and female sexual dysfunction. Part 2. *J Sex Med* 2010; **7**: 2304–2317.

42. Azar M, Noohi S, Radfar S, Radfar MH. Sexual function in women after surgery for pelvic organ prolapse. *Int Urogynecol J Pelvic Floor Dysfunct* 2008; **19**: 53–57.

43. Rogers RD, Kammerer-Doak D, Darrrow A, Murray K, Qualls C, Olsen A, Barber M. Does sexual function change after surgery for stress urinary incontinence and/or pelvic organ prolapse,? A multicenter prospective study. *Am J Obstet Gynecol* 2006; **195e**: 1–4.

44. Thackar R, Chawla S, Scheer I, Barrett G, Sultan AH. Sexual function following pelvic floor surgery. *Int J Gynecael Obstet* 2008; **102**: 110–114.

45. Goldstein, S. My turn···finally. *J Sex Med* 2009; **6**: 301–302.

46. Goodman MP. Female cosmetic genital surgery. *Obstet Gynecol* 2009; **113**: 154–196.

47. Dietz HP, Simpson JM. Levator trauma is associated with pelvic organ prolapse. *BJOG* 2008; **115**: 979–984.

48. Kline G. Case studies of perineometer resistive exercises of orgasmic dysfunction. In: *Circumvaginal

Musculature and Sexual Function, pp. 25–42. Basel, Switzerland: S. Karger, 1982.

49. Ozel B, Whiute T, Urwitz-Lane R. The impact of pelvic organ prolapse on sexual function in women with urinary incontinence. *Int Urogynecol J Pelvic Floor Dysfunct* 2006; **17**: 14–17.

50. Shek KL, Dietz HP. The effect of childbirth on hiatal dimensions. *Obstet Gynecol* 2009; **113**: 1272–1278.

51. Sevely JL, Bennett JW. Concerning female ejaculation and the female prostate. *J Sex Res* 1978; **14**: 1–20.

52. Mould D. (1982) Women's orgasm and the muscle spindle. In: *Circumvaginal Musculature and Sexual Function*, pp. 93–100. Basel, Switzerland: S. Karger, 1982.

53. Hilliges M, Falconer C, Ekman-Ordeberg G, Johannson O. Innervation of the human vaginal mucosa as revealed by PGP 9.5 immunochemistry. *Acta Anat* 1995; **153**: 119–126.

54. Song YB, Hwang K, Kim DJ, Han SH. Innervation of the vagina: Microdissection and immunohistochemical study. *J Sex Marital Ther* 2009; **35**: 144–153.

55. Jannini EA, Rubio-Casillas A, Whipple B, Buisson O, Komisaruk BR, Brody S. Female orgasm(s): One, two, several. *J Sex Med* 2012; **4**: 956–965.

56. Lavoisier P, Aloui R, Schmidt MH, Watrelot A. Clitoral blood flow increases following vaginal pressure stimulation. *Arch Sex Behav* 1995; **24**: 37–45.

57. Buisson O, Foldes P, Jannini E, Mimoun S. Coitus as revealed by ultrasound in one volunteer couple. *J Sex Med* 2010; **7**: 2750–2754.

58. Shafik A. Vaginocavernosis reflex: Clinical significance and role in sexual act. *Gynecol Obst Invest* 1993; **35**: 114–117.

59. Foldes P, Buisson O. The clitoral complex: A dynamic sonographic study. *J Sex Med* 2009; **6**: 1223–1231.

60. Whipple B, Gerdes C, Komisaruk BR. Sexual response to self-stimulation in women with complete spinal cord injury. *J Sex Res* 1996; **33**: 231–241.

61. Komisaruk BR, Gerdes CA, Whipple B. "Complete" spinal cord injury does not block perceptual responses in women. *Arch Neurol* 1997; **54**: 1513–1520.

62. Darling CA, Davidson JK Sr, Conway-Welch C. Female ejaculation: Perceived origins, the Grafenberg spot/area, and sexual responsiveness. *Arch Sex Behav* 1997; **119**: 29–47.

63. Alzate H. Vaginal eroticism: A replication study. *Arch Sex Behav* 1985; **14**: 529–537.

64. Levin RJ. Female orgasm: Correlation of objective physical recordings with subjective experience. *Arch Sex Behav* 1998; **37**: 279–285.

65. Wimpissinger F, Stifter K, Grin W, Stackl W. The female prostate revisited: Perineal ultrasound and biochemical studies of female ejaculate. *J Sex Med* 2007; **4**: 1388–1393.

66. Komisaruk BR, Whipple B, Crawford A, Liu WC, Kalnin A, Mosier K. Brain activation during vaginocervical self-stimulation and orgasm in women with complete spinal cord injury: fMRI evidence of mediation by vagus nerves. *Brain Res* 2004; **1024**: 77–88.

67. Liao LM, Creighton SM. Requests for cosmetic genitoplasty: How should healthcare providers respond? *BJM* 2007; **334**: 1090–1092.

第 6 章

女性生殖器整形美容术的伦理因素

金明珠　周桂文　译

无论年轻还是年老，女性对完美的追求是持续存在的，并且是不断发展的。这对于吸引异性有着明确的生理方面和生殖方面的优势。不同文化背景的女性都会用首饰、化妆和服饰打扮自己继而改善自身的外貌就是例证。此外，女性会通过手术如隆乳术、鼻整形术和腹壁成形术，来改变结构并永久改变自己的外貌。

最近，改变自己外貌的需求促使女性通过整形手术来改变生殖器的外观。诸如阴唇成形术、处女膜成形术、"阴道整复术"以及其他女性生殖器美容手术，可用于改善自我认知和自信（较少用于矫正畸形或功能障碍）。通常，女性施行生殖器美容手术的动机可以划分为三种：身体方面、心理方面和性方面。首先，身体方面的不满包括性交不快、不适、皮肤发炎和触痛。心理方面的不满包括对自身生殖器外观不满，感到难堪和羞耻。性方面的不满包括性刺激降低、性高潮减少，以及男伴的满意度下降。

大多数情况下，患者主要通过网络或媒体意识到可以做此类手术。随着不断增长的手术需求，医生需要重新认知自身医疗伦理的四个核心原则，即自主、不伤害、有利和公正，使自己能够充满自信地为患者施行手术。

自主原则

自主原则是指医生要意识到患者有权利自主做出手术决定。自主原则保障患者自主决定要不要接受任何医疗治疗或处置。自主原则表面上看起来与其他三项医疗伦理原则结合在一起，但是很难达得真正的自主性。某人想要拥有完全的自主性，他需要对风险、益处和其他替代治疗有全面深入的了解，并且要从强制的外界影响中解脱出来。确认患者自主性的最好方法是要取得患者的知情同意。然而，获得知情同意的过程远不止患者在接受手术之前签署一张同意书。首先，它包括建立患者给予知情同意的能力。为了使一个人有能力做出医疗决定，她必须透彻了解提供给她的信息。妨碍这种能力培养的因素包括医生过度使用复杂的医学用语或者医生使用患者不是很熟悉的语言沟通。医生确认患者有能力做出知情同意的最简单方式就是在没有过多提示的情况下让患者本人解释提供给她的信息。

Garrett 和 Baille[1] 提供了一些问题来帮助医生确认患者是否达到了对手术知情信息熟知的程度。通过咨询，患者能够反馈：

1. 她能解释诊断结果吗？
2. 她能阐述医生建议的治疗原理吗？
3. 她是否对治疗的风险和益处有所了解？
4. 她是否了解医生和医院所推荐的治疗成功率、失败率和并发症发生率？
5. 她能列出其他可选择的治疗方法呢？
6. 她知道如果不治疗的话会发生的后果吗？

某些心理障碍可能扭曲个人的观点，导

致降低她做出知情同意的能力。因此，如果医生一旦发现患者表现有以下的疾病征象，从伦理学角度，医生应该采取措施，跟患者讨论和强调心理治疗的重要性优先于生殖器整形手术。如果患者的精神状态存有疑问，医生应当拒绝为其施行任何整形手术，而是要保证先把患者转诊到专业的精神科医生那里。此外，手术医生觉得患者的心理健康状态没有任何问题之后，方可进行手术。这些要注意的心理疾病包括抑郁、躯体变形障碍、精神病、强迫症、人格障碍、认知障碍（如谵妄）、神经退行性疾病（如阿尔兹海默病）、药物滥用和急性中毒[2]（表6.1）。除此之外，对于先前接受过多次美容手术者，医生应该提高警惕，患者可能患有潜在的心理疾病（如躯体变形障碍），必须在施行其他美容手术前进行确认。

一旦患者具备这个能力，医生应当相信患者做出手术的决定完全取决于她本人的意愿。有一点要注意的是，医生在手术咨询过程中需要认真观察是否患者的性伴侣强迫患者做手术。许多回顾性文献里指出，接受生殖器美容手术的女性中有5%是在她们的性伴侣督促下而决定做手术的[3]。此外，性工作者和从事成人娱乐业的女性可能是被强制做手术的受害者。

Goldstein和Goldstein还认为需要注意的是，医生可能通过宣传他们的专业性，无意识地强迫患者做手术[4]。医生要保证他们宣传的内容是真实的和符合伦理的，这一点很重要。像"世界级""享誉全球"和"先驱者"等宣传语可能会误导和吸引无知患者的眼球[5]。

此外，医生应向计划做手术的患者充分告知既往自己施行该项手术的经验。古话"看一个，做一个，教一个"在医疗培训中属于过时的方法，医生应当直截了当地告知患者手术失败的案例。如果医生因对某项手术缺乏经验而使得患者无法自主做出决定，手术知情同意书将被视为无效。这一点值得注意，只

有31.5%的整形外科医生接受过生殖器美容手术的正规培训[6]。极少数的妇科医生接受过正规培训，因为女性生殖器美容手术不是妇科住院医师的培训课程内容。最后，一项大型回顾性研究里提到，在接受阴唇缩小术的163名患者中，有20%的患者表示医生没有详细介绍手术相关信息和（或）预期结果[7]。对于这些女性来说，她们的自主权利很显然被剥夺了，因为她们在术前得到的是不充分的咨询。

不伤害原则

不伤害原则是医学伦理原则中第二重要的原则。这项原则的基本概念为帮助患者还不如不要伤害患者[4]。伦理原则在手术是择期的并以变美为主要目的时候尤其重要。然而，手术并发症不可能完全避免，尤其越新的手术相比于较成熟的手术更有可能发生并发症[8]。

有两项大型回顾性研究调查了生殖器整形美容术的并发症发生率。Rouzier及其同事[7]调查了163名接受过阴唇缩小手术（阴唇成形术）的女性。报告显示，有7%的女性有伤口裂开的风险，需进行二次手术修复；有23%的女性有性交困难，持续3~90天不等；有45%的女性抱怨术后出现严重不适；并有4%的女性选择不再进行这一手术。

Goodman及其同事进行了一项关于生殖器整形手术的大型回顾性研究，调查了258名女性，共接受过341次手术：包括104例阴唇成形术，24例阴蒂包皮缩小术，49例联合阴唇成形术和阴蒂包皮缩小术，47例联合阴道成形术和（或）会阴成形术，以及34例联合阴唇成形术和（或）阴蒂包皮切除术加阴道成形术/会阴成形术[3]。该多中心研究显示，17%接受过阴唇成形术/阴蒂包皮缩小术和7.9%接受过阴道成形术/会阴成形术的女性，手术结果并不令人满意。报告称在接受阴唇成形术和（或）阴蒂包皮切除术的女性中，并发

症发生率为 8.5％；在接受了阴道成形术 / 会阴成形术的女性中，并发症发生率为 16.6％；在接受联合手术的女性中，并发症发生率为 18.2％。这些并发症包括愈合困难、性交困难和术后出血过多等问题。然而，应该指出的是，在同一研究中，有 95％ 以上的接受外阴手术和 87％ 以上的接受阴道成形手术的女性，对总体结果表示"满意"，这表明大多数"并发症"并不影响总体结果。

鉴于上述两个大型回顾性研究的结果，目前尚不明确的是：生殖器整形手术的并发症发生率是否够低，足以克服人们非伤害性的心理负担。显然，前瞻性的随机对照试验能更清楚地回答这个问题。但是，在确认前瞻性试验结果可行之前，施行手术的医生必须意识到，他们始终处于一个有伦理争议的领域，他们必须站在道德高度，如实向患者告知这些手术的并发症发生率，而不是将长期或永久性伤害的潜在风险最小化[9]。

仁慈原则

医疗服务提供者在道义上应帮助其患者减轻痛苦。这是仁慈的道德原则。然而，如前所述，帮助的愿望或义务仍低于自主和不伤害原则。为了确定生殖器整形手术是否最终有益，外科医生必须了解患者的动机。如前所述，寻求手术的动机可能包括美学问题，如女性不满意其外阴部分或整体外形；或功能性问题，如穿衣或活动时不适（如步行、跑步等）；或基于心理的原因（提高自尊）或增加性满意度或功能。女性寻求手术的动机可能是单一的，也可能是多重的。鉴于进行生殖器整形手术的动机差异很大，且存在不同类型和组合型的手术（如 Goodman 的研究中图片所示），因此少有研究检查每个类型的潜在益处就不足为奇了。然而，Goodman 及其同事确实试图比较改良楔形和线形切除这两种不

同阴唇手术技术的满意度，总体满意度分别达 95.2％ 和 95.7％。采用改良楔形技术的患者中有 70％ 反映有"轻度至显著"的性功能改善，而采用线形切除的患者中有 56％ 表示有"轻度至显著"的性功能改善[3]。Rouzier 及其同事称，83％ 的患者对其阴唇成形手术的结果满意[7]。

然而，这些论文有很大的局限性，使人们对明显的高满意度产生疑问。首先，其为回顾性研究。其次，在 Rouzier 研究中，有 40％ 的患者失访或对研究问卷无回应。在 Goodman 的研究中，有 45.5％ 的患者要么拒绝回答研究问卷，要么在同意后不回答问卷。当然，对手术结果不满意的女性不太可能对术后问卷做出回应，从而错误地夸大了这些手术的满意度[9]。

最后，由于有关生殖器整形手术长期满意度的数据有限，因此值得考察其他美容手术的长期满意度。虽然生殖器整形手术和隆胸手术的方式不同，潜在的并发症不同，但其都影响着对于性器官和性的自我认知。Holmich 及其同事称，只有 60％ 的人对隆胸的结果感到长期满意[10]。考虑到长期以来对隆胸的不满意程度，以及之前讨论过的两项回顾性研究的局限性，目前尚不清楚生殖器整形手术是否满足善行的道德负担。因此，做这些手术的外科医生必须向患者强调，即使使用最适合的手术技术，也不能保证她们对手术的结果感到满意。此外，应特别提到的是，医生所推荐的手术可能并不能提高患者的性满意度。尽管所有关于性功能的研究都发现：外阴手术（在 Goodman 等的研究中占 65％[3]，在 Alter 的阴唇成形术研究中占 71％[11]）和阴道紧缩手术（在 Pardo 等的研究中占 90％[12]，在 Goodman 等的研究中占 89％[3]）可全面增强性功能，但随访并不理想，而且这些研究都没有设计为前瞻性研究。

表 6.1　常见体征、症状和心理障碍的筛查

症状	问题	筛选问卷范例
抑郁症*	• 过去两周每天的大部分时间里，你感到沮丧或失望吗？ • 如果是：你的情绪是否受到他人观点的影响？	• 患者健康问卷（PHQ）8 或 9 • 贝克抑郁量表（BDI）- II • 流行病学研究中心 - 抑郁症量表（CES-D）
焦虑*	• 你担心的事情多吗？ • 你很难控制或停止担心吗？ • 你认为你的忧虑或焦虑是否不切实际？	• 贝克焦虑量表（BAI） • 广泛性焦虑障碍筛查（GAD）- 2 或 7 • 焦虑筛查问卷（ASQ）-15
躯体变形障碍	• 你觉得自己的外表是丑陋或变形的吗？ • 你是否对朋友或家人的帮助，关心或纠错误心存不满？ • 你是否会因外表而拒绝或逃避出社交活动？	• SCID-I • 心理 / 临床访谈
精神障碍	在 1 个月内出现以下两项或多项症状（如果系统诊治会更少）	
精神分裂症 妄想	1. 妄想 2. 幻觉 3. 杂乱无章的言论（如频繁跑题或不连贯） 4. 严重紊乱或紧张的行为 5. 阴性症状（例如情感淡漠、缺乏主动言语、思维贫乏）或缺乏动机性（意志行为减退） • 电视、报纸或陌生人是否有专门针对你的特殊信息？ • 你是否坚定地认为人们了解你的想法？ • 你是否认为有人会窃取你的想法？ • 你认为你有特殊的才能，能力或权利吗？ • 你是否感觉被某种外力或力量所控制？ • 你强迫自己在房间内，能否听到其他人的声音，说话声或歌声？	• SCID-I • 心理 / 临床访谈
强迫症	• 你是否曾为无意义的想法而烦恼，却无法轻松不去想？ • 你是否曾重复多遍做同一件事情而无法抗拒，就像一次又一次地洗手或数次反复做一件事情，以确保求全求精？	• SCID-I • 心理 / 临床访谈

续表

症状	问题	筛选问卷范例
认知障碍 神经认知疾病 阿尔茨海默病的类型	定向力： • 地点? • 日期? • 位置（例如城市、州或诊所或建筑物的地点）？ • 人物（例如现任总统是谁） 就诊原因?	• 精神状态考试 • 迷你心理状态考试 • MOCA 心理状态考试 • SLUMS 精神状态考试
滥用酒精／酒精依赖	• 你的饮酒习惯是怎么样的? • 你的家人、朋友、医生或其他任何人是否说过你喝得太多?	• 审计 • 审计 -C
吸毒／精神活性物质依赖	• 你多久服用一次街头毒品？ • 你服用超过处方规定标准量的毒品的次数是多少？	• 滥用药物筛选试验（DAST）

* 只有在虚弱/严重时才有害。

公正原则

公正原则指出，在医疗资源有限的社会中，资源的分配应使本社会的大多数成员受益。

Goldstein 指出，当出于美学原因进行女性生殖器美容手术时，在成本由患者支付的国家例如美国，公正原则比另三个已讨论过的医疗原则更不合乎伦理要求[4]。然而，有人可能会说，外科培训是一种有限的资源，部分费用由纳税人支付。因此，训练有素的外科医生在道德上有义务将其技能应用到比生殖器美容手术对社会更有益的地方。另外，Goldstei 指出此类手术不应要求保险公司支付手术费用，除非畸形引起显著的功能障碍如性交困难。然而，公正原则确实适用于医疗资源配给丰富的国家，如加拿大或英国。在这些国家，因缺乏此类手术长期效益的数据，提出有限的资源应用于生殖器美容手术这样的观点是不太可能的。

小结

本章回顾了生殖器美容手术的自主、不伤害、仁慈、公正的医学伦理原则。很显然，目前的数据不足以断定生殖器美容手术是否总是符合伦理的。因此，外科医生有责任充分预期患者的术后效果。此外，外科医生有责任收集预期数据，并进一步澄清这些手术的真正风险和益处。

参考文献

1. Garrett TM, Baillie HW. *Health Care Ethics: Principles and Problems*, 2nd ed. Upper Saddle River, NJ: Prentice Hall, 1993.

2. American Psychological Association. American Psychological Association ethical principles of psychologists and code of conduct, 2010. Available at: http://apa.org/ethics/code/ index.aspx? item=1 (accessed December 1, 2013).

3. Goodman MP, Placik OJ, Benson RH III, Miklos JR, Moore RD, Jason RA, Matlock DL, Simopoulos AF, Stern BH, Stanton RA, Kolb SE, Gonzalez F. A large multicenter outcome study of female genital plastic surgery. *J Sex Med* 2010; **7**: 1565–1577.

4. Goodman MP, Bachmann G, Johnson C, Fourcroy JL, Goldstein A, Goldstein G, Sklar S. Is elective vulvar plastic surgery ever warranted, and what screening should be done preoperatively? *J Sex Med* 2007; **4**: 269–276.

5. ACOG Committee Opinion No. 341. Ethical ways for physicians to market a practice. *Obstet Gynecol* 2006; **108**: 239–242.

6. Mirzabeigi MD, Moore JH, Mericli AF, Bucciarelli P, Jandali S, Valeiro IL. Current trends in vaginal labiaplasty: A survey of plastic surgeons. *Ann Plast Surg* 2012; **68**: 125–134.

7. Rouzier R, Louis-Sylvester C, Paniel BJ, Haddad B. Hypertrophy of labia minora: Experience with 163 reductions. *Am J Obstet Gynecol* 2000; **182**: 35–40

8. Iglesia C, Yuteri-Kaplan L, Alinsod R. Female genital cosmetic surgery: A review of technique and outcomes. *Int Urogynecol J* 2013; **24**: 1997–2009.

9. Goodman MP. Female genital cosmetic and plastic surgery: A review. *J Sex Med* 2011; **8**(6): 1813–1825.

10. HoÅNlmich LR, Breiting VB, Fryzek JP, Brandt B, Wolthers MS, Kj.ller K, McLaughlin JK, Friis S Long-term cosmetic outcome after breast implantation. *Ann Plast Surg* 2007; **59**(6): 597–604.

11. Alter GJ. A new technique for aesthetic labia minora reduction. *Ann Plast Surg* 1998; **40**: 287–290.

12. Pardo J, Sola V, Ricci P, Guiloff E, Freundlich D. Colpoperineoplasty in women with a sensation of a wide vagina. *Acta Obstet Gynecol Scand* 2006; **85**: 1125–1128.

第 7 章

患者保护和术前评估

龙　笑译

> 尽管早起的鸟儿有虫吃，但吃到捕鼠器上奶酪的总是第二只老鼠。
>
> ——*Ernst Berg* 或 *Steven Wright*

患者除了要求实现前文所述的伦理原则，还有权要求他们的外科医生有足够程度的训练和经验完成双方协定的手术（也见第 21 章）。医生应告知患者她们并非"不正常"，并且她们应当了解手术的预期效果。患者应当了解可供选择的手术和非手术方法、相应的并发症及其发生率，这样她们才能根据对手术、备选方案及已知并发症发生率的了解来选择她们所希望的方案[1]。医生需要对患者做到充分告知，这样她们才会有合理的期望值。

医生需要告知并且与患者讨论某些风险（比如组织过度或不充分切除、术后阴唇边缘不规则、切口裂开后二期愈合、性交痛、会阴成形术中阴道口过紧、肠管或膀胱瘘管形成的可能风险，或者因为阴道会阴成形术对前后室结构的改变导致失禁的风险、感染、伤口延期愈合等）。由于这一手术相对新颖，调查其效果和风险的研究结果还不可靠，因此医患双方必须坦率讨论其他不良后果的可能性。应告知患者，这是一项危险的外科手术，术后恢复可能是长期的，而且可能存在巨大风险。术者要明确告知患者术后会有预期的恢复时间，同样重要的是向患者解释不能保证达到她们预期的某一确切的手术效果。

许多寻求生殖器美容手术的患者认为自己是不正常的、缺乏吸引力的、畸形的等。

医生需要明确直白地告知每位患者正常的解剖变异是很广泛的，她们都在正常范围内。知道了这一点，她们可能仍然希望改善外表。

记住，这些是择期手术。应当排除或者仔细评估那些有着更高内外科并发症风险和伤口愈合不良风险的患者。吸烟者，糖尿病患者（除非精确控制），控制较差的高血压患者，合并严重肺、肾、神经和心血管疾病的患者，尚未明确病因的外阴营养不良性疾病或者有外阴或阴道区域放疗史的患者，都不应当进行手术。取得完整的病史在术前程序中至关重要。

- 吸烟者：术者应当告知所有每日吸烟超过 1 ~ 2 根的患者，他们伤口裂开的风险会增高。作者本人和几乎所有的整形美容外科医生一样，拒绝给任何吸烟者做手术，除非她们以书面形式保证术前和术后都戒烟 3 ~ 6 周（根据吸烟时间和吸烟强度来定）。

- 糖耐量异常：糖尿病患者伤口愈合差。那些术前整整 1 个月内多次检查结果证实糖化血红蛋白（HgbA1C）未达到 8 或在更低范围内（不少外科医生会酌情要求 6.5 ~ 7.5）的患者都不应当接受择期外阴阴道整形美容术。同样，术前 1 个月内多次检验空腹血糖不应经常超过 100，当然更不应经常超过 120。这些值不是绝对的；但是术前和术

后都应当谨慎关注糖尿病患者，以降低并
发症风险。

- 复发性生殖器疱疹：疱疹复发是术后早期
一个严重的并发症。医生应该直接询问患者
的生殖器疱疹病史。所有有复发性疱疹病
史的女性应该在术前 2~3 天和术后 10~14
天预防性应用阿昔洛韦 400 mg/d 或伐昔洛
韦 100 mg /d。

每一位寻求生殖器美容手术的患者都应
接受评估。要么是采用已认证的工具比如亚利
桑那性经历问卷（ASEX），要么是简洁版或
完整版的女性性功能指数（FSFI）等，要么是
用一系列揭露性问题来完成评估。性功能障碍
患者应当接受受过评估方面专业训练的外科
医生的进一步评估或者被转诊至有资格的性
医学医生那里接受评估。严重性功能障碍的患
者不能接受手术；但是有一些患者因为尴尬或
者缺乏"感受"，所以避免性生活。这一类患
者不一定有性功能障碍，而且很有可能能从
生殖器整形美容术中获益。虽然我们有理由期
待手术会对性功能产生积极影响，但不应吹
嘘或保证能达到这一结果。

术前程序应当包括一份详尽且个性化的
知情同意书，其中应包含关于手术、短期和
长期康复计划、已知和潜在的并发症（强调外
科医生无法保证"预期效果"）以及一份关于
无法保障手术能够使性功能和性感受获益的
免责声明。图 7.1 和图 7.2 提供了一份同时适
用于外部（外阴）和内部（阴道 / 会阴）手术的
知情同意书，可用作参考。将每一条声明都
介绍给患者，以确保她们阅读并理解。

术前准备要有足够的时间（图 7.3）。你的
患者在家中是否有人帮忙？她的车是手动档
还是自动档的？她恢复上学 / 上班的计划是什
么？对于她的恢复来说是否是现实的？应当
建议她在术前 2 周停止使用阿司匹林和解热镇
痛药。在手术前就应当仔细研究她的术后指
导，充分确保她理解该手术对她活动的必要
限制并且已经做好准备。

如前所述，患者有权期望她们的外科医
生有足够的训练和经验。患者有理由认为如果
她们的外科医生已完成认证的妇产科住院医
生计划，他 / 她有阴道和会阴手术方面的经验
并且能充分认识骨盆解剖。如果医生没有完成
妇产科住院医生计划（例如是一个普通外科、
泌尿外科或整形外科医生），那么进行充分的
外阴和阴道解剖以及有计划的手术操作方面
的训练是很重要的。应告知患者这些医生的专
业训练和背景[1]。

在任何情况下，外科医生都需要具备相
关手术的专业知识才能开始手术。要么是之前
已积累了足够量的手术，要么是完成了法律
规定的培训课程，并顺利通过考试。这种培
训课程要求的课时和课程内容均不是作为一
个行业而必须立法的。但如果做阴道会阴成形
术的医生能够有性医学方面的培训，这样他 /
她就能评估自己患者的性健康，并且能够识
别那些误认为是手术诉求的性功能障碍。如果
外科医生没有接受这方面的培训，那么将患
者转诊给性医学医生可能更保险。对妇科医生
来说，了解和掌握一些整形外科技术非常有
用。此外，对保护患者最重要的是，要有证
据证明，进行会阴阴道美容手术或专为改善
性功能的阴道手术的妇科医生接受过整形技
术的培训，以及专门的会阴阴道美容手术方
面的培训，而不仅仅是普通会阴阴道手术的
简单培训。

女性生殖器整形美容术绝不是"看一个，
做一个，教一个"的手术。有经验的外科医生
能够辨认出不同患者和相同患者身体两侧解
剖上的明显不同。这绝不是一个拥有"万能模
板"的手术。任何一个开展女性生殖器整形美
容术的外科医生都需要了解其他备选的手术
方法。

患者需在术前单独评估。这是一个择期
手术，生理或心理状态不稳定的患者不应进
行手术，那些不准备严格遵守你的术后指示
（见第 12 章）的患者也不应进行手术。作者建

美容手术知情同意书

　　我已经选择_____医生来完成我的阴唇成形术 / 阴唇缩小术和（或）阴蒂包皮缩小术和（或）处女膜修补术来缩小我的阴唇和（或）阴蒂包皮或修复我的处女膜。我自愿进行本次手术，因为我希望能重建我的处女膜以及（或）我认为自己的阴蒂包皮"太大了"，给我带来了烦恼。我理解：

1. _____手术风险包括：不完全或延迟愈合，开放切口，术后阴唇不规则、出现瘢痕或者大小不对称，感染，性交疼痛，术后延迟出血，感觉过敏或迟钝，或其他少见事件。

2. _____手术区域会水肿，形态不对称，术后数周内出现褪色。术后需要 4 ~ 6 周我才能完全康复，需要 3 ~ 4 个月我才能真正测试手术效果。

3. _____我可能需要第二次（二期）手术来完全缩小至我满意的尺寸。

4. _____我需要在康复期间按照我的术后指导限制活动。

5. _____我理解_____医生会尽全力按照我特定的要求完成手术，但是无法保证确切的效果。虽然我们都期待有好的结果，但有可能达不到我的期望或要求。

6. _____有可能需要第二次手术将手术效果纠正至符合我心意的样子，第二次手术可能会收费。

7. _____吸烟者被认为有更大的风险出现术后伤口愈合问题，随之而来的是更高的感染风险和术中、术后出血风险。**如果吸烟，应当在术前 3 周和术后 3 周内完全戒烟。**虽然术前和术后戒烟有所帮助，但是不能完全消除长期吸烟带来的增高的风险。吸烟也会给皮肤和衰老过程带去长期副作用。

8. _____其他专门与我相关的信息：
　　_____

9. _____我保证我已经尽我所能准确地告诉了_____医生我的所有既往病史和病情。我理解任何医疗信息的隐瞒都可能导致并发症或问题，而如果我在术前就告知医生，这些本可避免。

10. 用我自己的话说，我希望_____医生进行：_____
　　_____
　　_____

　　我证实我已经与_____医生见过两次以上，并且进行过令我满意的关于手术的谈话。这一表格向我做出了完整解释，我阅读并理解了它的内容。我理解手术流程、手术风险和涉及的恢复。我同意在上述手术的术前、术中和术后尽我所能遵守_____医生给出的指示，并且告诉_____医生手术中的任何问题。

　　因此，我承认我已经知晓构成知情同意的必要信息。我的所有问题都得到了满意回答。

　　_____此外，我允许_____医生拍摄"术前和术后"相片。如果我提出要求，我也能得到一份复印件。

患者签名　　　　　日期　　　　医生签名　　　　日期

（父母或监护人）　　　日期

图 7.1　外阴整形 / 美容手术知情同意书模板

阴道美容手术知情同意书
（阴道修复术、阴道成形术、会阴成形术和／或阴道前庭重建术）

我已经选择施行阴道美容手术和（或）盆底支持手术，原因如下
（患者：请用你自己的语言来描述）：

_____

为我安排的手术流程是：

1. _____

2. _____

3. _____
　　我理解这些措施都是为了帮助控制尿失禁和（或）消除有症状的阴道"凸起"，和（或）改善阴道的外观和（或）大小以及色泽。

我的目标极有可能实现。但是，我理解手术可能会有以下不可预料的结果：

1. _____包括但不限于以下并发症：①感染；②血肿、脓肿；③损伤邻近器官，产生瘘管，或者大出血需要其他操作止血和（或）修复损伤；④延迟或不完全愈合；⑤严重或长期的术后疼痛或其他少见事件。

2. _____不够紧（"还是太松"）或者太紧，后者需要好几周甚至更长时间来"拉伸"阴道才能进行性生活。

3. _____仍然无法控制目前的问题。

4. _____不是我期待的美容效果。
　　我理解_____医生会仔细并且尽全力使手术达到甚至超过我的期待，但是手术结果是无法保证的。

用我自己的话说，我希望_____医生能进行：

_____

　　我理解上文所述的所有问题并且仍然选择进行手术。

_____此外，我允许_____医生拍摄"术前和术后"相片。如果我提出要求，我也能得到一份复印件。

_____

患者

_____　　_____

见证人　　　　　　　　　　　日期

图 7.2　阴道收紧术的知情同意书模板

议术前至少进行两次评估，虽然第二次可能是一个术前评估，只需要完成两次完整的关于手术和术后护理的谈话，并评估患者对手术的理解和患者的心理健康情况。如果发现了任何生理或心理上的问题，术者都应当准备好取消手术。

作者的第二次（术前）会诊是从会阴部评估开始的，在检查患者的解剖结构时，患者本人拿着镜子观察，确认或修改我们最初的手术计划。再次，鼓励患者参与决策过程，因为它涉及手术方法和步骤的选择。之后再重温一遍短期和长期康复计划，给予患者口头

阴唇成形术、会阴成形术和阴道成形术的术前准备

1. 术前 3～4 周和术后 3～4 周禁烟。
2. 术前 2 周禁用阿司匹林、布洛芬、萘普生钠等药物，不限制对乙酰氨基酚类药物。
3. 术后至少 3～7 天需要有人在家向你提供足够的帮助，尽量减少你的活动量。
4. 术前冲洗整个会阴区并且修短您的毛发（请使用剪刀或者电动剃刀 / 剪毛器），不要在术前 1 周内剃毛或脱毛。
5. 手术当日穿宽松 / 舒适、深色的衣服（请不要戴宽松的首饰）。
6. 仅针对门诊会阴成形术 / 阴道成形术：术前 2 天开始口服抗生素，直到术后 2 天。
7. **如果您有复发性疱疹史，确保在术前如实告诉医生。

在您离开诊所以前，您会收到：
1. 一瓶山金车酊——这是一个辅助疗法，并不是治疗药物。这是一个作用温和的消炎药，对于消肿非常有效。
2. 一个滴管瓶（一个塑料喷雾瓶）——如厕后用它来冲洗 / 冲净自己。
3. Cu-3 高保湿凝胶（仅用于阴唇成形术 / 阴蒂包皮缩小术）——这是一个组织修复霜，质地柔和，用于辅助术后即刻修复。
4. 一个充气的"甜甜圈样"坐垫——这可以让你开车回家，也让你的康复过程以及重返工作或学校的头几天更舒适。

您需要有 / 买：
1. 有褶皱的垫子 / 纸巾（多用于痔疮）——帮助平息和舒缓瘙痒感、灼烧感和激惹感（或者你也可以用类似的含金缕梅的产品。*冷藏可以获得额外的舒缓作用。）
2. 德护贴水胶体喷雾——这是一个麻痹疼痛、缓解瘙痒的喷雾。它含有芦荟和羊毛脂，保湿皮肤，帮助愈合。
3. 卫生巾 / 大号——大约足够 5 天用量。
4. 布洛芬 200 mg——和维柯丁一起服用两片（或者疼痛轻微时，计算 3～4 片的量代替氢可酮）。

仅适于门诊手术：
1. 您需要有人能在手术当日开车接送您或者入住当地酒店和预约出租车服务（*我们的诊所可以帮忙）。
2. 术前饮食清淡、不油腻（例如麦片、蛋糕、吐司、水果、酸奶、汤、半个三明治等）。
3. 术前 30 min 会给您 1 片劳拉西泮（或者替代品），如果有必要的话会在术前 15 min 再给您 1 片舌下含服。将氢可酮（或替代品）带到诊所，我们会在术后您回家之前为您提供一顿简餐一起服下。
（*如果您的术前预约和手术在同一天，请带上您的止痛药；就诊时，我们会把劳拉西泮给您。）

住院手术：
1. 您需要他人在手术当日开车接送您，或者预约医疗运输服务。
2. 拟定的入院时间前 6 h 您不能进食或饮水。如果您有不能暂停的药物，可以喝少量水口服下去。
3. 您可能希望带本书或杂志在等待时看。

图 7.3　术前指导

和书面指导，签署知情同意书（见上文），给予术前用药，回答患者或其家人的任何其他问题。这是告诉患者术后可能会出现小便分叉的好机会。需要告诉她，虽然手术的范围离她的尿道很远，但是因为手术切除了之前引导尿流的一个不知好坏的"帘子"，所以患者需要在如厕时调整她的位置来改变尿流方向。

在作者的诊室中，术前用药会在进入手术室前 30 min 发给患者，包括 1 mg 劳拉西泮、一根燕麦棒和一大瓶佳得乐或类似的水 / 电解质溶液。当注册护士或患者本人感觉需要更多镇静时，注册护士有权再给患者一片劳拉西泮舌下含服。虽然作者会让患者在就诊前喝水和少量进食，但她们经常"没喝没吃"就来到了诊室，这并不利于她们术前坐 1 ~ 2.5 h，还要耐受劳拉西泮和手术压力以及术后重新站立。术后嘱患者少量进食，同时给予她们 5 ~ 10 mg 氢可酮和 325 mg 对乙酰氨基酚。

记住，这是择期手术！异常焦虑的患者，可能有性功能障碍的患者，可能难以遵守康复指导的患者，认为某种特定的、具体的外观是很重要的患者，糖尿病患者，高血压患者，吸烟患者……也许不适合这个手术，在安排手术之前，她们需要接受额外评估。选择合适的患者、适当的术前教育和术后教育、精细的外科技术以及密切的术后随访都是获得成功效果的关键。

参考文献

1. Goodman MP. Female cosmetic genital surgery. *Obstet Gynecol* 2009; **113**: 154–196.

第8章

手术操作规程 I：外阴和阴阜整形术

徐　潇　陈俊男　译

对本章内容做出贡献者：David Matlock, Alex Simopoulos, Bernard H.Stern 和 Otto J. Placik

> 站在手术室里并不会让你成为一名外科医生，就像站在车库里不会让你成为一辆车一样。
>
> ——*Michael P. Goodman*（改编）

小阴唇成形术

很多技术都可以改善小阴唇的外观，每种技术也都有它自己的特色和原理。然而，值得注意的是，唯一一项对比基于手术技术的阴唇成形术（LP）结果的研究发现，在线形切除术和改良 V- 楔形切除术[1]（表 8.1）之间，患者满意度或并发症的差异很小。研究者亲身体会并回顾了医学法律文书和文献[2]，认为移除更大部分的阴唇和阴蒂头上皮的手术比保守的"调整"要差得多。

在本章中，我们将逐一介绍文献中描述的几种不同的小阴唇缩小的手术技术，主要包括线形切除术 / 线形缩小术和 V- 楔形切除术及其改良技术（包括改良的 V- 楔形切除术的"Y"推进延长术以便去除过多的表皮，Goodman 医生已熟练应用此方法，其他外科医生也逐渐在手术中应用）。不太常用的技术包括剥离皮肤法、上下级皮瓣法和 Z 成形术，后两种技术实际上是对 V- 楔形切除术的改良。正确的技术加上合理的应用，才会得到更好的结果，但是由于大多数医生采用线形切除术或 V- 楔形切除术，而几乎所有的解剖术式实际上与这两种方法相近，所以本章仅详细描述这两种术式（图 4.1 和图 4.2）。最重要的是"为合适的患者选择适合的手术方式"。

在术前，需要对"艺术品"进行一下讨论，无论是采用阴唇成形术（LP）、阴蒂包皮缩小术（RCH），还是会阴成形术（PP），在患者的生殖器上画出切口线是手术过程中最重要的部分。必须在干燥的皮肤上画线。在开始注射局部麻醉药之前，先用无菌记号笔，使用最温和的牵拉，勿使弹性组织扭曲变形（图 8.1 ~ 8.3）。可以在冗余的皮肤上画"点"代替"线"。这需要一个安静观察的过程，坐在患者会阴部前方，仔细地描绘（必要时修改）适当的切口线。应尽量保守些，尤其是在进行线形切除术时，阴唇组织会明显收缩，经常留下的阴唇比预期的要少得多。切口线应该画在黏膜外侧面，保护好在 Hart 线外侧面的黏膜，线形切除过程中与外侧阴唇内侧表面至少距离 0.5 ~ 1 cm。注意 V- 楔形切口不要切除入黏膜中央过深，并一定要做"曲线"V- 楔形外侧切口线，以避免形成"猫耳。"

51

表 8.1　阴唇成形术的手术效果

阴唇成形术术式	线形切除 （N=83） 人数（%）	改良楔形切除 （N=70） 人数（%）
患者满意率		
"满意"	80（96.4）	67（95.7）
"不满意"	3（3.6）	3（4.3）
术后对阴唇感觉的影响		
"没有影响"	76（91.6）	65（92.9）
"有影响"	7（8.4）	5（7.1）
性功能的改善	（N=81）	（N=67）
"没有改善"	36（44.5）	20（29.9）
"轻度改善"	45（55.6）	47（70.1）

Source：Goodman et al. 2009年（1）. Reproduced with permission of Wiley.

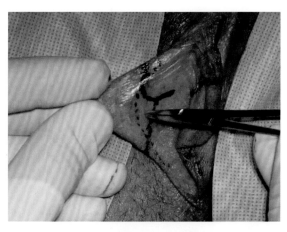

图 8.2　黏膜表面。点状线，线形切除标记；实线，V-楔形标记黏膜内侧。器械指向"Hart线"（很难描绘）。V-楔形切除时，黏膜的切除几乎不会越过 Hart 线，不超过 1 cm。在修复过程中会沿着黏膜表面的中线切除。Source: M. Goodman. Reproduced with permission.

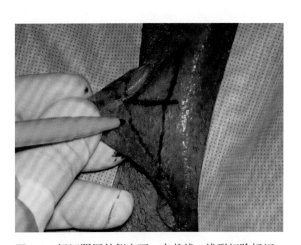

图 8.1　标记阴唇外侧表面。点状线，线形切除标记；实线，V-楔形标记，向头侧延伸行"Y"改良切除术。Source: M. Goodman. Reproduced with permission.

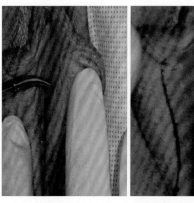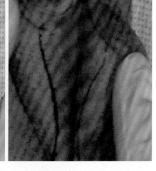

图 8.3　线形切除；标记右侧黏膜表面，与对侧"吻合"。注意 Hart 线在超过器械头端 2~3 mm 处。Source: M. Goodman. Reproduced with permission.

　　雕刻式线形切除术[3-7]：在该技术中，切割工具有聚焦式或"接触式"激光、整形手术组织剪（小型 Metzenbaum 剪、Keye 剪）、带有切割电流的针状电极或射频（RF）屏蔽线切割装置，都被用于线形雕刻切割部分阴唇，尽可能少地切除多余的组织，小心谨慎以保留好黏膜表面的 Hart 线外组织，不要在外侧面太过外侧，这样就可以平均地分配张力，并

在黏膜表面画出来。上皮组织的张力要优于黏膜组织，如果大部分的小阴唇被切除，尤其是黏膜切口在 Hart 线和侧切口之间，或者超出小阴唇的褶皱，未保留小阴唇，黏膜将会回缩，患者产生不适感，出现极不美观的形态，也称为"截肢"（图 8.4）。同样，当在张力作用下，黏膜会出现撕裂，使得伤口裂开，患者会出现不适和外形不美观的问题。

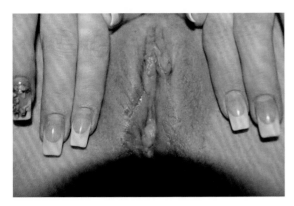

图 8.4 不当的小阴唇切除术（"截肢"）。Source: M. Goodman. Reproduced with permission.

切除后，要确切止血，最好是用缝合控制动脉出血，电凝控制小出血点。利用可吸收的单丝或多丝（无涂层）皮下缝合线来减少死腔并减轻张力。单丝的线结反应较弱，尽管更难处理。许多外科医生习惯用快速可吸收缝线缝合皮肤层。用皮下间断缝合法缝合接近的切缘（不是绞窄的！）。在阴唇边缘不应使用连续缝合。它的优点是可使小阴唇缩小，相对平直，可以和大阴唇相对齐平，表现为一道像外科医生学习曲线一样短的颜色较浅的（粉色）色差缘。该技术的缺点是如果边缘连续缝合过紧（如护理不当，偶尔会出现瘢痕或外形缺损），可能会出现开扇形的外观，小阴唇切缘感觉异常；另外，如果切口接近系带或阴蒂，生殖器充血或勃起时易引起疼痛。如果阴唇的黏膜和外侧皮肤表面颜色差异较大时，沿着切口边缘会出现 1 条"色差线"。通常这种情况会在 1 年内逐渐消失。具体的线形切除技术将在本章由富有经验的医生详细论述。

改良 V- 楔形切除术 [8-9]：该技术由 Gary Alter 博士 [8] 首次提出，通过改良的 V- 楔形切除冗余的阴唇，其上缘的起始点在阴蒂头褶皱下，下缘起始于后连合（图 4.1、图 8.1 和图 8.2）。无论 Z 成形术（很少使用）还是"曲棍球杆"曲线切除，都可以用来减少冗余，防止形成"猫耳"。用 3-0 至 5-0 可吸收缝线皮下缝合"锚着固定"，减轻皮肤缝线的张力并消除"死腔"。表皮缝合通常用 4-0 至 6-0 可吸收缝线间断缝合。一些医生习惯采用连续缝合，但风险是易松脱断开。皮下缝线行 V- 楔形缝合也会有松脱的风险。若使用间断缝合，需要避免皮缘的褶皱出现。褥式缝合可以最大限度地避免出现这一风险。利用 V-Y 切除术可以在切除过多阴蒂包皮的同时切除冗余的阴蒂头（图 8.1）。手术具体步骤将在下文详细讨论。

V- 楔形切除术的优点在于更为自然的外观边缘，对边缘神经的影响更小，更好地改善女性肥大冗余的、多褶皱的阴蒂头外观。缺点是曲线切口更长、伤口裂开的风险更高、需要更细致的术后护理，以及有可能比预期的组织切除量要少。在线形切除过程中，如果出现上缘和下缘的颜色不同，切除后会出现色差。鉴于此，在选择术式的过程中，需要考虑色差的问题。

下缘切除术及上级带蒂皮瓣转移术 [10-11]：是楔形切除术的变体，切掉阴唇下缘（后连合），上缘作为带蒂皮瓣转移下来，与下缘的切缘固定对齐（图 4.1）。皮下及表皮缝合方法如上述 V- 楔形切除术。

剥离皮肤法 [12]：在这一术式中，切口线设计依据阴唇的解剖，适度切除中心部位，通过双侧中心部位适度切除最大限度地保留边缘神经和血管（图 4.1）。切除与缝合的过程如前所述。除了少数的生殖器美容外科医生使用外，该项术式很少被使用。

利用 Z 成形（又称为 W 成形）的小阴唇切除术 [13-14]：是楔形切除术的另一种改良术式，这项技术包括利用"Z"或者"W"楔形切口切除阴唇，以及用经典 Z 成形缝合，如前文 V- 楔形切除术的描述一致。

每种手术方法都有其优缺点及适应证。线形缩小 / 切除术、改良楔形切除术和旋转皮瓣法都已经被广泛应用。波纹状线形切除术潜在的优势在于更易恢复、更红润、阴唇更美观，并且可以提亮暗沉的阴唇皮肤。患者的不满意通常发生于阴唇过度切除引起的扇形瘢痕和不适，以及偶发的切缘感觉异常，这些都促使了各种楔形/皮瓣方法的发展[8]，这些方法形成的阴唇外观更"自然"，出现的瘢痕和过度敏感症状更少。可吸收线皮内缝合可避免皮肤褶皱的产生，大量使用褥式缝合似乎可避免边缘过度敏感的风险。在分娩的过程中阴唇的变化是非常重要的，是否有一种方法比另外一种方法更好，目前还不清楚。虽然目前没有文献证实，但无论是作者，还是其他德高望重的生殖器整形美容外科医生（其病例总数超过 5 000 例），都已经意识到以前曾做过阴唇成形术的患者在分娩时会伴随撕裂的发生。

大多数教程和大部分新手生殖器整形外科医生采用线形切除技术，因为它更易掌握，而且如果严格遵守外科操作的话，结果是可重复的。缺点包括外形不美观、组织去除过多和不对称。

以下是一些全球最有经验的生殖器整形外科医生关于技术的介绍。

我是如何做的：小阴唇及冗余包皮的线形切除

——*David Matlock，Alex Simopoulos*

简介：我们用 980 nm 激光以曲线的方式进行阴唇和冗余包皮的切除。大多数时候需要去除多余包皮，以进一步增强外阴结构的美观。考虑到患者的外观诉求，此项技术是经过设计和改良的。患者通常不希望小阴唇突出于大阴唇之外；她们想让术后小阴唇显得对称，如果它们太厚的话，需要让它们变薄。此外，患者还表示，如果有多余的部分，她们希望通过减少一部分组织，使其能够整齐地披挂在阴蒂轴上。

这些手术方式虽然是选择性的，但并不仅仅局限于美学目的。大多数寻求小阴唇成形术的患者还有伴随功能问题，包括穿紧身衣服时不舒适、身体活动时"易擦伤"、卫生问题，或者是性交

困难[5]。

这里描述的手术方法使用的是 FDA 批准的光电设备 PhotoMedex LaserPro 980 nm。对于这种接触式激光，我们的体验是精确和有效的，可以同时进行电切和电凝。鉴于外阴组织的血运丰富，我们发现这是一个额外的优势。因为光纤直接作用于阴唇组织的触觉反馈不会像非接触式激光那样被舍弃掉。

相关解剖学：正确辨识解剖部位是手术成功的基础。应注意到患者的任何个体变异。阴唇在阴蒂头上，沿着阴蒂头分开。前面的褶皱形成了阴蒂的包皮，后褶皱插入到阴蒂的下方，形成小系带。需要注意的是，包皮是阴蒂周围皮肤的褶皱，但有一个插入点，可以在小阴唇的侧面看到。在切除过量前注意到这一点，可以防止在切除后留下多余的预缩。图 8.5（a）、（b）和（c）分别展示了阴蒂的包皮、系带和阴蒂头。

我们经常遇到有阴蒂头的患者不仅偏离中线，而且从系带处开始出现差异。我们做包皮切除的方法是以阴蒂为轴在其表面和侧面进行。阴蒂背神经（dorsal nerve of clitoris，DNC）是双侧的，位于阴蒂体的前外侧表面。两条背神经在离阴蒂头 1 cm 处终止。为了避免医源性损伤，对解剖学的全面了解是必要的。我们切除了过多的阴蒂轴部分，与之前相比，深度也更深。

患者选择和准备：有时患者表达了对阴唇切除手术的渴望，但目标不应该是完全切除，而是雕塑，使其不会太突兀。根据患者的意愿来调整你的手术计划是可以接受的，但是鉴于小阴唇的形态以及手术后的恢复过程，需要一定程度的保守性。在任何时候都不应该完全切除小阴唇。患者的意愿是最重要的，在第 7 章中也有充分的讨论。

应与患者充分沟通风险和并发症。我们会为患者提供一个结构严谨的包含潜在并发症的列表（参见第 7 章和第 14 章关于风险的详细讨论）。要高度关注患者阴蒂区域潜在的感觉缺失。我们还没有遇到这种情况。此外，我们自己的病例还没有遇到过在恢复阶段已经完成后（3~6 个月后），小阴唇的质地和感觉出现显著变化，显然这是由未经训练的医生施行的手术。当我们选择在全身麻醉下进

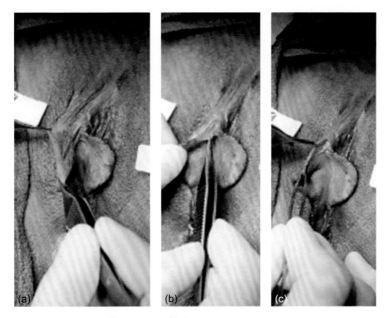

图 8.5　（a）阴蒂头包皮；（b）小系带；（c）阴蒂头。Source: D. Matlock and A. Simopoulos. Reproduced with permission.

行手术时，我们很清楚，其他有经验的、有能力的外科医生会单独使用局部麻醉或会阴阻滞麻醉。

手术技巧：我们建议在手术前拍照。还应注意与个别患者有关的表现。阴道区域和外阴用聚维酮碘溶液消毒准备，患者取截石位，铺无菌巾。对于术后镇痛，在激光术前用 5 ml 0.5% 布比卡因加肾上腺素行双侧会阴神经阻滞麻醉（编者注：也可沿切口线做局部浸润麻醉）。外科激光护士管理并负责激光安全和激光手术。患者和所有工作人员都应佩戴护目镜。

仔细评估小阴唇，并将两侧对齐，运用美学方法确定期望达到的美学效果。重要的是要注意，在没有人为干预或张力的情况下，小阴唇是否在自然状态下相互对称。当小阴唇的内侧部分对齐时，可以确定它们的长度是否相等，是否一侧阴唇比另一侧长或短。

然后用外科标记笔在右侧阴唇的内侧做一个理想的美学标记［图 8.6（a）］。轮廓线的上端从离系带 1 ~ 1.5 cm 处开始，向下方延伸，以达到所需的美学效果。如果标记了系带，随后又被激光切除，这必然会导致唇状组织的过度切除；阴唇在愈

合阶段会收缩，可能会导致一种过度萎缩而几乎不可见的残余小阴唇。如图所示，用激光去除多余的长度后，标记曲线最好保持并保留阴唇的自然曲线轮廓。保守切除多余组织是首选。在进行阴唇缩小的时候，要把握"少即是多"的原则。外科医生必须努力在任何时候都要在 Hart 线外侧的上皮组织上操作。

再次将小阴唇的内侧部分放在一起仔细评估［图 8.6（b）］，手术标记被移向对侧［图 8.6（c）］。这样就能精确地确定从对侧阴唇中切除的组织量。如果这一步操作正确，在切除手术后，小阴唇的长度就会相等。然后，小阴唇注射 1 ~ 2 ml 0.25% 布比卡因及肾上腺素进行浸润麻醉。在使用激光之前，用 4 cm×4 cm 湿纱布垫在小阴唇的后面，固定展开状的小阴唇，并防止多余的热量转移到周围组织。

LaserPro 980 nm 激光普通外科手具用的是 12 W 功率的连续波。从系带到远端标记线约 1 cm 处开始，光束最好与小阴唇的切面保持 90°［图 8.7（a）］。

电凝针尖确切止血。在对侧进行同样的步骤。在阴唇边缘缝合之前，通过切除小阴唇内侧和外侧

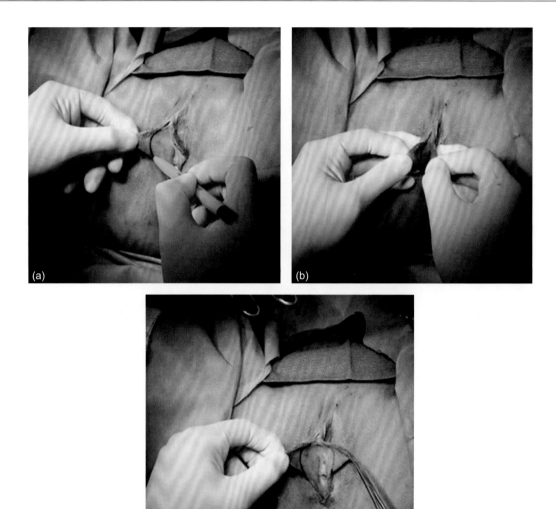

图 8.6 （a）阴唇切除标记线；（b）重新调整小阴唇标记线；（c）与对侧对比确定小阴唇标记线。Source: D. Matlock and A. Simopoulos. Reproduced with permission.

缘之间的少量结缔组织，可以有效地减少厚度。如果要进行修薄缝合，则应在全长小阴唇切口进行，以确保厚度的均匀减少。我们使用 4-0 Vicryl 线近皮肤边缘水平褥式缝合 [图 8.7（b）]。

在小阴唇的 2/3 已被确认后，将注意力转移到识别延长至小阴唇外侧冗余的包皮 [图 8.7（c）]。我们发现 90% 以上的病例需要切除多余的包皮。将一个蚊式钳夹在阴蒂头系带下缘大于 1 cm 处，以帮助识别阴蒂头的末端。另一个夹在阴蒂头的下缘。然后，把系带下缘的蚊式钳移走，夹在系带缘最接近多余皮肤的顶点，从而沿着系带边缘形成一

个三角形 [图 8.7（d）]。

将少量的 0.25% 布比卡因及肾上腺素注射在包皮的底部用于止血和有效缓解术后初期疼痛，用细长的 Kelly 钳钳夹底部多余的皮肤和包皮，确保边缘底部是一致的 [图 8.7（e）]。然后用 11 号刀片将多余的皮肤切除 [图 8.7（f）]。沿着切缘轻轻打开，电烧止血出血部位。4-0 Vicryl 线单纯间断缝合结缔组织 [图 8.7（g）]。4-0 Vicryl 线皮下缝合关闭皮缘 [图 8.7（h）]。4-0 Vicryl 线将残余的阴唇上缘间断褥式缝合。如有需要，可用小型 Metzenbaum 剪刀轻柔地修剪系带。点状电烧止

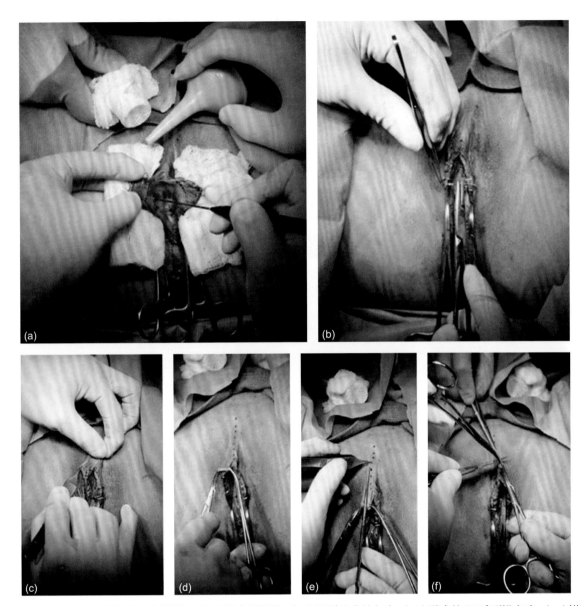

图 8.7 （a）用光纤切除多余的阴唇；（b）缝合阴唇缘；（c）识别过多的包皮；（d）形成的"三角形"包皮；（e）钳夹过多的包皮；（f）切除过多的包皮；（g）和（h）皮下及表皮缝合；（i）标记缝合的位置；（j）手术完成。Source: D. Matlock and A. Simopoulos. Reproduced with permission.

血后，4-0 Vicryl 线间断褥式缝合。在对侧进行同样的步骤。沿阴唇的底部、中间和表面部分标记缝合的位置，用 4-0 Vicryl 线水平褥式缝合 [图 8.7（i）]。对侧手术完成后，最终效果如图 8.7（j）所示。

术后护理：患者出现明显的术后疼痛并不常见。患者会出现一定程度的肿胀或淤青，通常是不对称的。术后一段时间的主要目标之一是尽快消肿。持续性水肿可能会导致切口线张力过大，使伤口裂开，可能不利于美观效果。两侧小阴唇水肿程度相差较大时，双侧不对称的可能性增大。术中确切止血，遵循小阴唇柔和自然的外观。在围术

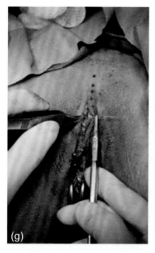
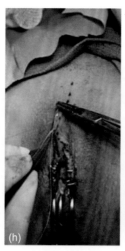
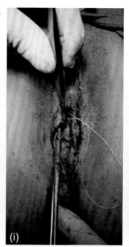
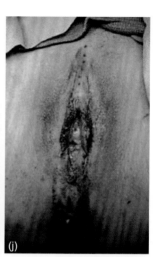

图 8.7（续）

期，嘱患者在手术前 2~3 天及术后数天使用山金车及菠萝蛋白酶以缓解炎症。术后嘱患者在休息室即刻冰敷。在手术后的最初 48~72 h 内每天冰敷 15~20 min。嘱患者穿宽松的衣服，勿穿紧身的内衣。患者若在第二天早上洗澡，应避免接触手术部位以减少感染的风险。禁止性交或在阴道内放置任何东西，在 6 周内只能淋浴（不能泡澡）。

术后查房应常规检查肿胀消退情况。如果发现患者持续肿胀，我们建议随餐口服布洛芬 200 mg，每天 2~3 次，连服 7 天，这一措施可有效减轻肿胀，但对溃疡性疾病患者禁用。患者因缝线的水解作用会出现缝合切口处瘙痒。排除念珠菌感染后，可对患者进行心理疏导并建议服用抗组胺剂缓解症状（编者注：可参考第 12 章中的术后指导模板）。

图 8.8~8.11 为几个案例的术前、术后对比照片。

我是如何做的："爱丽斯"剪技术
——Bernard Stern

多年来，我有幸咨询过的数千名女性的共同特点，即是达到或恢复每个患者所认为的"正常"，或者对于某种美学和功能的诉求。这是通过对不对称的、肥厚的、暗沉的、非常大的、感觉不舒适的小阴唇实施细致的缩小手术来实现的。最后的结果是要获得"外观自然"的阴唇，使阴唇恢复原本的样子（图 8.12~8.14）。

对我来说，要达到持续的满意效果依靠的是多重数字化计算机生成的图像、术前"标记"、精细的眼整形手术器械、4-0 和 5-0 的"眼科"手术缝线、严谨的缝合技术、手术中对细节的一丝不苟，以及对患者的术后护理进行严格的术前培训和宣教。

我将不再详细介绍阴蒂头切除技术，因为它与包皮切除和 Z 成形术中运用的阴蒂头切除技术类似。

手术技巧

麻醉：我选择局部麻醉、清醒状态下镇静麻醉，或全身麻醉。"局麻药"混合 1% 利多卡因，配以肾上腺素和 1% 纯布比卡因，碳酸氢钠与局麻药的比例为 0.1~0.2 ml/10 ml。过多的局麻药会影响组织平面解剖，破坏预手术部位形态。总量不超过 4~8 ml 通常足以达到预期效果。

所有的注射都是在建议的切口中线内进行的。这样会最小程度地影响外科手术的解剖线，且会很好地提供局麻及止血平面。有时，在手术结束时，须额外行局部注射，特别是对于手术后返家时间较

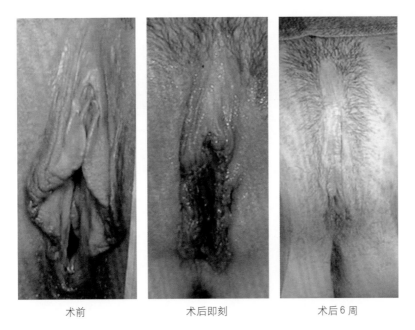

<table>
<tr><td>术前</td><td>术后即刻</td><td>术后 6 周</td></tr>
</table>

图 8.8　Source: D. Matlock and A. Simopoulos. Reproduced with permission.

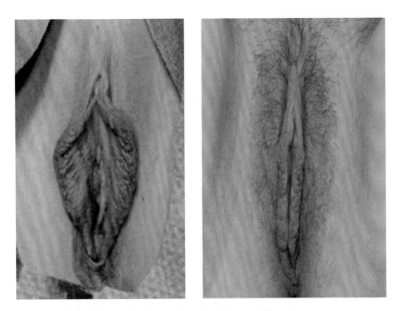

图 8.9　Source: D. Matlock and A. Simopoulos. Reproduced with permission.

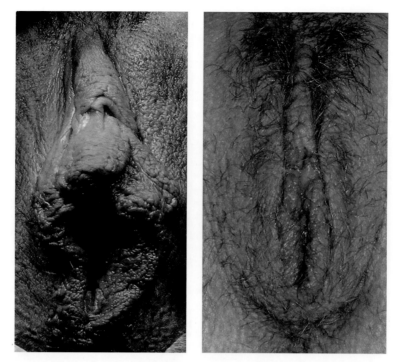

图 8.10 Source: D. Matlock and A. Simopoulos. Reproduced with permission.

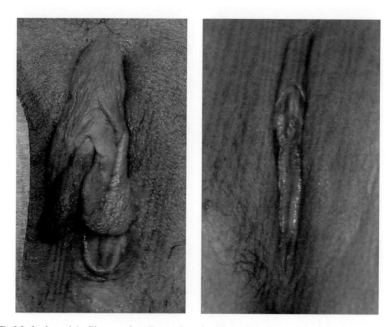

图 8.11 Source: D. Matlock and A. Simopoulos. Reproduced with permission.

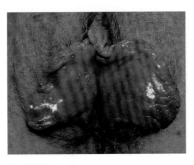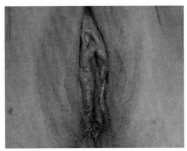

图 8.12　"爱丽斯"线形阴唇成形术

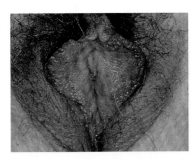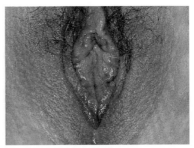

图 8.13　Source: B. Stern. Reproduced with permission.

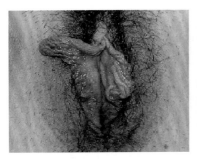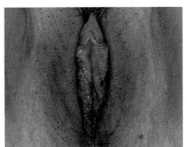

图 8.14　Source: B. Stern. Reproduced with permission.

长的患者。

手术器械

1. Kaye 锯齿剪刀，4 1/2"弧度（黑色把手术器械）
（图 8.15）。
2. Castroviejo 冰晶玛瑙头钳 4"（10 cm），5 mm 头。
3. Castroviejo 弯扁平手柄持针器，碳化钨合金，
弧度 5 1/2"（编者注：Adson 式钳子也可使用）。
4. 蚊式钳；Allis 夹。

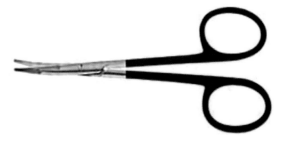

图 8.15　Kaye 锯齿精细剪刀

用相对小的创伤来处理、切割、重新缝合组织是成功的关键要素之一。

确切止血对获得理想的效果至关重要。外科修复中的血肿即使是很小的一个，也能使修复周围的区域迅速肿胀，并危及手术结果。用"眼部电凝笔"确切止血，通常足以应对切口边缘或其他部位的渗血。但是，小动脉出血者务必分离结扎血管。普通静脉出血者，若在阴唇的下部，通常采用皮肤缝合控制出血，必要时结扎出血点。

保守的修边：如果不是需要完全切除大阴唇，线形切除最常见的并发症总是会无意识切除过多的小阴唇。这种情况发生的原因是，通常在小阴唇旁的附件（隐藏在小阴唇的褶皱里）远比想象中仅从黏膜的角度来观察阴唇要短得多。此外，不太熟练的外科医生可能会拉扯阴唇（在某些情况下是非常有弹性的），从而进一步扭曲了解剖结构。仅从内侧（黏膜）的视角来切割，不做标记和偏离到 Hart 线内侧，会导致严重后果。在外侧做标记，从阴唇内侧 0.5～1 cm 无张力切除，并让你的助手不断提醒，这样可以避免切除过多的组织。

我更喜欢先做比较大的、比较困难的一侧，然后把小的一侧和大的一侧比较。标记，测量，测量，再重复测量！同样，当你怀疑的时候，少去除一些，而不是更多。你可以以后再"修剪"。

细致缝合：缝合的关键（除了确切止血）是消除所有死腔，减张缝合切口缘，使切缘外翻，并以 5-0 Vicryl 线缝合，小针距间断垂直褥式缝合。

明确的术后建议：手术前后会以口头形式告知患者术后建议（由患者的护理协调员和注册护士以及我本人告知），术前会以书面形式让患者阅读并签字确认。Q 版掌中宝会在术后头 48 h 给患者阅读，使用多黏菌素乳膏或过氧化氢来保持阴蒂或小阴唇的边缘不要粘连；以及淋浴建议，用肥皂水冲淋清洗术区并轻拍拭干。我建议局部加用雌二醇乳膏（0.01%～0.02%），或与如 Cu-3 等铜肽乳膏混合使用（如果对铜不过敏），对于绝经前 / 围绝经期（超过 42/43 岁）的患者保守使用。我建议患者不要经常去观察术区，也不要去想象。在开始的 48～72 h 冰敷。如果需要的话，冰敷可以继续进行，它会让身体舒适；但是如果有肿胀的话，在 72 h 后则建议热敷。3 周内不要跑步、跳跃、做有氧运动、进行低强度身体锻炼或游泳。28 天内不要使用卫生棉条。21 天后可以开始坐浴。建议5～6 周内不要进行性生活。

术后随访：每个患者都有我的手机号码，可以打电话、发短信或发照片。当地患者通常在 1 周内找我复查。非本地患者也会通过短信或电子邮件发照片给我。鼓励并建议所有在合理距离内的患者在5～6 周后进行复诊。所有外地患者都会在 6 周完成照片采集和电话随访。

这种不断发展和改进的技术所取得的美学和功能效果是显著的。在我 2300 多例女性生殖器美容手术实践中，"返修"率不到 6%，总体满意率为92%。完全自然的外观是基于我的个人手术技能，使用并不昂贵且容易获得的器械、缝线以及上文描述的技术（图 8.16）。这项技术是可复制的，适当地加以练习即可达到类似的效果。

我是如何做的：高频电烧灼小阴唇成形术
——*Michael P. Goodman*

本章前面已经讨论了一些基本的技巧，包括改良的方法和要点。毫无疑问，读者在整个描述中都可以总结出：在上面"我怎么做"的过程中，技术是一样的，只有工具改变了。我将在这一部分中介绍曲线切除时如何使用射频（RF）能量以达到预期的效果，以及其他有用的"要点"。当然，同样的设备也可以用于 V- 楔形切除术中，这将在本章后面描述。

在目前的临床应用中，射频能量通过一根手持棒来发出特定的波长，它的头端可替换，可用于聚焦或消除这种能量。波形是不同的，但是其概念和激光应用中光波能量的使用并没有什么差异。像激光一样，射频能量可以聚焦（例如在一根细线的尖端）或扩散（例如通过更大直径的尖端分散）。聚焦的射频能量像激光一样，可以进行细线样切割，能够"滚动"，并在严谨绘制的切口线上细致地"切割"。就像激光一样，在它的尖端边缘产生的热量

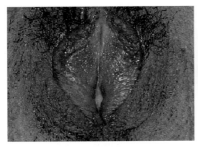
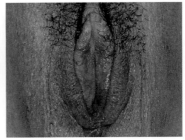

图 8.16　Source: B. Stern. Reproduced with permission.

非常小，扩散到组织中的热量可以忽略不计。它是一种手持的纤维棒状设备，可以通过调节档位稳定地触摸控制。电源是由一个市场上可买到的发电机提供的。可以随意换成其他金属头。细金属丝切割头可以是直的或者呈 30° 弯曲，可以装陶瓷保护帽（图 8.17）。这是一种"接触式"工具，可以通过与组织的接触来切割，且切割时产生的热损伤最小。

对于手术技术，我不再赘述。我同意 Drs. Simopoulos、Matlock 和 Stern 提出的基本原则：患者合理的诉求，Hart 线外的黏膜表面，并在外侧表面的正中向内折叠阴唇。注意不要在画线时把阴唇完全伸展张开，记住要画曲线，在切口的头侧留下尽可能多的组织，而不是相信你的眼睛告诉你的。将这条线倾斜到下降的阴蒂头，或者将其合并折叠到切口线处作为每个病例的基本原则（图 8.18）。图 8.19 所示为我如何一步一步地进行曲线切除。

请理解：射频能量只是一种简单的工具。无论采用剪刀、激光或射频，手术的概念是相同的。射频和激光的独特应用是在于减少多余的阴蒂头上皮的手术过程中进行"塑形"和控制，如图 8.20 所示。

根据每位女性的个体差异和双侧小阴唇的不对称性，阴蒂头一般会藏在双侧小阴唇里。当阴蒂头只滑进一侧小阴唇时，无论是滑进一侧阴唇的阴蒂包皮外侧、系带，还是褶皱处，方法很简单，直接沿提升的切口线切除包绕阴蒂和阴蒂头的褶皱，小心不要切除过多的褶皱上皮，尤其是后连合部位，不能偏离阴蒂头或阴蒂中心点超过 1 cm。若偏离，从阴蒂头发出的各双侧部位会不对称。在这种情况下，射频能量和可调节的操作手具会发挥重要作用。去除阴蒂头的褶皱是符合美学标准

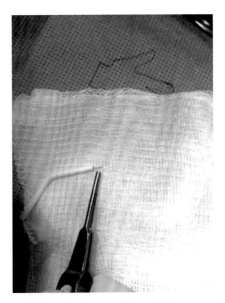

图 8.17　带保护套的 30° 射频金属丝头。手术钳所指的即金属丝头。Source: M. Goodman. Reproduced with permission.

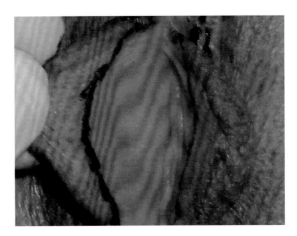

图 8.18　黏膜切除标记线。提示外科医生尽量牵拉小阴唇，画线时最好让阴唇完全"伸展"。Source: M. Goodman. Reproduced with permission.

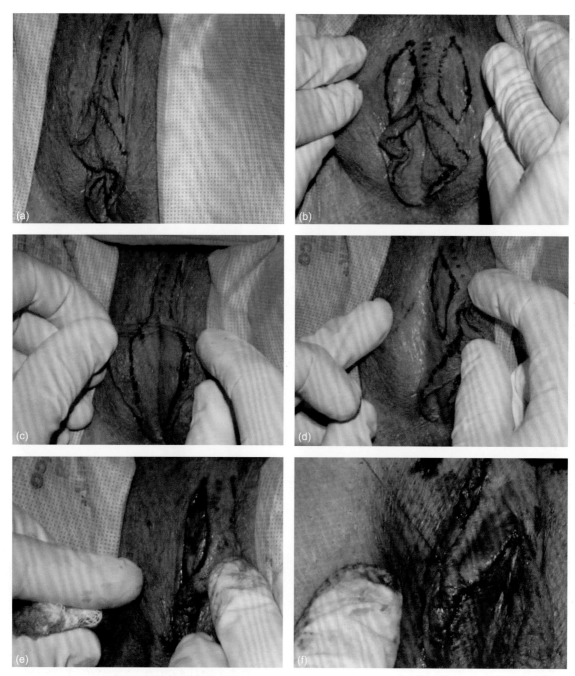

图 8.19（a）术前画标记线小阴唇成形术及阴蒂包皮切除术。沿着阴蒂头中线点状描记切口线。小阴唇标记线形切除线，肥大的阴蒂头将分别通过椭圆形切除缩小阴蒂包皮。（b）所有的切口线。牵拉时，外侧阴蒂头褶皱（包皮）"消失"。表浅切除多余的包皮。（c）黏膜表面切口线。（d）外侧观。射频刀辅助切口。（e）射频切开阴蒂头。（f）5-0 Vicryl Rapide 线完成皮下缝合。Source: M. Goodman. Reproduced with permission.

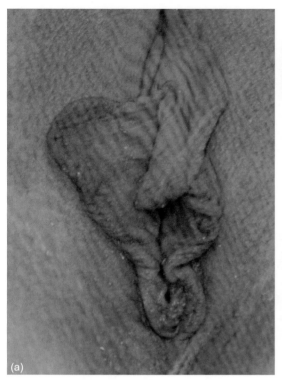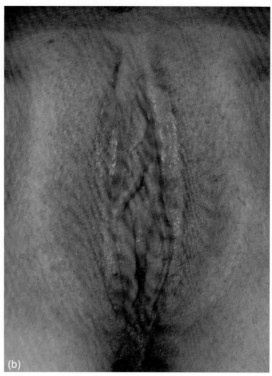

图 8.20 （a）利用射频能量行小阴唇成形术、阴蒂包皮切除术和大阴唇成形术术前。（b）术后 6 周。Source: M. Goodman. Reproduced with permission.

的，可以通过椭圆形切口来实现，切口线至少保持 5 mm 的距离，避免"T 形"切口线出现，降低引起创缘切口裂开的风险。

我是如何做的：V- 楔形切除术及 Y 改良术
——*Michael P. Goodman*

这项技术是由 Gary Alter 博士[8] 及其团队[9] 首次提出的，用 V- 楔形切除的方式切除冗余的小阴唇，其上缘从阴蒂头下缘出现的褶皱开始，下缘起于后连合（图 8.21）。用 Z 成形术（很少使用）或是一个向上的"曲棍球杆"曲线来改善冗余，防止形成"猫耳"。如果内侧阴蒂头或者系带褶皱出现了一个"伪增生性"的突出的隆起，这对患者来说是个问题，可将外侧阴唇切口线继续向头侧做"Y- 成形"，以修正这种冗余的上皮。

"如果你只有一把锤子，那么一切看起来都像钉子。"楔形技术及其变式、上 / 下缘皮瓣和 Z 成

形改良法通过缩小小阴唇和切除冗余，替代了切除术 / 矫正术对小阴唇和（或）阴蒂头褶皱功能和（或）美观性的改善。

女性个体差异造成了个体解剖结构的不同，没有任何一个部位会比她们的外阴结构更明显，不同个体的外阴结构会明显不同，相同个体的双侧外阴结构也会明显不同。因此，对于生殖器整形 / 美容外科医生来说，利用不同的外科技术更好地处理不同的解剖结构是非常有必要的。

虽然教科书不可能指导学生对不同个体如何选择恰当的术式，但只要生殖器整形医生在楔形切除术中选择适合的医疗设备，更确切地遵循患者的解剖结构，比单纯施行线形切除更适宜，重要的是，须在这些可选择性的手术方法中加入一点患者本人的意愿。

在楔形切除手术过程中，阴唇头侧或"上"唇侧的切口应距离阴蒂头、阴蒂系带及阴蒂包皮正中交汇处最少 1 cm 以上。越靠近阴蒂头部，小阴唇

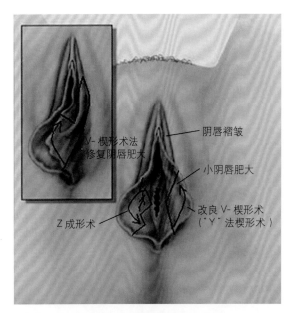

图 8.21　V-楔形术，Z 成形术。左上角插入图片显示 "Y" 改良术采用连续切开的方法来修复小阴唇肥大。Source：R. Moore and J. Miklos. Reproduced with permission.

褶皱越少、活动度越小，这里设计切口时，将 "V" 在上侧的切口设计在远端，或在阴唇褶皱和阴蒂包皮汇合处的下方。"V" 形向下的切口设计在小阴唇折返处之上，"V" 两臂的设计主要基于不同患者自身的解剖特点、对阴唇大小保留的要求等。随着对阴唇血管解剖的了解逐渐深入（第 3 章），靠近阴蒂头设计的 "V" 形切口因其术后可获得更完整的阴部血供，能够较快愈合且不宜出现伤口裂开等并发症。

术式选择：无论是线形切除术，亦或 V-楔形切口矫正术，均能整复异常肥大的阴唇。那么，如何对这两种术式做出正确的选择呢？术者将上述两种手术方式联合，对基础术式进行改良，术前评估患者阴部解剖结构及患者本人对术式的选择，让患者观看类似自身解剖结构的其他女性术前、术后照片。此外，手术医生需要对患者遵循康复协议的依从性做出自己的判断，这往往至关重要。因为，在术后早期阶段，线形切口的效果较 V-楔形切口更能够被患者所接受，当早期恢复活动不适当时，前者张力较大这一问题会更加影响伤口的愈合。

器械准备：阴唇缩小术无须住院，门诊局部麻醉下即可完成。目前，几乎所有的阴唇成形术都可在一个小型外科手术区进行。带膝关节支架或 Allen 型脚蹬的操作手术台位于房间中央，在头部留出足够的空间，手术台的一侧放置生命体征监测仪并可允许一位家属陪同，另一侧放置射频发生器和电灼单元，手术台脚侧可拉出一个 1～2 英尺（30～60 cm）长的操作架，作为手术过程中外科医生可以休息前臂的地方（图 8.22）。

手术过程（图 8.23）：

1　标记：标记前，阴唇须保持干燥 [图 8.23（a）]。根据患者要求和个体解剖结构，用无菌标记笔设计切口线 [图 8.23（b）]。作者的患者很少会通过镜子来观察手术过程。常言道 "三思而后行"，术前务必反复测量以求无误！

2　局部麻醉：尽管已有许多方法描述在 "预先注射" 的部位进行预处理（在注射前至少 1 h 局部涂抹 5％利多卡因软膏、氯化物、苯佐卡因喷雾剂等），作者也都有尝试过，但这些方法费时且并不能显著减少注射时的不适感。通过多年的反复试验，作者采用以下方法：

（a）注射局麻药：0.5％（也可用 0.25％）布比卡因加肾上腺素（过敏者禁用）缓冲以减少 0.15～0.2 ml 碳酸氢钠 /10 ml 麻醉药引起的注射不适。用 1.5 英寸 25～27 G 针头注射；根据两侧阴唇大小、是否包括阴蒂头和（或）后连合缩小等调整局麻药注射剂量，总量控制在 6～10 ml。

（b）注射技术：首先沿切口标记线注射，可见皮丘形成。随后均从皮丘或已麻醉区域进针。缓慢注射，在切口线内 "铺设" 一小束麻醉剂 [图 8.23（c）]。开始切开前用镊子测试麻醉效果。

3　切开：可用外科针电极、精细整形剪（小型 Metzenbaums 剪、Kaye 剪等）、激光或射频针电极切开。作者使用剪刀或射频针电极，使用陶瓷屏蔽 30° 射频针电极或上述整形剪 [图 8.23（d）和（e）]。沿设计线切开，避免过度切除皮下组织，否则可能导致组织的凹陷。对于阴唇肥厚的女性来说可以例外，需要经验非常丰富

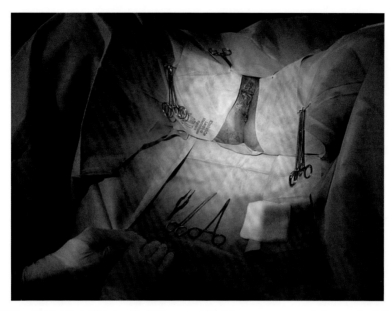

图 8.22　治疗室配置。器械（从左到右）：蚊式钳 ×2；精细镊；Metzenbaum（或 Kaye）手术剪；持针器；Allis 钳 ×2。布巾钳在上方。手术台底部拉出时可供肘部休息。Source: M. Goodman. Reproduced with permission.

的资深外科医生操作。

4　切除和止血：可以使用组织剪、激光、射频或电流切除组织。尽可能做到止血彻底，静脉出血局部电凝；如遇动脉出血，尽量缝合结扎，轻微出血点也可用镊子钳夹止血。保持术野洁净、避免喷射性出血极为重要 [图 8.23（f）]。

5　缝合和"调整"：切口中间皮下缝合（结朝下）2 ~ 4 针，既能减张缝合"V"形切除后切口，又能消除死腔。可以沿着切口外侧皮下额外缝1 ~ 3 针进一步消除死腔 [图 8.23（g）]。

　　sub-Q 缝合材料相对而言反应少且口径小。可以使用 4-0 或 5-0 多丝或单丝可吸收缝线。作者最近从 4-0 Vicryl 线换成 5-0 Vicryl 线。作者治疗的患者罕见因 sub-Q 型复丝缝线外露引起瘘管或缝线分开等并发症。5-0 Monocryl 线虽然精细，但往往带来分辨不清及操作困难等问题；也可以使用 PDS 线，4-0 或者 5-0 均可，但是 5-0 带的针相对手术而言显得略小。

　　皮下层缝合完毕后，外科医生根据阴唇整体尺寸及形态进行修剪调整，裁剪掉多余的阴唇皮肤以避免"猫耳"的出现。小心谨慎修剪，注意不要超过阴唇褶皱反折处。可以使用整形剪进行调整，但激光或射频对于此操作来说更为适合。

6　将 RCH 添加至 LP：对于小阴唇中部和（或）侧面 / 皮肤部分肥大者，RCH 可以单独添加至"V"，或者将"V"的最低点延伸至"Y 形"切除，延长尾部以包括多余的褶皱。间断或连续缝合 sub-Q 层使切口对合整齐。如果需要切除肥大阴唇的表皮，则椭圆切除并保持浅表组织，如果可能，注意不要"T"形切开，并依次缝合皮下、皮肤层。

7　皮肤闭合：虽然表皮闭合能够使线形切除技术切口闭合，但对于 V- 楔形术则并不适用。作者用 5-0 Vicryl Rapide 线间断褥式缝合切口，间距2 ~ 3 mm，用来防止切口边缘内翻。如果对于表皮组织富余，特别是皮下组织去除过量者，其切口边缘会出现不平整、多褶皱的现象。

　　大多数外科医生利用 4-0 或 5-0 单丝或多丝缝线进行皮肤闭合。如果是连续性缝合，作者

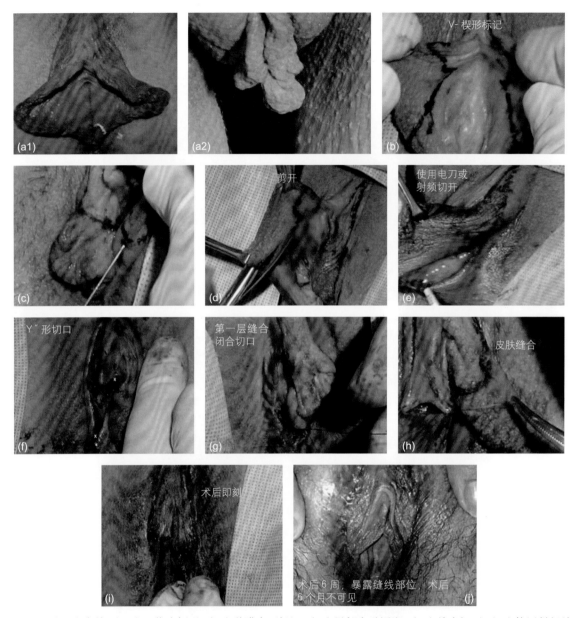

图 8.23 （a1）术前；（a2）立位头侧观；（b）黏膜表面标记；（c）局部麻醉浸润；（d）首次切开；（e）使用射频首次切开；（f）"X"表示"V"的上边缘和下边缘，在皮肤闭合之前通过皮下缝合来闭合；（g）sub-Q 层；（h）顶点和最低点缝合侧面观；（i）手术完成；（j）术后 6 周。Source: M. Goodman. Reproduced with permission.

更喜欢 Vicryl Rapide 线，因为只要皮下组织对合整齐，无死腔遗留，在表皮上连续性缝合使用的 Vicryl Rapide 线可在 10～14 天内降解，且它不像单丝那样"硬"和具有刺激性 [图 8.23（h）和（i）]。

8 包扎：切口外涂丝裂霉素软膏，外敷不黏敷料

（Telfa 等）、纱布和穿上一次性内裤。术后活动需注意，宜缓慢分阶段进行，避免在 1～2.5 h 的截石位手术后预先给药的患者出现体位性低血压。

4～6 周后可获得较满意的初期效果，且可恢复包括性生活在内的全部正常活动 [图 8.23（j）]。但是需要注意的是，3～6 个月才会达到最稳定的

效果。

图 8.24 是作者行 V- 楔形术整复阴唇肥大术前、术后效果。注意不同的解剖结构和各种美学效果。照片均拍自术后 6 ~ 12 周。

大阴唇成形术

与小阴唇缩小术相比，大阴唇缩小术在临床开展较少，患者多为大阴唇形态异常且有褶皱，缺乏性吸引力[1,15]。大阴唇缩小术是通过垂直方向切除阴唇表真皮皮肤组织来实现的，为避免凹陷褶皱，通常不伴皮下 Colles 筋膜层内脂肪组织的切除，使用非反应性合成单丝缝线通过皮下缝合切口，优选 3-0 至 5-0 皮下缝线或尼龙线间断缝合皮肤。如果切口出现撕裂，可以用合成的非反应性可吸收缝线

修复像 "手指" 一样覆盖其下层脂肪的 Colles 筋膜。如果保留较多的阴唇组织，则缝线痕迹可隐藏在自然的皮肤褶皱内。大阴唇成形术也可以通过自体脂肪移植或注射合成填充剂来完成。最近，Red Alinsod 博士利用射频能量，使用 15 ~ 20 mm "桨" 样针来加热，使皮下胶原蛋白发生变性、"收缩"，对于少量肥大阴唇组织则适度改善即可。两侧的治疗时间共约 20 min，每隔一个月重复 2 次。目前所有病例处于随访中，效果等临床数据有待进一步的观察，目前 Alinsod 博士建议最好每 18 个月重复治疗一次。

我是如何做的：大阴唇成形术

——*Michael P. Goodman*

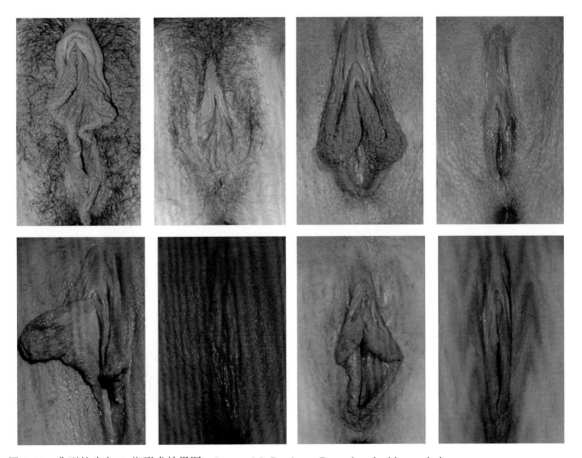

图 8.24 典型的改良 V- 楔形术效果图。Source: M. Goodman. Reproduced with permission.

同小阴唇和外阴的其他部分一样，大阴唇也存在个体解剖差异。阴唇可能是平坦的或突起的。由于妊娠、年龄、体重明显下降和（或）遗传等多种因素，大阴唇可能变得肥大增厚，大阴唇局部皮肤可能出现"下垂"或显得过度突出，会阴形态过度饱满容易造成尴尬局面，例如贬低地称女性该处为"骆驼趾"，在穿紧身衣服时其外形更加明显。

女性会因为各种各样的理由而要求改变大阴唇的大小。一个常见的个人原因是在健康的年轻女性出现"臃肿"的外观，这些女性表现为拥有过度饱满的阴唇。这绝不是"异常的"，但是，正如很多美容性诉求一样，因为上述的"骆驼趾"、过度"丰满"的外观，女性希望对其进行"修整改善"。另一个常见的原因通常是经产妇或"老年"妇女由于肤质弹性下降、怀孕导致的过度发育或体重减轻而使大阴唇呈现出组织多余和"下垂"的外观。

手术方法

手术方法相对简单。首先要明确理解患者要求手术的目的，坦率告知患者并探讨可能出现的结果，并真实评判已做过类似手术的女性的术后效果。

大阴唇成形术可以在诊室或外科中心或其他门诊机构进行。麻醉选择参考其他阴唇部位美容手术（见第14章）。手术可以在诱导麻醉、气管内插管全身麻醉和局部浸润麻醉下进行。以下是该手术方法的一般原则及一些"建议"。

1 准备/设计/麻醉：大阴唇部位属于有毛区。任何修剪、剃毛或其他脱毛应在手术前1周进行，或术前即刻进行，以避免手术区域发生毛囊炎症。在双腿内收位置评估并明确大阴唇解剖情况后，患者取截石位，双腿外展。如果手术超过1.5 h（例如与其他生殖器整形手术同时进行），则推荐使用支撑软管或SCD（译者注：一种抗血栓泵系统）。在适当的皮肤准备后，使大阴唇干燥并用无菌标记笔画出切口线 [图8.25和图8.26（b）]。如果选择局部麻醉，作者一般使用0.25%~0.5%布比卡因。为了避免布比卡因的毒性，作者更倾向于选择0.5%的浓度，总量控制在30 ml。如果同时需要进行其他整复手术，将

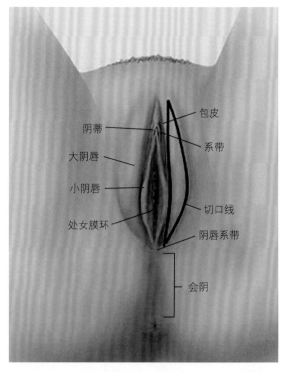

图8.25 大阴唇成形术。Source：R. Moore and J. Miklos. Reproduced with permission.

麻醉药浓度稀释至0.375%或0.25％（见第14章）。

作者所有阴唇部（大阴唇和小阴唇）的手术均在其诊室进行，使用0.15~0.2 ml碳酸氢钠/10 ml麻醉剂，1.5英寸/25 G针头给药。首先在椭圆形切口的最低点处打出皮丘，然后在切口线外部用一小束麻醉剂进行局部浸润。必须注意的要点是该区域的表皮相对菲薄稚嫩，且神经支配丰富（避免出现注射麻醉损伤！）。

2 切开和切除：与其他生殖器整形手术一样，切口线的设计十分重要。作者从内侧开始设计，"内"侧切口线设计在垂直位于大小阴唇间沟和有毛与无毛区域的交界处。外侧切口线根据解剖结构、患者需求及皮肤弹性来设计，切口线的外侧部分以曲线方式延伸，可以包括大部分多余的阴唇上皮，在下肢外展时出现"变平"外观。大阴唇下方最低部位出现额外多余组织的情况并不罕见，将切口设计成"泪滴状"，并将切口线延伸到下方多余组织区域内，以便完整

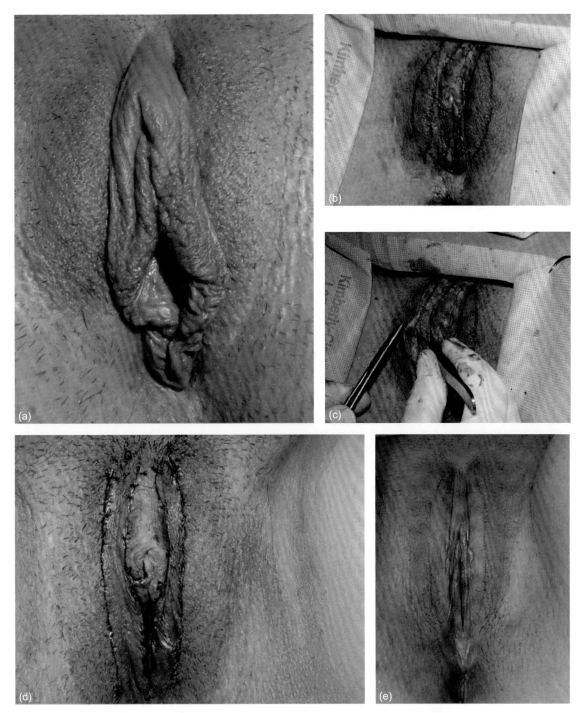

图 8.26 （a）大、小阴唇成形术术前。（b）大、小阴唇成形术切口设计线，曲线切除，得到"扁平外观"。肿胀麻醉后阴蒂水肿。（c）皮下层缝合。注意保留皮下完整脂肪垫。（d）术后效果观。皮下层行 5-0 Monocryl 线或 5-0 Vicryl Rapide 线间断缝合以消除"裂隙"。（e）术后 6 周。Source: M. Goodman. Reproduced with permission.

去除多余组织，避免愈合后出现"猫耳"。可以通过解剖刀、电刀、激光或射频能量等切开皮肤，尤属触摸式激光纤维和射频使用便捷。作者从下至上进行切口设计线的切开，以避免渗血模糊切口线。切口深度不超过 2～3 mm，用剪刀或外科手术纤维进行浅表性皮肤切除。切除皮肤时切忌不要侵及 Colles 筋膜。

3 整复：再小的外科手术也要严密止血，小静脉和小动脉出血使用电凝止血；较大的血管和大多数动脉出血使用 4-0 或 5-0 多丝或单丝延迟吸收性缝线进行缝扎止血。仔细检查 Colles 筋膜是否完整连续；如有缺损，可用细口径可吸收缝线修复。作者使用 4-0 编织或单丝倒置缝线间断或连续缝合皮下组织层，包括部分皮下筋膜层，但没有脂肪层 [图 8.26（c）]。此方法可达到既无张力也无死腔，手术安全与外观美观并重的目的。作者尝试过多种缝合方法，最终认为 5-0 Monocryl 线皮内缝合或间断 5-0 尼龙线皮肤缝合最为合适，可在术后 7～10 天内拆线。如果行皮内缝合，作者偶尔会使用间断 5-0 Vicryl Rapide 线，严密闭合切口使皮肤表面不见任何"间隙"[图 8.26（d）]。另一种选择是使用 Steri-Strips，或皮肤闭合产品如 Dermabond。

术后制动参照小型阴部整形术（见第 12 章）。正常活动可以在 1 个月内恢复，完全恢复需要 6～12 个月 [图 8.26（e）、图 8.27（b）、图 8.28（c）和图 8.29（b）]。

我是如何做的：阴阜缩小术
——*Otto J. Placik*

阴阜（mons pubis，MP）是位于耻骨联合前的隆起部，由皮肤及很厚的脂肪层所构成，下邻两侧大阴唇[16]。阴阜过度生长或尺寸过大称为阴阜肥大，可能与其松弛和（或）下垂有关[17]。治疗手段可选择局部整形术，但更多人称之为"阴阜年轻化整复"[18]。阴阜缩小术和（或）悬吊术通常可以达到良好效果。

阴阜解剖学边界模糊，大致定义为顶部为带毛发的阴部区域，两侧至腹股沟褶皱位于外阴顶端的下方折返处（也被称为前唇连合）。这些解剖学界限位置因人而异，并不固定。阴阜因皮下脂肪丰富，其外表通常突出隆起，过渡到外阴阴道裂口处开始变薄（前唇连合处），并由此被表浅筋膜系统（superficial fascial system，SFS）分隔开，再延续成 Colles 筋膜，其下深层皮下脂肪组织一直延续到大阴唇的位置。阴阜主要由髂腹股沟神经的分支支配。血供主要发自腹壁下动脉，以及从下方供应大

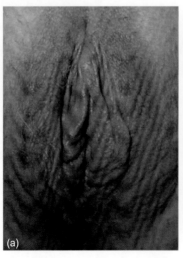
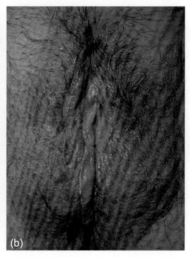

图 8.27 （a）61 岁女性，发展了一段新恋情，她自觉阴部"衰老且下垂"。（b）改良 V- 楔形 /Y 术后 1 个月，大、阴唇联合缩小整形术。Source: M. Goodman. Reproduced with permission.

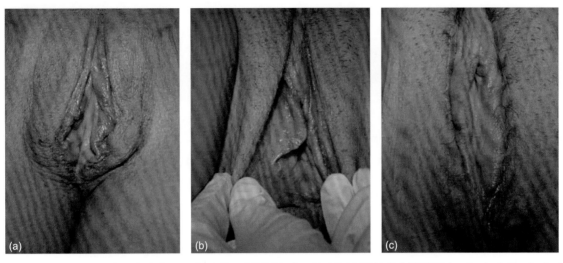

图 8.28　（a）大阴唇成形术术前。患者无明显小阴唇肥大。注意凹陷褶皱的大阴唇形态。（b）术前。（c）大阴唇成形术和会阴成形术后 1 个月。注意大阴唇成形术后伤口愈合情况。Source: M. Goodman. Reproduced with permission.

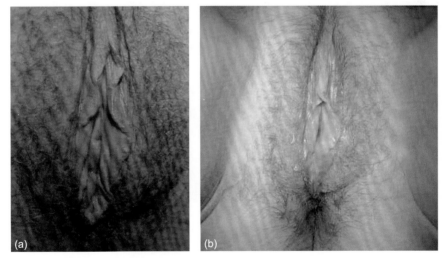

图 8.29　（a）大阴唇成形术、会阴成形术术前；（b）大阴唇成形术、会阴成形术术后 6 周。注意大阴唇成形术切口线几乎不可见。Source: M. Goodman. Reproduced with permission.

阴唇的阴部外侧动脉侧支。

　　怀孕及体重增加会导致阴阜体积变大。随着分娩或随着年龄增长、体重减轻和衰老等改变，阴阜局部皮肤会出现不同程度的松弛及下垂。

　　部分较为敏锐的患者会发现并意识到，腹壁成形术切除多余松弛的脂肪皮肤组织后，阴阜会变得更加明显[17-18]。患者会自诉保持局部卫生困难，并且容易导致糜烂、红斑或念珠菌病等问题[15-16]。引用性功能改变这一描述更为贴切[15-16]。患者常常

会抱怨在穿着裤子和泳衣时感到十分不适[15]。

　　皮肤弹性尚可的情况下，治疗手段可以是简单的脂肪切除术以减小体积，最常用抽吸辅助脂肪切除术、独立或联合超声辅助脂肪成形[19]、激光辅助溶脂术和体内或体外射频辅助溶脂术等共同进行。上述手术方式可以统称为"吸脂术"，常与腹部整形手术或本书其他章节所涉及的大阴唇整形手术联合进行。虽然经常在腹壁成形术时采用该手术，但是阴阜缩小术可以作为分期手术择期进行。大多

数外科医生首选皮肤水平切口，因为瘢痕往往比较隐蔽。

治疗目的是实现从腹部到耻骨区的平滑过渡。

平滑的曲线设计能够获得令人满意的效果。具体手术技术与方法如下：

1 如果进行联合手术（大腿提升术或小阴唇缩小术），体检时患者先取站立位检查阴阜情况，再取截石位，如此可对阴阜、阴唇、腹壁的大体情况进行详细检查。

2 该区域水肿时间较长。

3 该区域易出现瘀斑。

4 该区域（特别是在减肥之后）内有大血管走行分布，止血需仔细。

5 永久性表浅筋膜系统缝合可能会导致缝线肉芽肿。

6 如果有阴阜下垂，单靠吸脂是不够的。

7 表浅筋膜系统的修复至关重要。

8 深层组织中有淋巴管走行。

9 阴阜与大阴唇需同时手术整复时，需先做阴阜成形术，从而判断大阴唇是否为真性肥大。

10 避免过度切除阴阜或小阴唇处脂肪，注意与腹部皮下脂肪层的厚度匹配，保持腹部下部到耻骨联合处外形平滑过渡。

11 超声辅助脂肪成形术通常容易引起感觉迟钝。

12 过量抽吸深层脂肪可能导致局部血清肿的发生。

13 水平切口应该位于外阴裂口上 5~8 cm 处。

14 阴阜的宽度为 8~16 cm。

手术方法

病例分析：减重手术后行阴阜悬吊缩小术。

对于此类情况，阴阜成形术往往与腹壁成形术联合进行，而不是单独进行。如果患者能够客观认识瘢痕的存在，能够正确对待好与不好的术后效果，那么往往会有很好的预后。吸脂、大阴唇缩小术、腹壁成形术、大腿皮肤切除术和激光脱毛等辅助手术可被视为整体美学规划的一部分。

阴阜手术特别是与腹壁成形术或体形矫正手术联合进行时，通常在门诊或医院医疗机构并在全麻下开展。单纯吸脂或有限的提升手术可在局麻或区域阻滞麻醉下进行，并根据需要使用镇静剂。局部肿胀麻醉可在治疗室内应用。

术前准备/标记：术前禁止吸烟至少 4 周。术前 2 周停用阿司匹林和非甾体类药物。如果患者围术期有真菌感染病史，则必须要求其在手术前 1 周内使用局部非处方抗真菌药物，如 1% 克霉唑乳膏，每日 2 次，每次 150 mg，联合酮康唑口服，直至手术前一晚。

在手术当天，患者接受服装检查，确定腰带下隐藏切口的最高位置（图 8.30）。不同患者根据不同类型的预期术后服装来调整切口的位置。

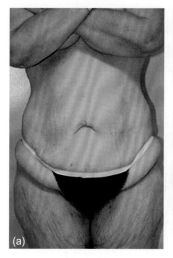
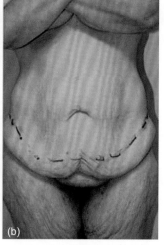

图 8.30 （a）和（b）术前。减重手术患者接受扩展的腹壁成形术、大腿皮肤切除术和阴阜悬吊缩小术。嘱患者将腰带调整到所需的水平，切口必须位于其下方。Source：O.Placik. Reproduced with permission.

嘱患者主动抬起腹侧腹膜以模拟腹壁成形术的效果（图 8.31）。然后评估阴阜的饱满度和下垂 / 松弛度。需要考虑 4 个因素：①切口距离外阴裂口的顶点至少为 5 cm；②外阴裂口的顶点应该位于耻骨联合交点处；③腹壁切口的选择应至少在脐下 10 cm 位置；④注意是否存在大阴唇形态扭曲畸形。对于本例患者，考虑到腹部联合阴部整体的明显松弛，将松弛皮肤伸展后，且在皮肤处于张力状态时，设计最低切口水平线位于外阴裂口上 5 cm 处，以及需要切除的周围组织区域（图 8.32）。

如图 8.33 和图 8.34 所示，让所有松弛组织结构处于一定张力状态下，通过对皮肤的牵拉来表现，并标画手术设计线。这样使站立位置时切口隐蔽不可见（图 8.35）。

准备 / 麻醉：手术前 1 周应避免脱毛。应该警告患者，特别是在手术前 1 周或 1 天的剃须可能导致伤口感染的发生率增加。术前即刻完成剃须或修剪准备即可。患者常取仰卧位，但如果同时设计大阴唇或其他外阴手术，则首选截石位。通常在全身麻醉或脊髓麻醉下，采用仪器监控及辅助生命体征，使用梯度压力袜或连续压力装置预防血栓发生。高危人群需准备药物等预防措施。如果手术超过 1.5 h（例如与其他生殖器整形手术一起进行），推荐使用支撑软管或 SCD。如果为局部麻醉，作者采用 10 ml 含 1% 利多卡因和肾上腺素的麻醉药（27 G 针头）行切口局部麻醉，然后再注射 50~1000 ml 含 1% 利多卡因和肾上腺素的生理盐水或乳酸林格液的麻醉肿胀液。表浅和深层脂肪的麻醉浸润需要 150~250 ml 局麻药，可以使用 19 G 脊椎针或浸润套管 / 泵进行。如果是全身麻醉，也仍然需要上述局麻药。局麻药的功效是使用后促进局部血管有效收缩（通常需要 7~10 min）。

传统上，外阴用聚维酮碘或葡萄糖酸氯己定溶液预处理。经过术前准备、测量和标记后，手术得以顺利进行。在上下皮瓣上每隔 4~5 cm 做一次 Hash 标记，以尽量减少可能出现的排列不齐和"猫耳"。当需要手术的范围较大时，为不让术前标记模糊及区分清楚，常使用钉书钉来进行标记（图 8.35）。

小型缩小术可以通过吸脂术（各种技术）进行，对于耐受性较好的患者，可在局部麻醉下实施手术，也可以在治疗室使用镇静措施。采用

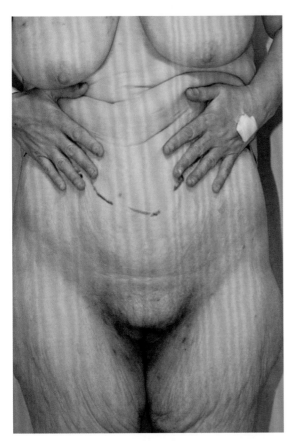

图 8.31　嘱患者将腹部皮肤向上牵引。即使在腹部皮肤上移的情况下，仍可看到持续性阴阜下垂和过饱满外形。Source：O.Placik. Reproduced with permission.

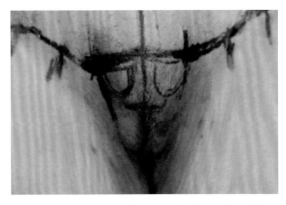

图 8.32　将腹部皮肤整体上移，来完成阴阜的手术设计。Source：O.Placik. Reproduced with permission.

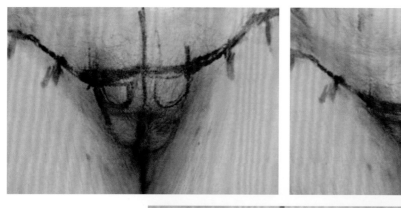

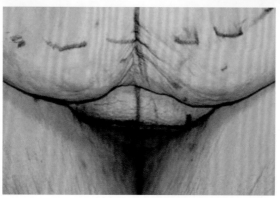

图 8.33　通过减少腹部皮瓣向上牵拉的张力，阴阜会变小，并且下垂的腹部组织能够掩盖并隐藏其下切口线。
Source：O.Placik. Reproduced with permission.

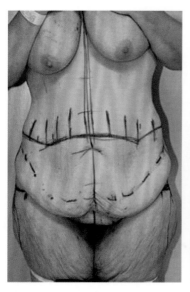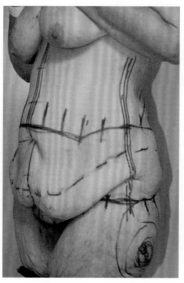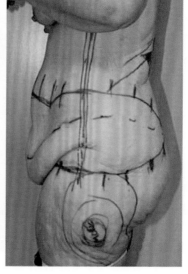

图 8.34　术前标记完成后照片。下垂的腹部松弛组织基本完全遮盖膨隆的阴阜部位。Source：O.Placik.
Reproduced with permission.

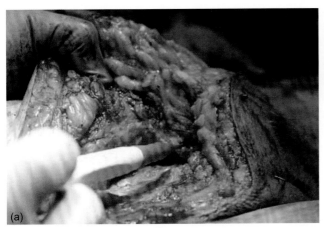
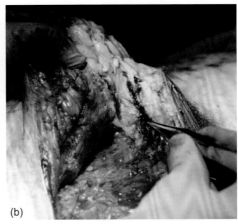

图 8.35 （a）和（b）从患者右侧观察阴阜切口。（a）随着组织的切开分离，可见由电刀尖所指的表浅筋膜系统。订书针安置在标记线上。（b）紫色墨水标记的是经分离后能够游离的多余阴阜组织。Source：O.Placik. Reproduced with permission.

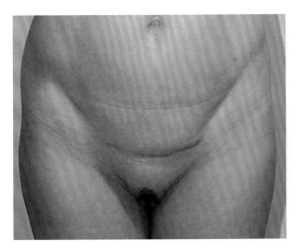
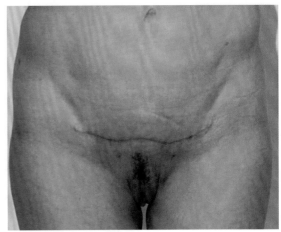

图 8.36 左图为术前，右图为腹部及阴阜部脂肪抽吸联合脂肪切除及皮瓣筋膜悬吊术后 3 个月。Source：O.Placik. Reproduced with permission.

Pfannenstiel 切口进行阴阜缩小整形术或悬吊术，术后往往达不到满意的外观及美观（图 8.36）。但是，正如案例所示，在大多数患者中，作者更加倾向于使用全身麻醉。

切口和切除：切口可以用手术刀、电刀、激光或射频完成。作者通常选用 10 号或 20 号刀片（用于更大的切口），然后用电刀进行止血和深层的剥离。如图所示可见表浅筋膜系统 [图 8.37（a）和（b）]。在整复周围或外阴结构前，作者会同时完成诸如腹腔 / 髋 / 大腿皮肤切除等手术部分。如

图所示，腹壁成形术已完成，图中视野为从床头向床尾方向查看切口等情况（图 8.37 和图 8.38）。

阴阜缩小术：首先开始耻骨脂肪的切除，如图 8.37 所示。表浅筋膜系统深处的脂肪首先从表浅筋膜系统边缘开始剥离，用电刀朝耻骨联合体方向走行。大血管必须用电凝止血或缝扎来仔细止血。评估大阴唇丰满度，在保证大阴唇适度丰满外形及无附加切口等前提下按计划缩小大阴唇，切除大阴唇脂肪时需保守，因该处位于 Colles 筋膜脂肪层。每个步骤都要反复评估阴阜的厚度。如果

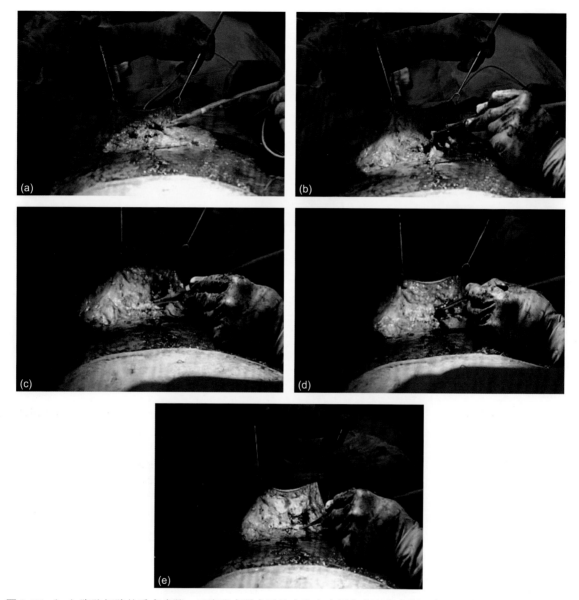

图 8.37 （a）脂肪切除的手术步骤。于腹壁成形术后从床头向床尾方向观察术野。牵开器在耻骨皮肤上。电刀所指为标记成紫色的阴阜表浅筋膜系统。（b）表浅筋膜系统和耻骨联合之间的深层脂肪可行电刀切除，该区有丰富的淋巴分布。（c）切除深层脂肪后，镊子指向耻骨联合。用紫色墨水标记表浅筋膜系统深层。（d）深层脂肪切除后，大阴唇也会得到缩小，处理完深层脂肪和大阴唇后，对表浅筋膜系统表面的脂肪可以进行保守的切除，以便使周围的厚度与腹侧皮瓣相匹配，该过程也可以通过吸脂来完成。（e）手术分离完成。镊子指向明显的耻骨联合和覆盖深层脂肪的右侧大阴唇位置。Source：O.Placik. Reproduced with permission.

阴阜仍显臃肿，作者会小心翼翼地切除多余的浅表脂肪，但会时刻保持表浅筋膜系统的完整性。有时候，作者会使用一个 2 mm 或 3 mm 插管，采用开放式吸脂术，随后根据需要在接下来的手术过程中进一步精细调整组织厚度。

阴阜悬吊术：图 8.37 所示为剥离操作过程，图 8.38 所示为悬吊操作过程。作者将选择一个点，将表浅筋膜系统悬吊在距离耻骨联合上方 5 cm 以

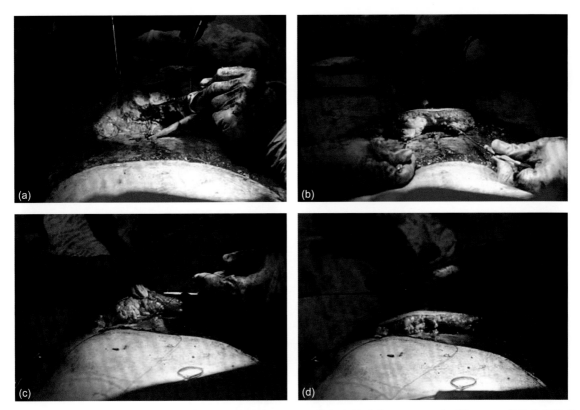

图 8.38　（a）阴阜悬吊术。镊子提起表浅筋膜系统，电刀所指的耻骨联合上 5 cm、脐下约 10 cm 的腹直肌筋膜处为悬吊位置。（b）将表浅筋膜系统向上拉伸伸展使具备一定张力，拉至腹直肌筋膜拟悬吊处。两个手指提捏来感觉大阴唇和外阴处的厚度，使其同腹部皮瓣厚度相匹配。（c）PDS 间断缝合完成表浅筋膜系统与腹直肌筋膜的缝合与固定。缝合时需助手牵拉阴阜皮瓣以缓解局部张力。（d）评估阴阜整体轮廓及大阴唇和外阴部位的结构，根据需要进行微调。开放吸脂术可以进一步减少残留多余脂肪，使看起来平整，且符合腹部皮下脂肪厚度。Source：O.Placik. Reproduced with permission.

上、脐下至少 10 cm 处的腹直肌筋膜处。这可能需要根据患者的体型进行一些调整。首先将表浅筋膜系统向上牵引并将其提升到拟固定位置，同时评估对周围组织及外生殖器的影响来均衡调整，并最终固定到满意且合适的位置。当助手放开牵拉的皮瓣后，筋膜被几根间断缝合的 0 号 PDS™ 缝线锚定固着。与阴唇成形术一样，止血务必谨慎仔细。

修复术：对阴阜外侧的腹部皮瓣等其他皮瓣，与上述术式相同，将表浅筋膜系统用 0 号 PDS™ 线间断缝合固定，每针间距为 2.5～5.0 cm。作者用带刺缝线（2 号 Quill™ 或 1 号 Stratafix™）进行缝合，以避免死腔的形成。作者一般每间隔 1～2 cm 用 2-0

Vicryl™ 线缝合真皮深层。但是，作者发现这些缝线容易排斥外露。作者更喜欢 Vicryl™ 这样的线容易保持牵拉张力，但在使用这些缝线时间隔可以大至 5 cm 左右，使用 3-0 Monocryl™ 缝线来闭合真皮深层。之后行 3-0 Monocryl™ 或 2-0 Monoderm™ 线皮下连续缝合。伤口用 Xeroform™ 纱布覆盖，因为术后 48 h 伤口开始有渗出，需用皮钉每间隔 5 cm将其牢靠固定在皮肤上而保持敷料位置不变。

包扎和即刻术后护理：通常伤口覆盖有具备吸收能力的 ABD 垫或 Topifoam™ 纱布，外包腹带。建议使用网状内衣和冰敷，因为对阴阜部位很难实现加压。术后 3～5 天取下 Xeroform™ 和 U 形钉，

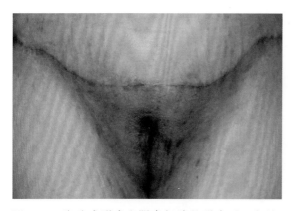

图 8.39 腹壁成形术和阴阜切除整形术后 3 个月。
Source：O.Placik. Reproduced with permission.

而后行 Steri-Strips 包扎 2 周，再用 Micropore™ 固定 2~3 个月。术后需持续腹部压迫 3 周，从术后即刻就需开始使用市售的压力服（如 Spanx™），使用时长总计为 6 周。一般在术后 3 天（见上文）、10 天（血清检查）、3 周（停止腹带压迫），偶尔在 6 周（解除活动限制），以及 3 个月和 6 个月时观察患者，以进行长期随访和拍照（图 8.39～8.41）。

阴蒂包皮缩小术

　　阴蒂包皮缩小术（clitoral hood reduction，CHR，或 reduction of clitoral hood，RCH）一

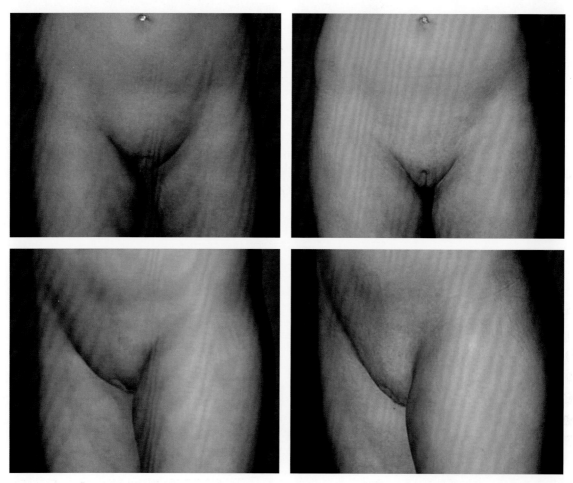

图 8.40 腹部及阴阜脂肪抽吸术术前（左图）及术后 3 个月（右图）。Source：O.Placik. Reproduced with permission.

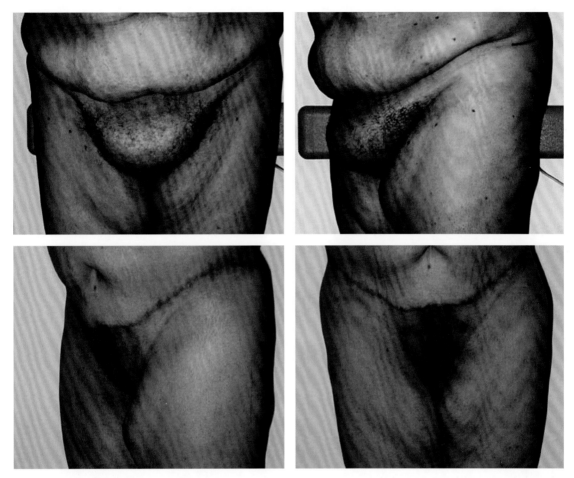

图 8.41　"迷你"腹壁成形术、阴阜及大阴唇缩小术术前与术后，观察外阴裂口明显抬高（<5 cm）。可见外阴裂口外侧的旁正中垂直手术瘢痕。Source：O.Placik. Reproduced with permission.

般与阴唇缩小术同时进行。小阴唇中央、两侧有多个皮肤褶皱，并延伸至阴蒂包皮位置，它们共同构成阴部组织突起与膨隆，肥大的阴蒂包皮令患者十分烦恼。很少情况下仅单独整形肥大的阴蒂包皮，而不进行阴唇的修饰。正如书中许多照片和图表对阴唇缩小术的解剖学描述那样，如果阴蒂包皮同小阴唇在解剖结构上并不直接相连时，阴蒂缩小术是独立进行的，即肥大阴蒂包皮缩小术的切口不与小阴唇切口线相连续。

对于多余的皮肤组织可以进行单侧或双侧的切除，但阴蒂体下侧方部位的手术则应小心谨慎在浅层进行，以避免损伤由侧面进入阴蒂体中央的血管和神经，这些神经、血管由深至浅分布在可移动的阴蒂皮肤上。从侧面看，阴蒂组织较为平整，因为其表面皮肤富余，能够覆盖肥大的阴蒂体。但从阴蒂中间区域来观察，皮肤紧张并与其下筋膜紧密相连，此处剥离困难且有较多的神经分布，剥离时宜轻柔。无论使用手术刀、组织剪、激光、射频或电针（切割电流）来进行手术操作，均须非常小心并保持分离层次接近切口浅面，仅切除松散 / 多余的皮肤即可。表皮可用组织剪、激光、电刀或射频来去除，因此处表皮使用激光或射频容易使能源聚焦，也能达到完美的手术效果。

除非必要，否则最好不要在包皮中央位置做水平切口来切除多余组织。如果根据解剖需要，可以将中央多余皮肤向侧方牵拉来修复缺损，并采用细的可吸收缝线双层（sub-Q和皮肤）连续或间断缝合（图8.42）。尽管如此，如果多余的阴蒂包皮在阴蒂头上隆起且难以修整，则可以通过在中央包皮上方形成一个非常表浅的菱形切口，水平缝合切口从而实现"阴蒂包皮缩小"。由于该处缝合切口易有较大张力，因此皮下减张缝合显得尤为必要。如图8.43所示。

如果包皮过长限制阴蒂外露（理论上阴蒂为敏感性器官），宜使用泪道探头，因#1或#2 Hegar扩张器或其他器械可能会造成阴蒂的损伤。用组织剪、激光器、射频或电子器件（避开阴蒂头）将阴蒂包皮从中线切开，仔细剥离皮下。将形成皮瓣像窗帘一样拉向两侧，每侧用1或2级尼龙缝线牵拉固定，待7~10天后拆除。图8.44描述的是一位伴有长期包皮组织硬化的患者，已用雌二醇/睾酮透皮凝胶预处理6个月时间。细致的术后护理、术后使用氯倍他索睾酮及频繁的性行为会提高手术治愈的机会，但即便是手术和辅助治疗，阴蒂头部一直外露的机会也不会很大。

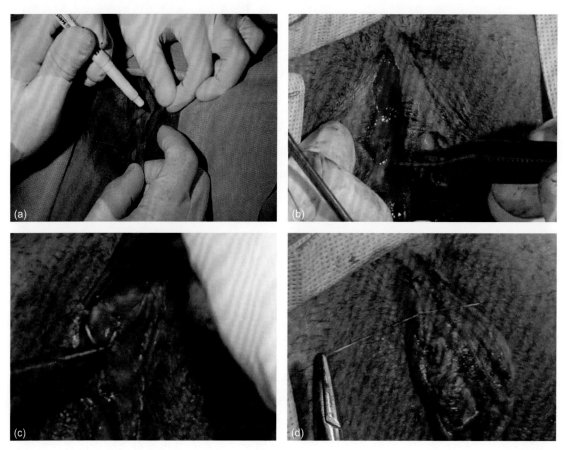

图8.42　(a)从包皮两侧直接线形切除术前标记好的肥大的阴蒂包皮。(b)切除组织深度达2~3 mm，电凝止血，进入皮下层。(c)缝合闭合皮下组织层。(d)皮下缝合完成。使用5-0 Vicryl Rapide线间断缝合以确保双侧切口在同一水平线上。Source: M. Goodman. Reproduced with permission.

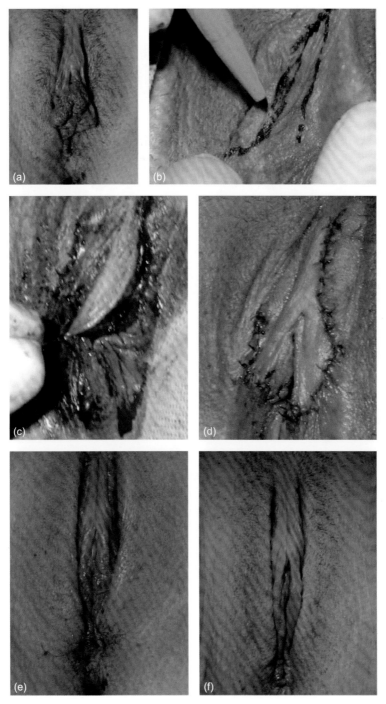

图 8.43　（a）大阴唇成形术、阴蒂包皮切除术术前。从阴蒂包皮系带至两侧阴唇及阴蒂包皮，采用 V- 楔形切除手术是最佳选择，"Y"形改良术还可以修整肥厚的阴蒂包皮。（b）使 V- 楔形切口的最低点包括多余的阴蒂包皮（本图中显示为被牵拉的阴唇）。（c）"Y"形切口部分，切除掉多余的阴蒂包皮组织。（d）5-0 Vicryl Rapide 线间断缝合，手术完成。（e）术后 1 个月。（f）术后 6 个月。Source: M. Goodman. Reproduced with permission.

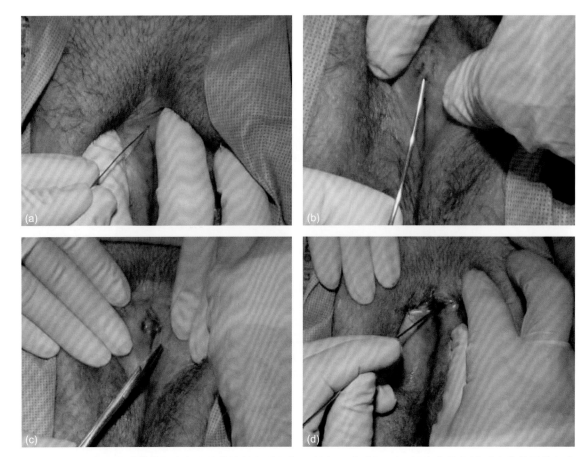

图 8.44 （a）该图显示阴蒂包皮中央处萎缩的包膜组织，局部凹陷明显。（b）表皮分离暴露隐藏的阴蒂包皮。（c）阴蒂包皮剥离并暴露阴蒂头。切口用 5-0 Vicryl Rapide 线或 6-0 Vicryl 线缝合。（d）5-0 尼龙线已被广泛用于"覆盖遮挡"和修复创面，防止组织粘连。术后 5～10 天拆线。局部外用睾酮＋氯倍他索软膏 q.d～q.o.d. 3 个月。
Source: M. Goodman. Reproduced with permission.

处女膜成形术

处女膜成形术（hymenoplasy）是一种修复/重建女性处女膜的手术方法，不同的国家会对其有不同的文化认识，它通常在婚配或适婚的穆斯林女性眼中被视为珍宝，因为婚前曾有过频繁性生活的她们常常会担心阴道松弛及不发生性交出血。有少数的西方女性会寻求这种手术，因为处女膜破裂这种"破处性行为"被当成是给予其性伴侣最好的"礼物"。

一般来说，上述人群寻求处女膜重建的目的非常明确，即为了达到处女膜完整紧缩，并在性交时造成处女膜破裂并出现出血的目的。虽然西方人可能很难理解这些行为，但对于有这些文化要求的国家来说则是十分严格苛刻的，如果不发生性交时出血，往往后果可怕且不堪设想。

手术方法

利用与做会阴成形术时用到的类似的两

个至多个小菱形手术切除法，其最大宽度在处女膜环和外部顶点内，未达前庭部（图8.45），每个切口均使用精细的可吸收缝线垂直闭合，使修复后的处女膜孔径尺寸减小（图8.46）。Alinsod博士使用的一种替代方法是在12点、6点方向剥离并修复处女膜，使这些区域愈合后一般均可保证能在性交时发生出血。然而，这种方法在解剖学上并不"纯粹近似人体生理结构"，并且，一些年轻的伊斯兰妇女经历此手术后，在婚前"检查"时往往会被发现而导致婚检失败。

更多术式

手术方法不止一种，但不包括小阴唇缩小和阴蒂包皮缩小联合手术这一组合。以下对于此类手术的几种方法进行简略的介绍：

1　对于手术，你能够坚持下来吗？

2　仔细核对麻醉药总量及麻醉药浓度，注意麻醉药毒性。作者通常会选择布比卡因，浓度为0.5%，如果麻醉药用量（0.5%布比卡因）>30 ml 0.5%，作者会针对这一方面进行药物剂量或浓度的调整来降低毒性。浓度为0.25%的布比卡因，其潜在毒性会出现在当用量>60 ml时。当然，毒性随体重而变化，这里所述麻醉药剂量是针对身材娇小的（~110-120#）女性而言。根据患者体重的不同来计算所需的麻醉药剂量及浓度（0.5%、0.25%或二者混合比例来生成0.375%的解决方案）。必须避免布比卡因药物毒性！

3　为了防止长时间导致的静脉回流阻滞问题，请记住使用下肢加压装置（通常手术时间>2 h时需要准备，但这也取决于患者的年龄和下肢血管情况）。

4　阴道紧缩术联合阴唇成形术：首先进行会

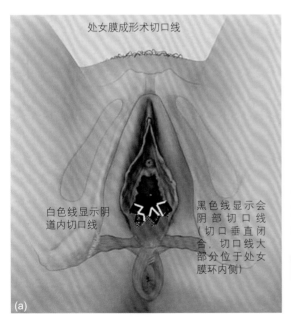
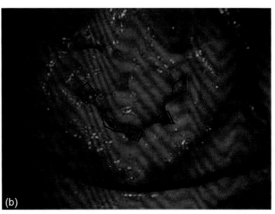

图8.45　（a）处女膜成形术切口示意图。Source：R. Moore and J. Miklos. Reproduced with permission.（b）处女膜成形术潜在切口

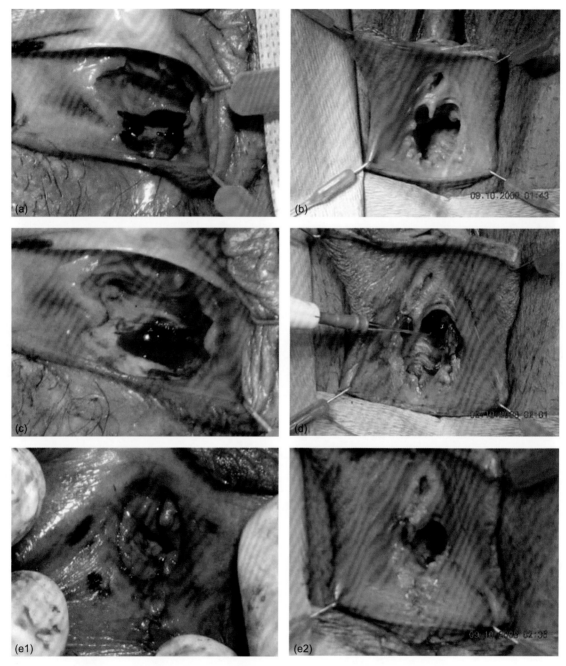

图 8.46 （a）案例 # 1，标记修复部位。（b）案例 # 2，术前。需要修复的部位为 6 点及 9/10 点，约为处女膜周径 2/3 处。（c）案例 # 1，切口位于处女膜下壁 6 点方向。（d）案例 # 2，做处女膜周径 2/3 处切口。（e）术后（案例 # 1 左侧，案例 # 2 右侧）阴道口缩小明显。Source: M. Goodman. Reproduced with permission.

阴成形术。虽然应该先做相对"清洁"的阴唇手术，因阴道为有菌环境，而后再做阴道紧缩术，但阴唇局麻药会引起局部组织水肿，特别是如果通过曲线切口进行阴唇侧方切除并且患者后部紧密结合时，这种水肿可以使阴道后连合、外阴前庭和（或）会阴的美学剥离十分棘手。当联合实施大、小阴唇成形术时，根据作者经验，先做哪一个手术根据个人喜好选择即可。

5 需要注意的是，联合实施多个手术往往需要更长的恢复时间，这要求患者需要具备良好的身体素质，休息时间更长，术后组织水肿等不适更长。所以，术前需要和患者进行详细的沟通并确保能够得到患者的理解与同意。

结语

作者希望本章能够为有抱负的外阴生殖器整形美容外科医生提供一个坚实的实践操作基础；并且作者认为，在积极开展这一外科技术之前，还需要亲身实践。

参考文献

1. Goodman MP, Placik OJ, Benson RH III, Miklos JR, Moore RD, Jason RA, Matlock DL, Simopoulos AF, Stern BH, Stanton RA, Kolb SE, Gonzalez F. A large multicenter outcome study of female genital plastic surgery. *J Sex Med* 2010; **7**: 1565–1577

2. Ali AH, Thabet SM. Reduction clitoro-labiaplasty versus clitoro- labiectomy in managing adult onset clitoro-labiomegaly. *Gynecol Obstet Invest* 2009; **68**: 224–229.

3. Girling VR, Salisbury M, Ersek RA. Vaginal labiaplasty. *Plast Reconstr Surg* 2005; **115**: 1792–1793.

4. Rubayi S. Aesthetic vaginal labiaplasty. *Plast Reconstr Surg* 1985; **75**: 608.

5. Miklos JR, Moore RD. Labiaplasty of the labia minora: Patient's indications for pursuing surgery *J Sex Med* 2008; **5**: 1492–1495.

6. Pardo J, Sola P, Ricci P, Guilloff E. Laser labiaplasty of the labia minora. *Int J Gynec Obst* 2005; **93**: 38–43.

7. Krizko M, Krizko M, Janek L. Plastic adjustment of the labia minora. *Ceska Gynekol* 2005; **70**: 446–449.

8. Alter GJ. A new technique for aesthetic labia minora reduction. *Ann Plastic Surg* 1998; **40**: 287–290.

9. Munhoz AM, Filassi JR, Ricci MD, Aldrighi C, Correira LD, Aldrighi JM, Ferreira MC. Aesthetic labia minora reduction with inferior wedge resection and superior pedicle flap reconstruction. *Plast Reconstr Surg* 2006; **118**: 1237–1247.

10. Rouzier R, Louis-Sylvestre C, Paniel BJ, Hadded B. Hypertrophy of the labia minora; Experience with 163 reductions. *Am J Obstet Gynecol* 2000; **182**: 35–40.

11. DiGiorgi V, Salvini C, Mannone F, Carelli G, Carli P. Reconstruction of the vulvar labia minora with a wedge resection. *Dermatol Surg* 2004; **30**: 1583–1586.

12. Choi HY, Kim CT. A new method for aesthetic reduction of labia minora (the deepithelialized reduction labiaplasty). *Plast Reconstr Surg* 2000; **105**: 419–422.

13. Giraldo F, Gonzalez C, deHaro F. Central wedge nymphectony with a 90-degree Z-plasty for aesthetic reduction of the labia minora. *Plast Reconstr Surg* 2004; **113**: 1820–1825.

14. Goldstein AT, Romanzi LJ. Z-plasty reduction labiaplasty. *J Sex Med* 2007; **4**: 550–553.

15. Alter GJ. Management of the mons pubis and labia majora in the massive weight loss patient. *Aesthet Surg J* 2009; **29**: 432–442.

16. Bloom JMP, Van Kouwenberg E, Davenport M, et al. Aesthetic and functional satisfaction after monsplasty in the massive weight loss population. *Aesthet Surg J* 2012; **32**(7): 877–885.

17. El-Khatib HA. Mons pubis ptosis: Classification and strategy for treatment. *Aesthet Plast Surg* 2011; **35**(1): 24–30.

18. Michaels VJ, Friedman T, Coon D, et al. Mons rejuvenation in the massive weight loss patient using superficial fascial system suspension. *Plast Reconstr Surg* 2010; **126**(1): 45e–46e.

19. Hughes III CE. Body contouring of the suprapubic region. *Aesthet Surg J* 2000; **20**(5): 411–412.

第 9 章

手术操作规程 Ⅱ：会阴成形术、阴道成形术和阴道会阴成形术（"阴道整复术"）

吴文伯 译

经验是个很苛刻的老师。因为她总是一上来就把你考倒，然后才给你上课

——*Vernon Law*

引言

阴道整复术和阴道美容手术在妇科、泌尿妇科和整形外科都已经开展起来，并且逐步得到了推广。然而，人们在关注相关外科技术的同时，也对开展这些手术真正的出发点进行了深入的讨论。美容性手术和治疗性手术之间本身就不存在完全清晰的界线，通常情况下，手术过程会同时兼顾两方面的内容。

本章首先将回顾相关手术和操作的背景及历史，列举一些有价值的数据；其次，将对相关技术以及并发症进行介绍，对目前的一些热点争议进行讨论分析。最后，对于采用手术方法改善女性性功能及外阴和阴道美观性这一新领域，哪些报道是基于严谨的科学实践，又有哪些报道具有夸大的成分，本章也将尽可能进行阐述和甄别。

本章将介绍的"阴道整复术"常常被认为涵盖所有择期阴道 / 会阴手术。但是，我们更倾向将其定义为一种为了增强阴道内腔及阴道内口功能而设计的手术，其内容主要包括塑造适度的盆底支撑、阴道内腔修复和阴道内口修复。

阴道整复术

阴道整复术是一个相对较为新颖的术语，是指能够增强女性性功能的阴道腔和阴道口修复术。但是目前"阴道美容术""阴道成形术""阴道紧缩术"或"美容阴道手术"常常也被称为阴道整复术。近期，这一术语已经引起了包括妇科和泌尿妇科在内的多个相关学科的讨论，也受到了普通大众越来越多的关注。阴道整复术到底是一个什么类型的手术，是在患者哪个部位进行操作的，实际上人们还存在很多不解和疑惑。

其中一些手术指的是基于阴道和外阴的美容手术，包括阴唇成形术或处女膜修复术。其他一些手术则是指增强性功能的手术。在本章中，"阴道整复术"主要指修复阴道内腔和阴道内口松弛，改善女性阴道性功能及敏感性的相关外科技术，同时我们也保留了"生殖器美容手术"这一术语，指代外阴的相关手术。阴道整复术也曾被定义为一系列能够"缩紧"阴道腔、增强会阴体强度的技术，其中包括会阴成形术和阴道成形术 [1]。阴道整复术的目的并不是矫正盆底的缺陷，而是对传统的阴道缝合术进行改良，并且常联合盆腔器官脱垂重建手术一起施行。这些手术涉及阴道重建技术，在重建会阴体的同时通过减小阴道腔的直径使阴道的口径得到解剖学层面的调整[2-4]。

基于上述定义，有人提出阴道整复术并不是一个新的领域，他们认为在过去的百余年里，妇科医生一直在治疗由于分娩造成的阴道性性功能障碍。然而，本书中所定义的阴道整复术是针对主诉为阴道松弛继发性功能下降的女性，在发生阴道脱垂症状之前或已经出现脱垂，但尚未达到晚期脱垂前，对其阴道进行尽可能的修复。正如我们后面还将讨论到的，许多准备进行阴道整复术的女性实际上已经出现了阴道脱垂的症状或在检查中发现了相关的临床表现。因此，恰当的修复必须包含盆底支持结构的恢复，此外，引入一些阴道整复的新概念和方法也是必不可少的。

阴道脱垂和松弛（图 9.1）常常在阴道分娩后发生已经是一种共识。我们已经掌握了非常明确的证据证明阴道分娩可以增加阴道支撑力下降、松弛、脱垂以及失禁的风险。大量病理生理学研究已经证实，在阴道分娩后相关提肌[5-6]、神经[7]、骨盆支撑能力[8]都发生了显著的改变。毫无疑问，经产妇比未产妇更有可能出现盆腔器官脱垂和大小便失禁[9]。

充分的流行病学资料证实阴道分娩是盆底肌功能异常最重要的风险因素[10]。来自妇女健康倡议研究（Women's Health Initiative study）的相关数据显示[11]，调整了年龄、人种、体重指数等因素后，至少生育一子的妇女，其子宫脱垂、直肠膨出和膀胱膨出的发病率是未产妇的两倍。已证实阴道分娩时造成的损伤也与性功能有很强的关联性。在产后 6 个月，无会阴撕裂或仅一度会阴撕裂的女性与有更严重的会阴损伤的女性相比，性功能障碍的发生率要低[12-13]。一个有趣的现象是，80.4% 的泌尿妇科学专家声称会同意在分娩时进行选择性剖宫产[14]。

脱垂和性功能

女性性功能障碍是一种由于性欲、性冲动、性高潮紊乱和（或）性交疼痛带来个人压力的疾病[15]。性功能障碍是多因素的，生理的、病理的以及一些相关的因素都可能造成上述情况的发生。在这些因素中，盆底可能发挥了重要的影响。阴道支撑功能的障碍导致失禁、脱垂和性功能障碍的情况是非常普遍的[16]。但是，令人惊讶的是，很少有性功能障碍的相关研究将盆底疾病纳入研究的范畴。至于通过手术矫正盆腔器官的脱垂或大小便失禁，目前已经得到了一致的认可。

美国泌尿妇科协会建议，任何针对盆腔器官支持结构的手术均应将恢复正常的盆底和阴道解剖结构及功能纳入手术目标，包括维持支撑功能，同时维持和矫正肠管、膀胱的结构以及性功能。尽管制订了上述目标，但是，有关性功能和阴道松弛的内容在文献中还很罕见。在泌尿妇科协会主导编撰的教科书中，并没有完整的章节系统阐述性功能以及脱垂相关的内容[17-19]。其中引用的两篇相关文献已经有近 20 年的历史，并且其内容在文

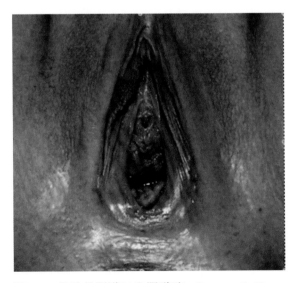

图 9.1　松弛的阴道口和阴道腔。Source：R. Moore and J. Miklos. Reproduced with permission.

中也基本没有被提及[20]。

因此，以下问题亟待得到探讨：①组织或器官的脱垂和（或）阴道松弛是否会造成性功能障碍？②修复是否能够提升性功能和（或）女性阴道的敏感度？对于这两个问题，本章将在分析相关数据的基础上提出一些有意义的结论。最后，我们还将讨论对于较轻的、尚未出现脱垂症状的阴道松弛，仅出于提升性功能的目的，是否需要对其进行手术修复。

对盆底支持结构和相关神经的解剖，以及上述结构同性功能之间的关系进行系统回顾，实际上已经超出了本章的范围；但是，这也更充分全面地证明了阴道分娩和其他一些环境及遗传因素可能导致盆底支撑功能出现问题，进而对性功能产生影响。虽然对盆底和阴道支持结构的修复已经开展了多年，却从来没有将"恢复性功能"作为手术的目标之一，因此，我们首先必须假设阴道的松弛和脱垂将会对性功能产生不利的影响。在评价性功能的多种方法中，盆腔器官脱垂／尿失禁性功能问卷（PISQ）和女性性功能指数（FSFI）是两种经过大量验证的性功能问卷，是进行性功能评价的必要工具[21]。

多项研究也同意这一观点，Novi 等[22] 应用 PISQ 比较了盆腔器官脱垂女性和无脱垂女性的性功能。他们在对脱垂组和无脱垂组进行比较后发现，脱垂会对性功能产生显著的负面效应。这项研究还报道称过去接受了盆底手术矫正脱垂的患者同无脱垂的患者相比，PISQ 评分无显著性差异。这个结论说明，手术修复脱垂可能提高了患者的性功能评分。

Botros 等[23] 利用同卵双生研究设计的方法对分娩与性功能之间的关系进行了研究。该研究通过 PISQ 评价了 276 组性生活活跃的双胞胎女性的性功能，结果显示未生育的女性性满意度评分显著高于经产女性。Barber 等[24] 对存在脱垂和尿失禁的女性进行评价后发现，脱垂相比尿失禁对女性性活跃度及性生活产生的影响更为显著。Rogers 等[25] 也报道了存在脱垂和（或）尿失禁的女性同正常女性相比，前者 PISQ 评分明显低于后者，并且性活跃程度也相对较低。此外，性关系的损害和持续时间的长短与盆腔器官脱垂恶化情况也密切相关[26]。盆腔器官脱垂虽然是阴道松弛更为严重的表现形式，并不完全等同于阴道松弛，但是上述研究的结果已经足够说明，阴道松弛无疑是导致性功能障碍的重要原因。

Srikrishna 等[27] 在评价脱垂是否会损害性功能后发现，在接受脱垂矫正手术的女性中，有 83.6% 认为作为手术主要目标之一的性功能得到了改善。这个结果清楚地表明了存在脱垂的女性能够认识到脱垂对其性功能造成的影响，而改善性功能则是她们进行修复手术的目标之一。接受手术的患者在术后也能够明显感受到性功能的改善。

Azar 等[28] 利用 FSFI 评估脱垂修复术后女性的性功能，同样发现较术前改善。Stoutjesdijk 等[29] 发现，在阴道重建术后，患者性交困难的情况得到了改善，性交频率和满足感均有增加。上述结果在近期也得到了 Rogers 等学者的肯定，他们在一个多中心前瞻性研究中发现，脱垂和（或）尿失禁修复术后患者的性功能评分显著高于术前[30]。

近期的研究显示，脱垂和尿失禁修复术后 6 个月，利用 PISQ-12[31-32] 和 FSFI[33] 问卷评价患者性功能的改善得到类似的结果。Handa 等[33] 评估了最初进入 CARE 试验的 224 名女性的性功能，调查对象患有 PISO 评分 Ⅱ ~ Ⅳ度的脱垂，并且在接受腹部骶骨固定术的术前和术后 1 年均有性伴侣。该研究发现，性活跃女性的比例增加，由于脱垂相关症状而刻意避免性交的女性比例下降，并且平均 PISQ 评分在术后 1 年出现了提高。

Salamon 等[34] 利用 PISQ-12 对一组利用猪脱细胞真皮或聚丙烯补片行腹腔镜下骶骨阴道固定术的患者术前及术后 1 年的情况进行了评分。结果显示，经腹腔镜骶骨阴道固定术能够提高患者的性功能，术中使用猪脱细胞真皮或聚丙烯补片在效果上无明显差异。修复后中期（18 个月至 36 个月）与短期（6 周至 6 个月）的患者相比，PISQ 评分情况基本相同[35-36]。

我们认为，阴道后壁与肛提肌和生殖孔之间的解剖学关系决定了阴道后壁能够对阴道的孔径产生重要影响。对阴道后壁的修复是大多数阴道整复手术的主要组成部分。因此，研究直肠前突修复的相关课题也许与阴道内径以及性功能有着非常紧密的相关性。

Brandner 等[37] 报道称对阴道后壁的修复能够对性功能产生积极的影响。他们对具有直肠前突症状的性活跃患者术前和术后的 FSFI 评分进行了统计。结果显示，FSFI 评分在术后出现了显著的提高，改善的方面主要集中在性欲的增强、性生活满意度的增加和疼痛的减轻。Komesu 等[38] 则通过 PISQ 评分对阴道后壁修复术后患者性功能的情况进行了评价。该研究将接受过盆底重建手术的患者作为研究对象，其中部分同时接受了阴道后壁的修复，而部分则没有进行后壁的修复，通过比较，他们发现阴道后壁修复组与未修复组患者的性功能情况均得到了显著的改善。

Tunuguntla 和 Gousse[39] 发现通过肛提肌成形术进行阴道后壁修复往往会造成女性性交疼痛和性功能障碍，而单纯的阴道缝合术则可以避免肛提肌的改变，从而改善性功能。Komesu 等[38] 报道称，通过后壁修复的方法治疗脱垂和（或）尿失禁的患者术后 PISQ 评分显著提高。Paraiso 等[40] 比较了包括利用移植物在内的三种直肠前突修复方法，结果显示三种方案术后患者 PISQ 评分均显著增高。

对盆腔器官脱垂的修复不仅能够改善女性的性功能，同时也会对男性性功能产生积极的影响。Kuhn 等[41] 应用 FSFI 对女性患者的性功能进行评价，同时使用简明男性性功能调查表（BMSI）对她们的性伴侣进行评价。FSFI 评分显示，在性欲、性冲动、润滑度、总体满意度、性交痛等方面，女性患者均有了较高的提升。患者的男性伴侣性欲、性生活整体满意度等方面均出现了显著提高。但是，勃起、射精以及性高潮情况仍然没有明显改观。

阴道松弛对性功能和敏感度的影响

相关已发表的文献已经证明盆腔器官脱垂是导致性功能障碍的重要原因之一。但是，由于性功能障碍的发生是多因素的，所以相关研究还存在诸多困难。通过对之前研究成果的总结，我们已经清楚地认识到阴道修复能够提升女性性功能和性生活的质量，可是患者是由于脱垂引起的不适感而刻意避免性生活，还是由于自己对脱垂产生的一些思想负担而不愿意性交？或是由于阴道松弛或脱垂导致了性功能障碍，比如敏感度的降低，难以达到高潮，还是患者认识到自己阴道松垮的状态而多有顾虑？这些问题都没有得到很完美的解释，加之文献数据的缺乏，所以，该领域的研究还是非常困难的[42]。我们能做的就是通过研究与敏感度、性高潮、性功能和脱垂相关的阴道解剖结构，总结有价值的数据，从而提出一些有指导意义的结论。

Ozel 等[43] 近期发表了第一篇比较脱垂患者与正常女性性欲、性冲动、性高潮、阴道敏感度差别的论文。该研究发现，存在脱垂和阴道松弛的女性性欲冷淡、性冲动缺乏、性交时高潮出现频率低的情况要显著高于其他人口统计学特征相同（均经产，年龄和婚姻状况相同）但不存在脱垂的女性。这项研究首次将阴道敏感性和导致脱垂的阴道松弛列为评估指标，因此具有里程碑式的意义。

阴道松弛或脱垂对敏感性的影响是多方面的，难以确定其根本机制。当盆底肌自主收缩时，女性可以出现强烈的性高潮[44]。敏感性的减低和性高潮的减少可能继发于分娩和肌肉等组织改变导致的神经损伤，而我们尚难以获得有效的数据在术前对病因进行分析或确认。然而，我们可以假设，绝大多数存在脱垂的女性在经过修复后性功能都能够得到改善，即便是脱垂症状相当严重的极端案例，在通过手术将阴道的解剖学位置恢复正常后，其神经损伤都能够得到改善。

阴道内径会影响阴道敏感性这一观点同样也是合乎逻辑的。研究表明，阴道的紧致度能够影响阴道敏感性以及性高潮[45]。此处所述的紧致度包含两个方面，其一是提肌的强度，其二则是附着于肌肉的阴道组织的弹性。阴道内径首先与包绕阴道腔的盆内筋膜组织弹性密切相关；其次，与附着了许多组织结构的肛提肌强度也存在直接关系。一旦出现提肌萎缩的情况，阴道的紧致程度就会受到影响。类似的情况还包括，如果阴道支持结构附着于受损的、过度拉伸的肌肉，或者失去了同提肌之间的紧密连接（如白线或腱弓），同样也会使阴道的紧致度和大小发生改变，最终导致阴道敏感性的下降以及性高潮的减少。

Kline 使用会阴收缩力计对阴道紧致度和控制能力（女性维持持续的阴道收缩和阴道紧致度的能力）进行了评价，结果显示阴道紧致度减低或提肌萎缩的女性更难以获得性高潮，当上述情况得到纠正后，患者获得性高潮的情况也随之改善。观察骨盆横截面时我们可以清楚地看到，阴道腔横向附着在提肌上，当提肌收缩时，阴道口径减小并且压力增加。有观点称阴道紧致度减低的女性进行凯格尔训练就能够达到上述效果，这一理论目前还存在争议，但是肯定的是，出现真性提肌萎缩的患者进行这一训练确实取得了良好的效果。然而，一旦盆内筋膜过度拉伸并超出了其弹性组织的承受范围，或者完全失去了对提肌的附着，此时，无论提肌本身的强度多高，也都无法维持阴道的紧致度，这种情况下阴道的敏感性将同样会受到影响。

本章到目前为止已充分阐明了阴道脱垂能够显著影响性功能，对脱垂的修复将改善性功能以及性高潮这一观点。那么，究竟什么程度的阴道松弛能够引起阴道敏感性的减低或造成性功能障碍呢？有部分女性在出现传统意义上的脱垂症状（如感到或看到膨出、失禁、排尿功能障碍或排便功能障碍）之前确实出现了阴道松弛导致的性功能障碍，此时对阴道口径进行调整是否能改善这种情况而使性功能得到提升呢？很明显，在检查中，我们发现分娩过程中行会阴切开或出现会阴撕裂的女性的会阴体均受到了不同程度的损伤，但是并没有真正发现膀胱或直肠从松弛的阴道中膨出（图 9.1）。这类患者常常主诉她们的阴道口较之前明显扩大，感觉阴道松弛且收缩减弱，在性生活过程中，阴道敏感性减低，相比以前更难以获得高潮。此类患者就医时希望通过修复手术恢复她们阴道原有的结构和状态。过去，我们常常会建议此类患者转到其他专科进行诊治，由于她们并不存在真性的脱垂，仅仅是出现了性功能障碍的症状，因此达不到进行手术修复的指征。然而，其实我们都忽略了关键的一点，就是性生活质量对伴侣之间关系的影响。实际上，阴道整复的核心内容就是：通过对松弛开放的阴道口及阴道腔进行修复，提升女性性功能，同时也改善患者自我感觉阴道变松、阴道外口变大等主观症状。

支持阴道整复技术的相关数据资料

Pardo 等在其研究中证实了阴道的大小会对性敏感度产生影响。该研究的对象是未发现脱垂和尿失禁但存在阴道松弛和扩大，并且希望通过阴道修复的方式改善性功能的女性患者。纳入标准包括：患者自觉单纯的阴道宽大松弛，性高潮变得困难。排除标准包括：有症状的脱垂（膀胱膨出、直肠膨出或穹窿/子宫脱垂）、性交痛、原发性性快感缺失和相关的心理障碍（所有患者都进行了相关术前检查），或性伴侣存在性功能障碍。53 名患者参加了该项研究，其中 96% 的患者感觉阴道敏感性下降，73% 表示难以获得性高潮，27%

在术前无法获得性高潮。除了两名患者外，其余患者均有阴道分娩的经历。经过手术缩小阴道直径和收紧阴道后（通过 YAG 激光进行阴道会阴成形术），90% 的患者表示其性生活满意度出现了显著提高，94% 的患者能够达到性高潮。没有患者提出性功能较术前出现减退；然而，还有 4% 的患者表示后悔接受了手术治疗[2]。在后续研究中，Pardo 等[46] 报道称第二批患者的疗效同样明确。这一系列研究说明女性阴道大小与敏感度和性高潮存在直接联系，手术修复有助于性功能的改善。

Matlock 和 Simopoulos 利用 PISQ 评分对主观症状为阴道松弛伴有或不伴有压力性尿失禁的患者在接受激光阴道整复术后的性功能进行了评价。96 名主诉为阴道松弛的患者参加了研究并于术后 6 个月完成了 PISQ 评分。所有患者均以阴道松弛为主诉。65% 的患者达到了 POP-Q II 的评价等级。该结果说明早期的盆腔器官脱垂可能表现为阴道松弛。多数受试者总体性功能在术后得到了改善。仅有 13% 的受试者术后 PISQ 评分出现了下降。此外，53% 的受试者表示术后性高潮较术前更为强烈[47]。

Goodman 等在美国主持了一项多中心研究，其研究对象是为了改善阴道松弛相关的性功能障碍而接受包括阴道成形术 / 会阴成形术在内的一系列生殖器整形手术的女性患者。研究数据来源于多种检查结果和相关外科临床专家以及能够掌握两种以上方法进行相关手术的外科临床医生，数据来源的多中心性和可靠性是该研究的亮点。本章作者所在的中心也参与了这项研究。本研究中，术前有 70% 的患者对自己性功能的评价较差。81 名患者接受了阴道成形术 / 会阴成形术，其中 86% 的患者表示性功能得到了增强，83% 的患者对手术效果表示满意，仅 1% 表示术后性功能出现了负面的改变，这一结果也证明了进行阴道修复，对阴道直径进行调整，能够改善阴道松弛女性的性功能。患者就诊和医生决定实施手术治疗的主要目的也正是为了解决阴道松弛感以及由此造成的性快感减弱和缺乏[48]。

Goodman 在一篇文献综述中提出，包括阴道整复术在内的女性生殖器整形手术需要满足患者对外观和功能改善的双重要求，这其中也必然包括对患者性体验的提升。而事实证明，大多数女性在术后对治疗效果，尤其是性功能和自身形象的改观方面总体是比较满意的[49]。

阴道整复术——相关手术技术

术前检查和诊断的重要性

对于希望通过手术修复松弛的阴道，使阴道更紧致并提高性功能的患者，适当的术前检查评估是至关重要的。评估的内容包括相关的既往史、性功能相关的社会心理学评价，以及患者分娩后是否出现了影响性生活的解剖学改变。婚姻或人际关系也是应该进行讨论的内容。另外，患者对手术的期望值以及患者就医的原因也需要进行充分评估。不可否认的是，在我们接诊的患者中，大多数对其性生活是满意的，怀孕和分娩以及年龄造成的改变是她们就诊的主要原因。性功能障碍是复杂和多因素的，外科手术修复阴道支持结构、减小阴道直径的方法当然不能逆转心因性的性功能障碍，也无法改变由于曾遭受性侵犯、原发性性冷淡、人际关系问题、抑郁等原因而造成的非器质性的性功能障碍。

除了常规的医学和心理学病史外，还需要对泌尿妇科相关病史进行充分采集，并完善相关检查。由于造成性功能障碍的阴道松弛或收缩不良通常是盆腔器官脱垂的早期表现，因此在诊断时，病史的采集就显得格外重要。实际上，在临床问诊的过程中，50%～75% 寻求阴道整复的患者均有尿失禁、膀胱过动症的表现或出现尿排空困难、膀胱压力增高、下腹坠胀感等排尿障碍的症状；此外，子宫脱垂还经常导致患者排便困难和性交疼痛。充分掌握和理解脱垂的相关症状在诊疗过程中非常重要，因此我们在专科病史采集时应用了多个量表，常用的包括 UDI-6、ⅡQ7、PISQ-IR[50]。如果存在明显的泌尿妇科症状，就需要在术前对这些症状进行充分的评估，并制订完善的手术方案。任何脱垂都应在术中得到正确的矫正，包括子宫/穹窿脱垂、肠疝、膀胱膨出或直肠膨出。由于单纯的阴道整复不能够解决上述问题，因此，在进行任何缩窄阴道腔和阴道口的操作前，都必须首先保证盆底支撑结构的完好无损。

手术方法

手术方法取决于术前检查结果和患者对手术目标的要求。许多单纯希望进行阴道整复或者希望矫正阴道宽大松弛的女性在术中都发现了膀胱膨出、直肠前突或子宫/穹窿脱垂等形式的盆腔器官脱垂。多数情况下，这些患者的脱垂只达到了 POP-Q Ⅱ期的标准，甚至部分患者的脱垂情况更为轻微，但是即使这样轻度的脱垂也应该得到矫正。需要再次强调，"脱垂必须首先得到矫正"，在进行任何整复的操作前，纠正盆腔器官的脱垂始终都要放在第一步进行。如果遇到严重的子宫/穹窿脱垂和（或）盆腔前区缺损，应首先对上述缺损和膨出进行修复（可经腹、腔镜、机器人或经阴道），再对盆腔后区和阴道直径进行矫正和修复。

阴道口和阴道腔的整复

修复阴道后壁和阴道口是所有阴道整复手术的关键点。阴道整复术是在对盆腔器官脱垂进行修复和矫正的基础上，重点调整阴道的直径，尽可能将阴道恢复到分娩前状态。的确，阴道整复术已经超越了传统阴道前壁修复和会阴成形术。这些较老的传统手术关注点更侧重于减小和还纳脱出物，然而阴道整复术则侧重于将阴道直径和生殖裂孔状态由外到内恢复至分娩前的状态。因此，这无疑是一种应用更为广泛、设计操作更为精细的手术。

阴道整复术应该做到消除患者阴部异常的下垂、下陷、隆起等情况，改善患者因此而产生的负面情绪，同时手术不应造成提肌额外的张力，避免对阴道产生横向的捆绑作用。此外，还应该充分考虑阴道口和会阴体的美观，通过精细的剥离在恢复功能的基础上使外观更符合患者的要求。患者通常希望手术能使阴道口更紧致一些，在正常情况下不要存在明显的裂隙；使会阴体在术后呈现一个适中的长度并且不要明显的隆起。然而，实际上要达到上述效果，难免会使阴道口过于缩紧，将导致性交时疼痛的发生。

阴道后壁、阴道口和相关整复技术

阴道后壁是所有阴道整复手术的重点区域。对于轻度膀胱膨出或阴道前壁轻度松弛的女性，可在后壁修复之前进行一个小的阴道前侧缝合术。但是，有一点需要特别关注，对阴道前壁的修复力度如果过大，那么在后壁还未修复的情况下就会对阴道产生横向的捆扎作用。

于阴道口处做切口，通常呈梯形，此类切口在后续的会阴成形术中也可以加以利用［图 9.2（a）］。然后，于阴道后壁做垂直的小切口，将阴道上皮从阴道直肠筋膜上剥离，横向一直延伸至提肌处［图 9.2（b）和（c）］。必须要一直剥离到阴道的顶部，因为修复过程需要合并整个后壁方可恢复阴道全长的正常容积［图 9.2（d）和（e）］。阴道上皮的剥离可以通过激光（Dr.David Matlock）、射频能量（Drs.Red Alinsod 和 Michael Goodman）的方式进行，也可以通过组织剪、电刀等传统器械进行。术中需要注意，任何导电的仪器设备在靠近直肠时都应格外小心。

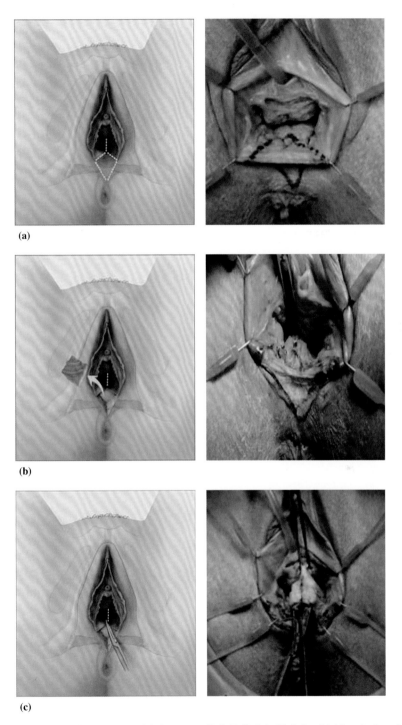

图 9.2　手术步骤：（a）我们推荐用稀释的利多卡因和血管收缩药进行阴道皮下注射，有助于减少术中出血，方便组织剥离。（b）电刀对组织进行清洗分离。（c）在阴道壁深层进行分离，此过程中可以用组织剪行辅助钝性分离，将筋膜由其基底部横向分离出来

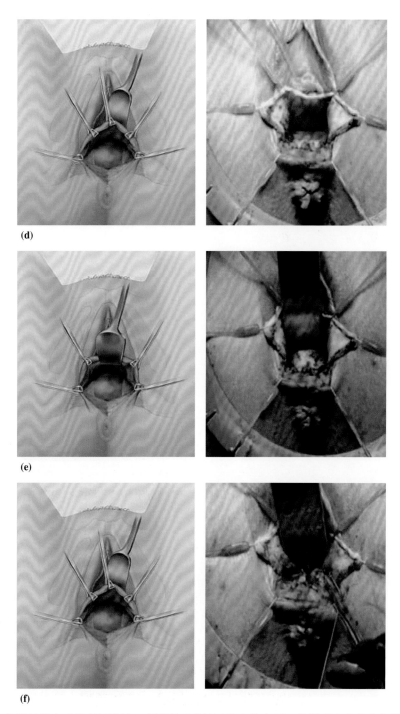

(d)

(e)

(f)

图 9.2（续）（d）通过激光或锋利的器械，在阴道后壁处于张力状态时，将阴道上皮从直肠阴道隔膜外侧剥离出来，一直延伸至达坐骨棘 / 阴道顶端；（e）松解或舒展阴道直肠筋膜，使阴道口变得松弛；（f）矫正筋膜的缺陷和（或）完成筋膜的第一层折叠

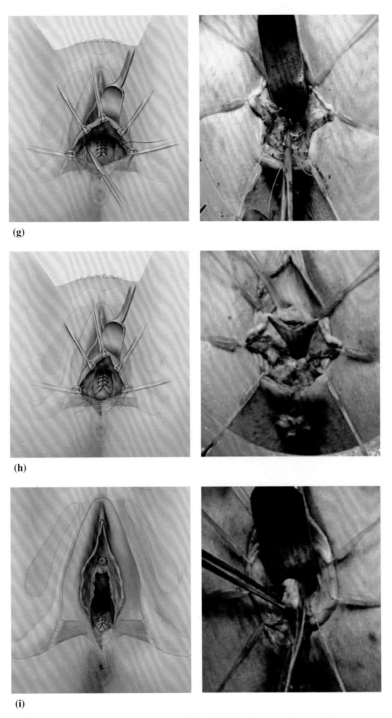

图 9.2（续）　(g) 在中线直肠阴道筋膜 / 提肌连接处进行折叠，使用延迟可吸收线缝合，从而减小阴道孔径。(h) 应避免提肌的折叠，阴道腔的直径需要进行连续的测量，折叠过程可能需要反复多次，最终使阴道腔和生殖裂孔的大小恢复至一个合适的尺度。最后使会阴表层肌肉也于中线集中。(i) 切除少量阴道上皮，切口进行连续缝合

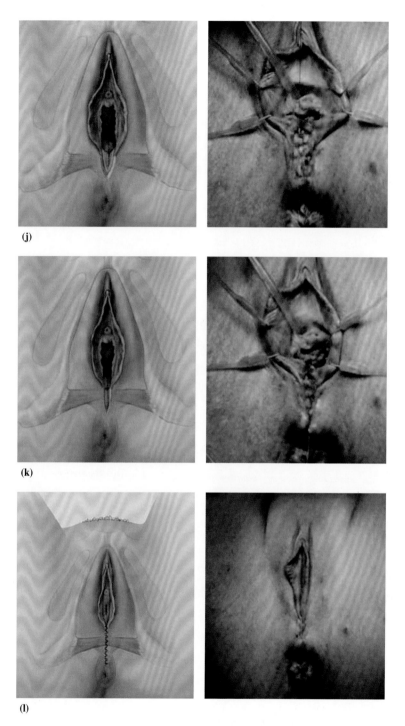

图 9.2（续） (j) 会阴和阴道口的多层缝合（通常为 4～5 层）使用 2-0 延迟可吸收线，会阴表层皮肤缝合使用 4-0 Vicryl 线；(l) 术后效果。 Source: R. Moore and J. Miklos. Reproduced with permission.

　　如果出现了直肠前突，就需要在特定的位置对筋膜进行修复，使用延迟性可吸收线对首层进行横向的折叠或拉拢缝合 [图 9.2(f)]。

通过使用延迟可吸收线在中线处折叠缝合阴道直肠筋膜可以缩小阴道直径。此过程应避免造成提肌的折叠，术中可以通过手指对阴道直径进行连续的测量。折叠可能需要进行多次，才能使生殖裂孔和阴道孔径减小到一个合适的水平 [图 9.2（g）和（h）]。最后，切除少量阴道上皮组织 [图 9.2（i）]，切口进行连续缝合 [图 9.2（j）]。

接下来进行会阴体成形术，对会阴体浅、深层肌肉和组织沿横轴方向进行精细分离，拉拢切缘至中线位置，使会阴体达到与阴道后壁一致的修复程度。参与构成后阴唇系带的大阴唇下缘需要在手术开始时明确地标记出来，以便各边缘能够准确对合形成阴道口结构。阴道口和会阴多余的皮肤可以适当地进行切除，使阴道口获得更良好的外观。进行相关操作时，阴道口和会阴体常常需要进行多个层次（通常为 4 或 5 层）的修复 [图 9.2（k）和（l）]。

当手术目的主要为改善阴道松弛所致的性功能障碍时，则需要更为精细的剥离操作，术者需要不断评估和测量阴道的孔径并作出调整，才能使阴道整体宽度恢复至分娩前的状态。如果术中没有按照上述原则进行，则可能对手术效果产生不利影响，术后患者性功能无明显改善，甚至会出现性交疼痛、阴道缩短、瘢痕组织形成和（或）阴道狭窄等并发症。

（编者注：上述手术过程在全身麻醉、神经阻滞麻醉或局部浸润麻醉的条件下均可以进行。"局部"麻醉的优势在于患者处于清醒状态，可以有意识地收缩提肌，为盆底重建时缝合定位提供指引。）

术后护理

阴道手术患者应给予常规术后护理。多数操作可以在门诊完成，麻醉的方式可以选择局部麻醉、脊髓麻醉或者全身麻醉。在术前或术中还可以给予患者阴部神经阻滞麻醉，以减轻术后的疼痛。术后应予敷料覆盖会阴部，并于患者出院时移除。给予患者阴道术后常规指导，并嘱患者术后 4 周或出现异常症状时及时随访。随访时检查评估患者阴道口情况及阴道孔径。如有必要，可嘱患者在恢复性生活前温水坐浴 1～2 周，并辅助会阴部按摩。

风险/并发症

阴道整复术后常见的并发症包括感染、出血、切口裂开、性交疼痛、阴道腔未充分收紧、阴道口狭窄以及直肠会阴 / 直肠阴道瘘 [48,51]。相关内容将在第 16 章中详述。根据 Goodman 等学者的相关报道，术后有 4% 的患者出现了暂时性阴道顶端狭窄，2% 出现切口裂开，2% 出现过度疼痛，2% 阴道腔未充分收紧，2% 在术后 1 年随访时发现阴道轻微撕裂，2% 出现阴道口狭窄，2% 在术后初次性交时有出血的情况发生。

小结

女性选择接受阴道整复手术改善其阴道状况已成为如今相关领域的一种潮流。阴道整复术能够恢复由于阴道松弛或宽大而导致的阴道敏感性降低，改善受此类问题困扰的女性性生活质量。很多情况下，此类患者同时存在盆腔器官脱垂等泌尿妇科问题，这些问题在修复过程中必须得到重视和处理。性功能障碍和性敏感度降低往往是脱垂等疾病的早期症状，因此在接诊患者时需要进行完备的相关检查。在本章中，我们列举了大量的证据说明脱垂和阴道松弛能够导致女性性功能障碍，而恰当的修复治疗对性功能障碍可以起到积极的改善作用。然而，当处理单纯的性功能障碍和阴道孔径宽大的情况时，修复过程必须更为精细和精确，确保患者敏感性和性功能的提升，避免不必要的并发症带来的负面影响。这些原则恰恰诠释了何谓"手术的艺术"！

参考文献

1. Goodman MP. Female cosmetic genital surgery. *Obstet Gynecol* 2009; **113**(1): 154–159.

2. Pardo JS, Sol® § VD, Ricci PA, Guiloff EF, Freundlich OK. Colpoperineoplasty in women with a sensation of a wide vagina. *Acta Obstet Gynecol Scand* 2006; **85**(9): 1125–1127.

3. Moore RD, Miklos JR. Vaginal reconstruction and rejuvenation Surgery: Is there data to support improved sexual function? *Am J Cosmet Surg* 2012; **29**(2): 97–113.

4. Dobbeleir JM, Van Landuyt K, Monstrey SJ. *Aesthetic surgery of the female genitalia*. Paper presented at Seminars in Plastic Surgery, 2011.

5. DeLancey JOL, Kearney R, Chou Q, Speights S, Binno S. The appearance of levator ani muscle abnormalities in magnetic resonance images after vaginal delivery. *Obstet Gynecol* 2003; **101**(1): 46–53.

6. Lien KC, Mooney B, DeLancey JOL, Ashton-Miller JA. Levator ani muscle stretch induced by simulated vaginal birth. *Obstet Gynecol* 2004; **103**(1): 31–40.

7. Allen RE, Hosker GL, Smith ARB, Warrell DW. Pelvic floor damage and childbirth: A neurophysiological study. *BJOG* 1990; **97**(9): 770–779.

8. Dietz HP. Pelvic floor trauma following vaginal delivery. *Curr Opin Obstet Gynecol* 2006; **18**(5): 528–537.

9. DeLancey JOL. The hidden epidemic of pelvic floor dysfunction: Achievable goals for improved prevention and treatment. *Am J Obstet Gynecol* 2005; **192**(5): 1488–1495.

10. Mant J, Painter R, Vessey M. Epidemiology of genital prolapse: Observations from the Oxford Family Planning Association Study. *BJOG* 1997; **104**(5): 579–585.

11. Hendrix SL, Clark A, Nygaard I, Aragaki A, Barnabei V, McTiernan A. Pelvic organ prolapse in the women's health initiative: Gravity and gravidity. *Am J Obstet Gynecol* 2002; **186**(6): 1160–1166.

12. Brubaker L, Handa VL, Bradley CS, et al. Sexual function 6 months after first delivery. *Obstet Gynecol* 2008; **111**(5): 1040.

13. Signorello LB, Harlow BL, Chekos AK, Repke JT. Postpartum sexual functioning and its relationship to perineal trauma: A retrospective cohort study of primiparous women. *Am J Obstet Gynecol* 2001; **184**(5): 881–890.

14. Wu JM, Hundley AF, Visco AG. Elective primary cesarean delivery: Attitudes of urogynecology and maternal-fetal medicine specialists. *Obstet Gynecol* 2005; **105**(2): 301–306.

15. Basson R, Berman J, Burnett A, et al. Report of the International Consensus Development Conference on female sexual dysfunction: Definitions and classifications. *J Urol* 2000; **163**(3): 888–893.

16. Pauls RN, Segal JL, Silva WA, Kleeman SD, Karram MM. Sexual function in patients presenting to a urogynecology practice. *Int Urogynecol J* 2006; **17**(6): 576–580.

17. Brubaker LT, Saclarides TJ. *The Female pelvic Floor: Disorders of Function and Support*. Philadelphia: FA Davis Co., 1996.

18. Walters MD, Karram MM. *Urogynecology and Reconstructive Pelvic Surgery*. Amsterdam: Elsevier Health Sciences, 2006.

19. Nichols DH, Randall CL, Diedrick MD. *Vaginal surgery*. Baltimore: Williams & Wilkins, 1996.

20. Lowenstein L, Pierce K, Pauls R. Urogynecology and sexual function research. How are we doing? *J Sex Med* 2009; **6**(1): 199–204.

21. Barber MD, Maher C. Epidemiology and outcome assessment of pelvic organ prolapse. *Int Urogynecol J* 2013; **24**(11): 1783–1790.

22. Novi JM, Jeronis S, Morgan MA, Arya LA. Sexual function in women with pelvic organ prolapse compared to women without pelvic organ prolapse. *J Urol* 2005; **173**(5): 1669–1672.

23. Botros SM, Abramov Y, Miller J-JR, et al. Effect of parity on sexual function: An identical twin study. *Obstet Gynecol* 2006; **107**(4): 765–70.

24. Barber MD, Visco AG, Wyman JF, Fantl JA, Bump RC. Sexual function in women with urinary incontinence and pelvic organ prolapse. *Obstet Gynecol* 2002; **99**(2): 281–289.

25. Rogers RG, Kammerer-Doak D, Villarreal A, Coates K, Qualls C. A new instrument to measure sexual function in women with urinary incontinence or pelvic organ prolapse. *Am J Obstet Gynecol* 2001; **184**(4): 552–558.

26. Ellerkmann RM, Cundiff GW, Melick CF, Nihira MA, Leffler K, Bent AE. Correlation of symptoms with location and severity of pelvic organ prolapse. *Am J Obstet Gynecol* 2001; **185**(6): 1332–1338.

27. Srikrishna S, Robinson D, Cardozo L, Cartwright

R. Experiences and expectations of women with urogenital prolapse: A quantitative and qualitative exploration. *BJOG* 2008; **115**(11): 1362–1368.

28. Azar M, Noohi S, Radfar S, Radfar MH. Sexual function in women after surgery for pelvic organ prolapse. *Int Urogynecol J* 2008; **19**(1): 53–57.

29. Stoutjesdijk JA, Vierhout ME, Spruijt JW, Massolt ET. Does vaginal reconstructive surgery with or without vaginal hysterectomy or trachelectomy improve sexual well being? A prospective follow-up study. *Int Urogynecol J* 2006; **17**(2): 131–135.

30. Rogers RG, Kammerer-Doak D, Darrow A, et al. Does sexual function change after surgery for stress urinary incontinence and/or pelvic organ prolapse? A multicenter prospective study. *Am J Obstet Gynecol* 2006; **195**(5): e1–e4.

31. Celik DB, Kizilkaya Beji N, Yalcin O. Sexual function in women after urinary incontinence and/or pelvic organ prolapse surgery. *J Clin Nurs* 2014; **23**(17–18): 2637–248.

32. Kim SR, Moon YJ, Kim SK, Bai SW. Changes in sexual function and comparison of questionnaires following surgery for pelvic organ prolapse. *Yonsei Med J* 2014; **55**(1): 170–177.

33. Handa VL, Zyczynski HM, Brubaker L, et al. Sexual function before and after sacrocolpopexy for pelvic organ prolapse. *Am J Obstet Gynecol* 2007; **197**(6): e621–e629.

34. Salamon CG, Lewis CM, Priestley J, Culligan PJ. Sexual function before and 1 year after laparoscopic sacrocolpopexy. *Female Pelvic Med Reconstructive Surg* 2014; **20**(1): 44–47.

35. Kim-Fine S, Smith CY, Gebhart JB, Occhino JA. Mediumterm changes in vaginal accommodation and sexual function after vaginal reconstructive surgery. *Female Pelvic Med Reconstructive Surg* 2014; **20**(1): 27–32.

36. Thibault F, Costa P, Thanigasalam R, et al. Impact of laparoscopic sacrocolpopexy on symptoms, health-related quality of life and sexuality: A medium-term analysis. *BJU Int* 2013; **112**(8): 1143–1149.

37. Brandner S, Monga A, Mueller MD, Herrmann G, Kuhn A. Sexual function after rectocele repair. *J Sex Med* 2011; **8**(2): 583–588.

38. Komesu YM, Rogers RG, Kammerer-Doak DN, Barber MD, Olsen AL. Posterior repair and sexual function. *Am J Obstet Gynecol* 2007; **197**(1): e101–e106.

39. Tunuguntla HS, Gousse AE. Female sexual dysfunction following vaginal surgery: A review. *J Urol* 2006; **175**(2): 439–446.

40. Paraiso MFR, Barber MD, Muir TW, Walters MD. Rectocele repair: A randomized trial of three surgical techniques including graft augmentation. *Am J Obstet Gynecol* 2006; **195**(6): 1762–1771.

41. Kuhn A, Brunnmayr G, Stadlmayr W, Kuhn P, Mueller MD. Male and female sexual function after surgical repair of female organ prolapse. *J Sex Med* 2009; **6**(5): 1324–1334.

42. Shaw D, Lefebvre G, Bouchard C, et al. Female genital cosmetic surgery. *J Obstet Gynaecol Canada* 2013; **35**(12): 1108–1112.

43. Ozel B, White T, Urwitz-Lane R, Minaglia S. The impact of pelvic organ prolapse on sexual function in women with urinary incontinence. *Int Urogynecol J* 2006; **17**(1): 14–17.

44. Baytur Y, Deveci A, Uyar Y, Ozcakir H, Kizilkaya S, Caglar H. Mode of delivery and pelvic floor muscle strength and sexual function after childbirth. *Int J Gynecol Obstet* 2005; **88**(3): 276–80.

45. Kline G, Graber B. Case studies of perineometer resistive exercises of orgasmic dysfunction. In: *Circumvaginal Musculature and Sexual Function*, pp. 25–42. Basil, Switzerland: S. Karger, 1982.

46. Pardo J, Sola V, Ricci P. Colpoperineoplasty for vaginal relaxation: A follow-up study. *Int Urogynecol J Pelvic Floor Dysfunct* 2007; **18**: S147.

47. Matlock DL, Simopoulos AF. The application of the Pelvic Organ Prolapse/Urinary Incontinence Sexual Questionnaire (PISQ-12) to laser assisted anterior and posterior colporrhaphy with perineorraphy: A pilot study. *World Congress on Female and Male Cosmetic Genital Surgery*, 2011, Las Vegas, Nevada.

48. Goodman MP, Placik OJ, Benson III RH, et al. A large multicenter outcome study of female genital plastic surgery. *J Sex Med* 2010; **7**(4 pt 1): 1565–1577.

49. Goodman MP. Female genital cosmetic and plastic surgery: A review. *J Sex Med* 2011; **8**(6): 1813–1825.

50. Rogers R, Rockwood T, Constantine M, et al. A new measure of sexual function in women with pelvic floor disorders (PFD): The Pelvic Organ Prolapse/Incontinence Sexual Questionnaire, IUGA-Revised (PISQ-IR). *Int Urogynecol J* 2013; **24**(7): 1091–1103.

51. Iglesia CB, Yurteri-Kaplan L, Alinsod R. Female genital cosmetic surgery: A review of techniques and outcomes. *Int Urogynecol J* 2013; **24**(12): 1997–2009.

第 10 章

阴蒂性高潮和阴道性高潮的生物力学及生理学机制：阴道紧缩术的影响

吴文伯 译

> 简单哲学：衰多益寡，有的放矢
>
> ——*Alice Roosevelt Longworth*

大量报道证明，盆底组织的松弛将导致性功能障碍的发生，对盆底组织结构的修复能够改善性功能障碍的症状[1]。相关治疗应该以改善性功能为出发点。英国学者 Cardozo 领导的小组发现在接受盆腔器官脱垂修复的女性中，83.6% 将"改善性功能"作为希望手术能够达到的目标之一[2]。

要理解所谓"阴道紧缩术"（阴道整复术，"vaginal rejuvenation"，VRJ；会阴成形术，perineoplasty，PP；阴道成形术，vaginoplasty，VP；阴道会阴成形术，colpoperineoplasty，CP）的概念，首先需要弄清两个要点：①手术的具体内容是什么，需要进行哪些流程，术中涉及哪些解剖结构以及对解剖结构进行了哪些调整；②阴蒂性高潮（clitoral orgasm，CO）和阴道性高潮（vaginally activated orgasm，VAO）涉及的生物力学、心理学和生理学内容。

在分娩对盆底肌和生殖裂孔面积的影响方面，相关研究已经积累了一定的数据[3]。在第 9 章中，Moore、Miklos 和 Chinthakanan 三位学者报道称阴道壁缩紧手术是对传统会阴缝合术和针对性修补术的改良，该手术侧重于通过对盆底多层次的修复、重建和提升会阴体、减小阴道孔径、改善提肌和会阴周围肌肉解剖关系等方式改善患者性功能，同时对阴道口、阴道前庭和会阴体外观进行美化。

阴道紧致度（周围解剖结构和肌肉强度）能够影响女性阴道的敏感度和获得高潮的能力[4-5]。我们可以通过多种方式增强阴道紧致度。盆底肌的强度可以通过规律和重复的盆底强度训练（Kegel 训练）得到加强；此外，可配合理疗、阴道底刺激、生物反馈训练系统（例如 Tone™、Apex™）、阴道球形装置（Luna Beads™、改良本瓦什球等）、阴道重锤、阴道哑铃等。相关研究证明，在专业指导下进行的盆底肌训练能够增大肌肉体积、关闭生殖裂孔、缩短肌肉长度、提升膀胱和直肠在盆腔的解剖位置[6-7]。另外，使用会阴收缩力计测量发现 CP/VRJ 手术的环形缩紧效果可增加阴道的压力[8]（参考由作者 J. Miklos，R.Moore，M. Pelosi II 和 M. Pelosi III 进行的个人测量法）。

解剖学关系

理解性高潮的生物力学首先需要对阴道腔的解剖位置进行了解，其次还须充分了解阴蒂复合体同富含神经组织的阴道后壁间的解剖学关系，该区域包括含有勃起组织成分的阴蒂头和阴蒂体，它们在尿道周围和阴道后壁形成根状的结构（图 10.1）。而理解性高潮的生理学过程，需要掌握一定的神经生理学知识，并且对不同女性性高潮潜能的差异有一定的了解。

未经产的阴道相比多产的阴道，除了拥有更具活力的肌肉组织外，阴道口无疑更为紧致，从阴道口到穹窿（译者注：原文错误，应为从穹窿到阴道口），阴道走行呈明显下行的角度（图 10.2）。当物体插入阴道时，由于该角度的作用，物体被推向阴道前壁，其中

包括阴道前壁远端所谓的"G 点"或者"G 区"（详见第 11 章），使该区域可以获得同阴道其他部位（阴道后壁和宫颈）相同的伸展和摩擦（图 10.3）[9]。在许多情况下，胎头的压迫以及胎儿于盆内缓慢下降造成的剪切/分离作用会导致阴道肌纤维的坏死，因此多次分娩的阴道常常失去上述角度。提肌厚度变薄，阴道口扩张，会阴体体积减小且变得松弛，阴道腔则呈现更为水平的角度。上述改变往往对女性的性功能造成不良影响，使女性感觉自己的阴道处于一种"松垮"的状态[10-11]。当物体插入阴道时，摩擦感明显减弱，对阴道前壁和阴蒂复合体的压力也随之变小。上述情况最终的结果就是阴道敏感性的下降和获得性高潮的难度增加（图 10.4）。此外，未得到良好修复的会阴撕裂或会阴切口还会使会阴出现扩张。

阴道前壁毗邻包括斯基恩氏腺、阴蒂球、阴蒂脚在内的尿道周围组织，并且有丰富的"骨骼神经"（译者注：原文为 skeletal never，此处采用直译，但译者认为不存在骨骼神经的定义）（阴蒂背神经，阴部神经的一个分支）和自主神经（下腹神经）支配，因此阴道前壁是一个重要的解剖区域，同阴蒂、阴唇、外阴和阴道远端共同构成了产生性快感的结构基础[12]。松弛的阴道前壁产生的快感要远低于

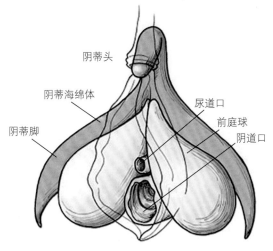

图 10.1　阴蒂的解剖结构

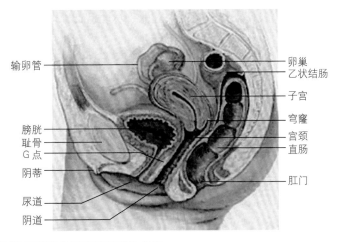

图 10.2　阴道与邻近器官的解剖学关系以及阴道的角度

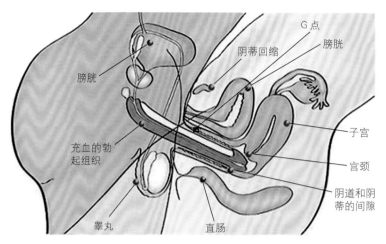

图 10.3　阴茎插入时的角度，显示压力对"G 点"和阴蒂产生作用

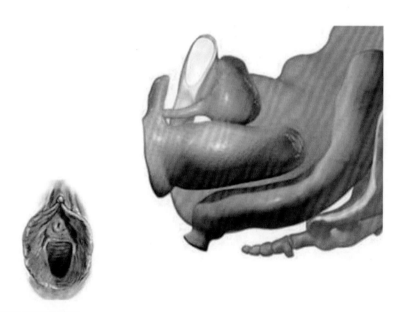

图 10.4　松弛的阴道口和阴道腔

紧致的阴道（换个角度来说，粗大的阴茎也更容易带来性快感）。阴道特别是阴道前壁远端区域含有足够的神经参与性冲动反应，其生物化学机制同阴茎兴奋的机制基本相同[13-16]。

性高潮的生理学

　　学界对女性性高潮的分类（CO 和 VAO）已经达成了共识[16]。性兴奋可以引起性高潮或多重性高潮。性高潮（来源于希腊语 *lagnos-lustful*）是一种大脑主导的身体局部反应。性高潮时，来源于下腹神经和下腹下神经的子宫阴道神经丛交感神经纤维被激活，伴随着阴道骨骼肌、尿道、肛门的收缩反射（阴部神经调节），子宫平滑肌出现收缩（自主神经调节）[13]。

　　阴蒂性高潮是在局部刺激作用下，由阴蒂神经（阴部神经的分支）介导发生的。阴蒂性高潮常常被描述为一种"温热"或"触电"的感觉，而阴道性高潮则被认为更为强烈、更内部的、有节奏感的、深入的。阴道性高潮需要在对阴道内部和宫颈进行刺激、使阴道壁膨胀的情况下发生，它多受自主神经的控制[17]。与阴蒂性高潮相反，阴道性高潮的发生依赖于阴茎（或阴茎替代物）同阴道之间发生的性交行为。阴道和宫颈在受到刺激时，人体的感知与阴蒂受到刺激时的感知是完全不同的。Komisurak 和 Whipple 等发现，阴道和宫颈受到刺激后可以产生特有的感觉并传入大脑，这种感觉和传入通路均与阴蒂不同，并且单纯对阴道和宫颈进行刺激就足以诱发性高潮[18]。在他们里程碑式的研究中发现，脊髓横断的女性患者在阴道受到刺激后可以出现性高潮，这证明下腹神经可以不经过脊髓而直接通过迷走神经将阴道和子宫受到的刺激反馈给大脑。

阴道远端的组织结构间有着紧密的联系，这些结构包括阴道前壁、尿道、阴道内口和外阴。这些独立的组织器官似乎构成了一个相互关联的单元，它们拥有相同的血供和神经支配，并且在受到刺激后作为一个整体共同作出反应[12]。此外，阴蒂单元内侧的结构与阴道前壁之间的关系也非常密切，阴道前壁对阴蒂单元的压力、运动都表现出极高的敏感性，可以发挥同自主感受器相同的功能。阴茎或其他物体插入阴道后，在耻骨联合上造成对阴道前壁的挤压，同时对阴蒂产生牵拉。那么，我们不妨假设，阴道腔越紧，受到的力就越大，产生的牵拉作用就越明显。

阴道紧缩术的效果

来自佩斯利西苏格兰到大学的 Stuart Brody 及其团队进行了大量的相关研究并进行了报道[19-20]，他们认为拥有稳定阴道性高潮的女性通常略倾向于选择拥有较大和较长阴茎的男性作为性伴侣[21]，虽然这些结论可能会受到挑战；但在一定程度内，更大确实更好[22]！Brody 主张：①拥有阴道性高潮的女性性需求更强烈，而阴道深部受到的刺激会带来更强烈的兴奋感，从而引发高频率的阴道性高潮[5,23-24]；②与性伴侣之间亲密的关系有助于女性体验阴道性高潮[23,25-27]；③既往的阴道性高潮史是一种能够对抗女性性兴奋失常的保护因素[27]；④在全球范围内，既往的阴道性高潮史是一种能够对抗性高潮障碍的保护因素[28]；⑤具有稳定阴道性高潮的女性可以在生理和心理上同时获得更好的体验[29-30]；⑥具有稳定阴道性高潮的女性在性交时能够更好地关注到阴道的感觉；⑦拥有阴道性高潮的女性较少出现盆腔和脊椎肌肉功能性损伤[31]；⑧在阴茎 - 阴道性交（不包括其他方式的性交）过程中经常出现高潮，特别是出现阴道性高潮的女性，性满意度一般较高[10,21-22,32-34]；⑨对于女性，刺激阴蒂、阴道或宫颈能够激活其大脑不同的区域，表明生殖系统不同的区域可以使大脑产生不同的反应[18]；⑩拥有阴道性高潮的女性对自己性健康满意程度较高[21,23]。

我们有理由进行假设，增加性伴侣阴茎长度和周长使女性阴道前壁和宫颈获得更高的压力实际上与通过缩紧和拉伸阴道、提升盆底强度具有类似的生物力学机制。随着年龄增长，多次生育的女性常常会经历阴道松弛的感觉，而男性也会出现阴茎勃起质量下降的体验。Brody、Weiss 等学者的研究结果给我们带来了小小的惊喜，通过他们的研究数据，我们可以证实，女性患者在接受阴道紧缩手术后性快感程度确实得到了增强[10,35-36]。

在进行阴道缩窄的过程中，通过重建阴道向下的角度以及通过插入性玩具或阴茎以增加阴道前壁、宫颈和阴蒂复合体的压力，有助于纠正分娩引起的会阴和阴道松弛。在对一组存在阴道感觉减退或摩擦力减退的女性进行阴道孔径的修复后，其性功能得到了提升[37]。术后的盆底锻炼对这种改善能够起到巩固作用。相关医学文献有明确的证据说明，除了阴部外观美化带来的心理感受的提升外，阴道缩紧带来的生物力学改变还提升了女性性快感和性健康程度，这些改变无疑说明相关手术的疗效是明确的。

参考文献

1. Webbe SA, Kellogg S, Whitmore K. Urogenital complaints and female sexual dysfunction. Part 2. *J Sex Med* 2010; **7**: 2305–2317.

2. Srikrishna S, Robinson D, Cardozo L, Cartwright R. Experiences and expectations of women with urogenital prolapse: A quantitative and qualitative explanation. *BJOG* 2008; **11**: 1362–1368.

3. Shek KL, Dietz HP. The effect of childbirth on hiatal dimensions. *Obstet Gynecol* 2009; **113**: 1272–1278.

4. Kline G, Graber B. Case studies of perineometer resistive exercises of orgasmic dysfunction. In: *Circumvaginal Musculature and Sexual Function*, pp. 25–42. Basil, Switzerland: S. Karger, 1982.

5. Brody S, Klapilova K, Krejcova M. More frequent vaginal orgasm is associated with experiencing greater excitement from deep vaginal stimulation. *J Sex Med* 2013; **10**: 1730–1736.

6. Rosenbaum TY. Pelvic floor involvement in male and female sexual dysfunction and the role of pelvic floor rehabilitation in treatment: A literature review *J Sex Med* 2007; **4**: 4–14.

7. Broekken IH, Majida M, Engh ME, Bo K. Morphological changes after pelvic floor muscle training measured by 3-dimensional ultrasonography. *Obstet Gynecol* 2010; **115**: 317–324.

8. Kline G, Graber B. Case studies of perineometer resistive exercises of orgasmic dysfunction. In: *Circumvaginal Musculature and Sexual Function*, pp. 25–42. Basil, Switzerland: S. Karger, 1982.

9. Kilchevsky A, Vardi Y, Lowenstein L, Gruenwald I. Is the female G-spot truly a distinct anatomic entity? *J Sex Med* 2012; **9**: 719–26.

10. Pardo J, Sola V, Ricci P, Guiloff E, Freundlich D. Colpoperineoplasty in women with a sensation of a wide vagina. *Acta Obstet Gynecol Scand* 2006; **85**: 1125–1128.

11. Ostrzenski A. An acquired sensation of wide/smooth vagina: A new classification. *Eur J Obst Gynec Reprod Biol* 2011; **158**: 97–100.

12. O'Connell HE, Eizenberg N, Rahman M, Cleeve J. The anatomy of the distal vagina: Towards unity. *J Sex Med* 2008; **5**: 1883–1891.

13. D'Amati G, di Gioia CR, Bologna M, et al. Type 5 phosphodiesterase expression in the human vagina. *Urology* 2002; **60**: 191–195.

14. D'Amati G, di Gioia CR, Proietti L, et al. Functional anatomy of the human vagina. *J Endocrinol Invest* 2003; **26**: 92–96.

15. Janini EA, D'Amati G, Lenzi A. Histology and immunohistochemical studies of female genital tissue. In: *Women's Sexual Function and Dysfunction: Study, Diagnosis and Treatment*, pp. 126–33. London: Taylor and Francis, 2006.

16. Jannini EA, Rubio-Casillas A, Whipple B, Buisson O, Komisaruk BR, Brody S. Female orgasm(s): One, two, several. *J Sex Med* 2012; **9**: 956–965.

17. Brody S, Kruger TH. The post-orgasmic prolactin increase following intercourse is greater than following masturbation and suggests greater satiety. *Biol Psychol* 2006; **71**: 312–315.

18. Komisaruk BR, Whipple B, Crawford A, Liu WC, Kalnin A, Mosier K. Brain activation during vaginocervical selfstimulation and orgasm in women with complete spinal cord injury: fMRI evidence of mediation by the vagus nerves. *Brain Res* 2004; **1024**: 77–88.

19. http://www.dailymail.co.uk/sciencetech/article-2127901/Put-away-road-map-lads-Scientists-present-new-proofwomen- climax-intercourse-alone.html?ito=feeds-newsxml.

20. http://onlinelibrary.wiley.com/doi/10.1111/j.1743-6109. 2012s.02694.x/abstract/.

21. Brody S, Weiss P. Vaginal orgasm is associated with vaginal (not clitoral) sex education, focusing mental attention on vaginal sensations, intercourse duration, and a preference for a longer penis. *J Sex Med* 2010; **7**: 2774–2781.

22. Veale D, Eshkevari E, Read J, Miles S, Troglia A, Phillips R, Carmona L, Fiorito C, Wylie K, Muir G. Beliefs about penis size: Validation of a scale for men ashamed about their penis size. *J Sex Med* 2014; **11**: 84–92.

23. Brody S. Vaginal orgasm is associated with better psychological function. *Sex Relat Ther* 2007; **22**: 173–191.

24. Nutter DE, Condron MK. Sexual fantasy and activity

patterns of females with inhibited sexual desire versus normal controls. *J Sex Marital Ther* 1983; **9**: 276–282.

25. Weiss P, Brody S. International Index of Erectile Function (HEF) scores generated by men or female partners correlate equally well with own satisfaction (sexual, partnership, life and mental health). *J Sex Med* 2011; **8**: 1404–1410.

26. Costa RM, Brody S. Women's relationship quality is associatedwith specifically penile-vaginal intercourse orgasmand frequency. *J Sex Marital Ther* 2007; **33**: 319–327.

27. Weiss P, Brody S. Female sexual arousal disorder with and without a distress criterion: Prevalence and correlates in a representative Czech sample. *J Sex Med* 2009; **6**: 3385–3394.

28. Fugl-Meyer KS, Oberg K, Lundberg PO, Lewin B, Fugl- Meyer A. On orgasm, sexual techniques, and erotic perceptions in 18- to 74-year-old Swedish women. *J Sex Med* 2006; **3**: 56–68.

29. Brody S, Laan E, van Lunsen RH. Concordance between women's physiologic and subjective sexual arousal is associated with consistency of orgasm during intercourse, but not other sexual behavior. *J Sex Marital Ther* 2003; **29**: 15–23.

30. Brody S. Intercourse orgasm consistency, concordance of women's genital and subjective sexual arousal, and erotic stimulus presentation sequence. *J Sex Marital Ther* 2007; **33**: 31–39.

31. Nicholas A, Brody S, de Sutter P, de Carufel F. A woman's history of vaginal orgasm is discernible from her walk. *J Sex Med* 2008; **5**: 2119–2124.

32. Tao P, Brody S. Sexual behavior predictors of satisfaction in Chinese sample. *J Sex Med* 2011; **8**: 455–460.

33. Brody S, Costa RM. Satisfaction (sexual, life, relationship, health) is associated directly with penile-vaginal intercourse, but inversely with other sexual behavior frequencies. *J Sex Med* 2009; **6**: 1947–1954.

34. Phillipsohn S, Hartmann U. Determination of sexual satisfaction in a sample of German women. *J Sex Med* 2009; **8**: 1001–1010.

35. Brody S. The relative health benefits of different sexual activities. *J Sex Med* 2010; **7**: 1336–1361.

36. Goodman MP, Placik OJ, Benson RH III, Miklos JR, Moore RD, Jason RA, Matlock DL, Simopoulos AF, Stern BH, Stanton RA, Kolb SE, Gonzalez F. A large multicenter outcome study of female genital plastic surgery. *J Sex Med* 2010; **7**: 165–177.

37. Moore RD, Miklos JR, Chinthakanan D. Evaluation of sexual function outcomes in women undergoing vaginal rejuvenation/vaginolasty procedures for symptoms of vaginal laxity/decreased vaginal sensation utilizing validated sexual function questionnaire PISQ-12. *Surg Tech Int* 2014; **24**: 253–260.

第 11 章

G点

吴文伯 译

答案不言而喻。12点？我想我迷失了。

——Charles Schulz

引言

德国柏林的妇产科医师 Ernst Grafenberg 在 1950 年首次描述了一个沿尿道走行，位于阴道前壁且范围清晰的性兴奋区域。他指出，在性高潮时，该区域会出现凹陷，但其周围环绕它的组织却似乎发生了勃起，并且兴奋最明显的部位集中于从膀胱颈部直到后尿道上部的一片区域。此外，他还提出，刺激这一区域会导致尿道内腺体分泌产生一些液体[1]。虽然这个概念最初是在 1950 年提出的，但直到 30 年后，"G 点"一词才由 Addiego 及其同事提出，特指可于阴道前壁触及的位于盆腔尿道的"性欲敏感点"[2]。

然而，G 点这一概念也仍然存在争议，支持这一概念的科学证据非常有限。对此，美国的神经科学家 Terence Hines 可能给出了最好的总结："在对相关组织进行全面和仔细的组织学研究之前，G 点将仍然是一种妇科 UFO（不明外星体）：我们一直在讨论并寻找它，但未获得证明它客观存在的证据[3]。"通过对最新的相关研究数据进行统计综述，结果也同样说明尚未找到 G 点存在的明确证据[4]。但是，对 G 点的相关研究并未因此停止，仍有不少学者对 G 点是否存在的解剖学和相关科学依据进行讨论和研究[5]。

评估证据：遗传学研究

最近，针对 1804 对年龄在 22~83 岁的女性双胞胎开展了一项研究，研究主要评估了遗传和环境因素是否会对 G 点的有无产生影响。所有受试者都被要求填写关于女性性功能的问卷，并对 G 点的存在情况进行了调查。最终有 56% 的女性认为存在 G 点，并且其存在率随着年龄增长而下降。对结果进行方差分析后显示，受试者报告 G 点存在的频率几乎完全受个人体验和随机测量误差（>89%）的影响，并没有发现遗传因素的作用。此外，研究发现 G 点的存在率仅同正常的性行为、两性关系满意度以及对性的态度三个因素相关，因此 G 点很有可能只是无生理或物质基础的次级假现象[6]。

评估证据：解剖学研究

相关数据表明，G 点是一个明确的解剖学实体这一说法仍然遭到很多学者的质疑[7]。有相关研究通过对 7 具韩国女性新鲜尸体进行解剖，并通过显微解剖和免疫组织化学分析后发现，阴道前壁远端比周围组织有着更多的神经分布，作者认为这个现象与 G 点的存在相关[8]。然而，这似乎与 Grafenberg 先前观察和报告的结果相矛盾。

　　一个更近期的病例研究也报道了 G 点的解剖结果，该结果基于对一具 83 岁老年妇女新鲜尸体的解剖[9]。作者称，G 点有一个明显可分辨的解剖结构，该结构位于会阴膜背侧，距离尿道口上部 16.5 mm，与尿道外侧缘形成 35°，具有明确的囊性结构（8.1 mm × 1.5 mm ~ 3.6 mm × 0.4 mm）。囊壁的组织构成类似于纤维连接组织和勃起组织，具有三个不同的区域，并且其中还含有蓝色的葡萄样结构。在该区域远端末尾也同样可见类似的情况，但周围组织则未发现上述结构。由于这是来源于单一个体解剖的发现，因此其所提供的数据也缺少相关组织学研究数据的验证，所以这些发现同样是存在极大争议的[10]。

　　最近的一篇文献综述（收集 1950—2011 年的相关文献）报告了很多客观数据以评估具有明确解剖范围的 G 点是否存在[11]。尽管在很多文献中都调查了 G 点是否存在这一问题，但仍没有对阴道内神经分布的统一的确切描述。此外，虽然研究认为大多数女性确实存在 G 点，但并非所有的女性都能够定位到自己的 G 点。另外，影像学研究也未发现除阴蒂之外其他的实体解剖结构可直接刺激产生性高潮（译者注：第 10 章描述了阴道性高潮和阴蒂性高潮的感觉及传入通路不同，此处说阴蒂是诱发性高潮的唯一组织基础，前后矛盾）。相关综述的作者推断：虽然现有的客观试验数据未能提供一致的证据，但关于阴道前壁远端高度敏感区域的可靠报道仍继续支持 G 点是存在的。

证据评估：影像学研究

　　尽管缺乏支持 G 点作为一个独立解剖区域存在的证据，但仍有一个纳入了 5 名志愿者的小型研究进行了相关报道。该研究使用超声波在会阴收缩时和无高潮性交状态下，检查了阴蒂的运动情况及其同阴道前壁的解剖

学关系。冠状面成像显示阴蒂根部与阴道前壁之间存在着密切的联系，表明阴道前壁下部敏感性增加可能是由于插入动作或会阴收缩时阴蒂头部发生的运动以及压力增加造成的[12]。这些发现表明性交时敏感性增加的区域与阴蒂的关系可能更为密切，而非同 G 点密切相关。

　　以上结果在一对志愿者夫妇进行插入式性交时得到了验证[13]。在女性外阴上方进行的冠状面超声检测显示：阴茎扩张阴道的同时也拉伸了阴蒂根部，此过程与阴道前壁的关系非常密切。因此，这一解剖学功能单位或许支持了关于 G 点的理论，但是同时也再次说明了阴蒂在性兴奋过程中发挥的作用。

证据评估：临床研究

　　虽然关于 G 点是否存在这一问题，解剖学和影像学均还存在争议，但是有一些临床研究为 G 点这一概念提供了证据。

　　一项来自埃及的前瞻性队列研究将 50 个未受割礼的女性和 125 个接受割礼且伴有轻度阴道前壁脱垂的女性作为研究对象[14]。首先通过性相关检查标记其 G 点范围以及其他解剖学标志物的位置，然后对女性进行性功能问卷调查和离体阴道组织的组织学检测。最终在 82.3% 的问卷调查和 65.9% 的组织学研究中发现了 G 点存在的证据。在 47.4% 的女性中，组织学检查在下段尿道的两侧发现了两个被认为是 G 点的较小且松弛的气球样结构，由上皮、腺体和可勃起组织构成。组织学上发现 G 点组织的女性，其问卷调查获得的性功能评分也明显较高；而在接受阴道前壁相关手术后，该评分出现了明显降低。与上述情况相反，在接受割礼后的女性（割除阴蒂），其相关评分的结果改变却不显著。

　　一个同样来自埃及的更深入的描述性随机前瞻性研究纳入了 1500 名女性受试者，500 名曾接受过阴道和（或）外阴的手术[15]。

该研究称，"这 1500 名女性全都可发现 G 点存在的表现，其中 58% 为局限性的点，42% 为弥散性分布的区域。"具有局限性 G 点的女性均存在女性射精现象，而在 G 点呈弥散性分布的案例中仅有 24.5% 出现这一现象。此外，研究还发现在受试者中"100% 的处女膜、52.7% 的尿道、82.2% 的外阴以及 10.8% 的子宫颈是与 G 点存在连接的"，这组数据似乎有些令人费解，它似乎说明了 G 点与上述结构存在着局部的解剖学连接，但事实上，这种连接结构确实是模糊不清的。该研究最后还提出了一项观点，即女性在接受 G 点相关区域的手术后，性功能会出现下降的表现。

上述两个来自埃及的研究能够为"G 点是一个解剖学结构"这一观点提供一些支持，但是这些研究结论尚未得到更多研究的验证。

G 点扩增

如果 G 点确实存在，那么在理论上，增加 G 点的大小就可能使性交过程中获得更多的摩擦感，这可能会让女性性满意度增加。这个理论促使了 G 点扩增相关技术的发展，其中最著名的应该是 G-Shot。

G-Shot 是一项由来自洛杉矶的美容妇科专家 David Matlock 博士首先提出的技术（www.drmatlock.com）。这是一项可于门诊开展的技术，通过向女性患者指定的 G 点区域注射通过生物工程技术制备的人高分子透明质酸，使患者在性交时获得更强的快感。该过程在局麻下进行，全程仅需约 15 min，一次注射效果可维持 4 ~ 6 个月，之后须再次进行注射。

迄今为止，还没有任何杂志支持这一手术的疗效，尽管在一项 20 名女性参与的小型试验中，87% 的受试者称术后性欲增强和性兴奋程度增高（www.drmatlock.com）。但这些

结果从未在经过同行评议的相关期刊上进行报道，也没有相关数据支持该操作的安全性。

美国妇产科医师学会（ACOG）对上述操作的有效性和安全性进行了讨论[16]。指南中声明，G 点扩增技术属于该领域内个别人员提供的技术，并且该技术的安全性和有效性尚无明确的记载。指南同时指出，这种技术操作由于缺乏有效数据支持，可能会造成感染、感觉改变、性交疼痛、粘连和瘢痕等不良后果的发生。

最近，加拿大妇产科学会也发布了有关生殖器美容手术的指导方针[17]。他们在对文献进行了系统回顾后得出结论，认为很少有证据支持女性生殖器美容手术在提高性满意度或自我形象方面的作用，此外，诸如"G 点增强"等术语应被视为商业营销术语，它们并没有明确的医学来源，因此无法进行科学的评估。

小结

已发表的关于 G 点是否存在的相关文献仍存在很大的分歧和争议。双胞胎研究没有发现遗传因素影响的证据，而一些解剖学研究报道发现了阴道前壁内由收缩组织和密集神经支配构成的一些结构。同时支持这些发现的临床证据也很少。然而，影像学检查提示，在阴道前壁和尿道附近可能存在类似阴蒂的组织，因此导致了局部区域敏感性增高。

虽然 G 点这一概念在医学上仍然是个谜，但它却具有非常重要的商业意义，尽管缺乏关于安全性和有效性的证据，但是通过使用 G 点扩增的相关技术来增加性反应却依然变得越来越普遍。因此目前迫切需要开展更多的解剖学和生理学研究，最终才有可能明确 G 点是否存在，以避免更多的女性贸然尝试这些未经证实的、具有潜在危害性的治疗方法。

参考文献

1. Grafenberg E. The role of urethra in female orgasm. *Int J Sexol* 1950; **3**: 145–148.

2. Addiego F, Belzer EG, Comolli J, Moger W, Perry JD, Whipple B. Female ejaculation: A case study. *J Sex Res* 1981; **17**: 13–21.

3. Hines T. The G spot: A modern gynaecologic myth. *Am J Obstet Gynecol* 2001; **185**: 359–362.

4. Puppo V, Gruenwald I. Does the G spot exist? A review of the current literature. *Int Urogynecol J* 2012; **23**: 1665–1669.

5. Jannini EA, Whipple B, Kingsberg SA, Buisson O, Foldes P, Vardi Y. Who's afraid of the G spot? *J Sex Med* 2010; **7**: 25–34.

6. Burri AV, Cherkas L, Spector TD. Genetic and environmental influences on self reported G spots in women; a twin study. *J Sex Med* 2010; **7**: 1842–1852.

7. Puppo V. Embryology and anatomy of the vulva: The female orgasm and women's sexual health. *Eur J Obstet Gynaecol Reprod Biol* 2011; **154**: 3–8.

8. Song YB, Hwang K, Kim DJ, Han SH. Innervation of vagina: Microdissection and immunohistochemical study. *J Sex Marital Ther* 2009; **35**: 144–153.

9. Ostrzenski A. G spot anatomy: A new discovery. *J Sex Med* 2012; **9**: 1355–1359.

10. Hines T, Kilchevsky A. The G spot discovered? Comments on Ostrezenski's article. *J Sex Med* 2013; **10**: 887–888.

11. Kilchevsky A, Vardi Y, Lowenstein L, Gruenwald I. Is the female G spot truly a distinct anatomic entity? *J Sex Med* 2012; **9**: 719–26.

12. Foldes P, Buisson O. The clitoral complex: A dynamic sonographic study. *J Sex Med* 2009 **6**: 1223–1231.

13. Buisson O, Foldes P, Jannini E, Mimoun S. Coitus as revealed by ultrasound in one volunteer couple. *J Sex Med* 2010; **7**: 2750–2754.

14. Thabet SM. Reality of the G spot and its relation to female circumcision and vaginal surgery. *J Obstet Gyanecol Res* 2009; **35**: 967–973.

15. Thabet SM. New findings and concepts about the G spot in normal and absent vagina: Precautions possibly needed for preservation of the G spot and sexuality during surgery. *J Obstet Gyanaecol Res* 2013; **39**: 1339–1346.

16. American College of Obstetrics and Gynecology. Committee Opinion #378. Vaginal "rejuvenation" and cosmetic vaginal procedures. *Obstet Gynecol* 2007; **110**: 737–738.

17. Shaw D, Lefebvre G, Bouchard C, et al. Society of Obstetricians and Gyanecologists of Canada. Female genital cosmetic surgery. *J Obstet Gynaecol Can* 2013; **35**: 1108–1114.

第 12 章

术后护理

代 强 译

> 我来到一家书店，问售货员："自助区在哪里？"她说如果她直接告诉我在哪，我就会失去此行的意义。
>
> ——*George Carlin*

女性生殖器整形美容术的成功与否涉及几个因素。术前患者的选择和准备、特定术式的选择、缝合材料、麻醉方法以及细致的手术技巧都很重要，但如果外科医生不注意 / 不指导他（她）的患者进行适当的术后护理，又或者如果患者不遵循医嘱或不适合进行选择性外阴阴道美容手术，那么一切都是徒劳的。

有一点非常重要：医生和（或）护理员给出仔细明确的术后指导，并再三确认患者完全理解医嘱并明白遵循医嘱的重要性。手术预后与患者术后精心的护理是呈正比的。

一个常见的误区是患者们常常认为术后护理是"简单"的操作。外科医生有责任明确告知患者，患者遵循医嘱与外科医生的技术对手术预后同样重要。

术后护理的术前准备

必须在手术日之前与患者讨论术后护理。如果她给你的印象是，由于手术的复杂性或旅途的长度或难度，她不应该自己开车回家，那么她是否安排好了回家的行程？如果她的旅程非常重要，尤其是涉及空运、客运站、长途跋涉/转运，如果可以的话安排当地住宿，

直到她能够独自出行为止（1～3天）。她的孩子有没有得到妥善照顾？她的家人情况如何？休假时间是多久？是否有医务人员指导她在手术前10～14天避免服用阿司匹林和非甾体抗炎药，以及在术前和术后至少3～4周内禁止吸烟？如果她有复发性生殖器疱疹病史，是否采取了术前预防措施？她应该在手术后至少3周内避免晒黑。

医生应与患者进行至少两次关于一般术后需知和根据她个人情况制订的计划的讨论，第一次在手术日之前，第二次在她的手术之前，并且医生应给患者提供明确的书面说明指导。

特殊说明

小阴唇成形术（LP-m）、大阴唇成形术（LP-M）；阴蒂缩小术（RCH）

（** 注意：此处描述的说明适用于 LP-m、LP-M 和 RCH 的一般线形切除术。涉及更多切口的 V- 楔形切除术的患者，应适当延长（～25%）恢复时间和采取预防措施及限制活动的时间）。

- 第 0～5 天：如果要给予山金车酊，应从患

者术前 1 天或术后即刻开始。冰敷应在术后几小时内开始，使用一个小的、灵活的、可反复冷冻的软包，或者装有冷冻豌豆或玉米的口袋，或者一个贴身的湿润和冷冻干净纸巾，并且冰敷时间应持续 15～20 min，每天 6～8 次。卫生：我们建议定期用冲洗瓶冲洗并每日淋浴，最好使用手持式淋浴器。应避免在 2 周内完全浸浴。金缕梅湿巾如 Tucks 对个人卫生有舒缓作用。患者自我观察：我们鼓励患者在术后的 36 h 内观察手术区域，是否有过度出血、血肿或创面分离的迹象，但切记不要触碰伤口。我们强烈建议不要随时"处理"，并在术后 36 h 内不要进行密切观察。应反复告知患者，手术区域可能会明显凹陷和水肿，会失去其自然外观和轮廓，并且会不规则地肿胀，两边的大小可能会有所差异，总之伤口可能会看起来非常糟糕！作者亲自向患者展示术后第 1～7 天的外阴照片以强调以上几点的重要性。必须让患者意识到初期术后外观不一定与长期预后相关（图 12.3～12.7）。活动：建议患者避免上 / 下 / "刷刷嗖嗖"的步行以及下蹲活动，以避免任何活动造成她们的切口区域摩擦 / 擦伤。她们可能会爬楼梯，但只能缓慢爬楼梯且一次一个台阶，并限制距离。驾驶时与其类似：应限制距离，不可自己开车，并在进出车辆时应非常小心。应指导患者活动时尽可能地抬起臀部和腿部。镇痛：对于轻度疼痛，布洛芬 600～800 mg 或萘普生 220～440 mg；对于更明显的不适，氢可酮 5～10 mg+对乙酰氨基酚 325 mg，加或不加布洛芬 400 mg，每 4～6 h 一次，作者个人建议每 4 h 服用止痛药，在局麻结束前 1 h 开始，并在术后最初 12～18 h 内继续服用。所有止痛药必须与食物一起同服。严重肿胀：可建议患者每 6～8 h 服用布洛芬 600 mg，

持续 3～4 天以减轻症状性水肿。敷料：清洁伤口后，患者可以使用含铜的软膏（"Cu-3"）或抗生素软膏轻轻涂抹在切口或纱布垫上，以防止敷料或内衣黏附。

- 要特别注意态度傲慢的患者。在术后这段时间内，她们有没有充分休息以及限制活动，对于预后和患者满意度至关重要。

- **第 6~10 天**：可停止冰敷。卫生护理照常。患者可以开始恢复正常的步行，并可以返回到可以久坐的工作活动中，如上课、办公室工作等。激烈行走、跑步、涉及生殖器区域的性活动或其他类似活动仍然是禁止的。对于第一次术后随访，无论是否患者本人亲自参加，或如果因为距离原因患者无法进行面对面的随访，可以用手术区域的照片文件（"自拍"）代替，时间定于术后 5～10 天。

- **第 11~21 天**：卫生护理照常。术后第一次月经应使用卫生巾而不是棉条。禁止向阴道内插入任何物体。根据第一次术后评估结果，患者可以恢复更积极的工作和家务。患者可以恢复正常但不激烈的步行，并可恢复上半身的健身活动。禁止下蹲！

- **第 22~42 天**：游泳和跑步通常可以在术后 3 周恢复，具体时间还要结合个体伤口恢复情况以及缝线的稳定性。结合术后 4～6 周的随访评估结果（最好是面对面），骑自行车和性生活可以在术后 4～6 周进行。此时提醒你的患者，她自己不能完全评估她个人的长期预后，至少还要 3 个月以上；如果她对结果的某方面不满意，请告知患者，她的伤口仍在愈合中，并在术后至少 3 个月，切口"软化"并重新血管化之前，不建议进行任何可能的修复。如果有感觉迟钝，一些外科医生建议进行温和的按摩以缓解此症状。

阴唇 / 外阴整形手术的术后指导

手术的最终成功部分取决于术后数周的自我护理。指导如下：

1. **沐浴**：从手术的当晚开始，您可以使用手持式淋浴设备每日冲洗手术区域 1 ~ 2 次，或将水流对准手术区域冲洗。您可以随时使用手持式冲洗瓶进行冲洗。用软布 / 毛巾拍干（不要擦拭）或用吹风机吹干（低温、高风），然后敷上干净的不粘的卫生垫。
2. **保持清洁**：用"冲洗瓶"冲洗伤口，在每次排尿和排便后用"Tucks™"或普通的金缕梅湿巾擦拭该区域，然后使用干净的不粘的卫生垫。
3. **冰敷**：您将从诊室获得两个可重复使用的冰袋。在术后第 4 ~ 5 天，用一块手巾盖住冰袋并贴在阴唇上 15 ~ 20 min，每天 5 ~ 6 次，以缓解肿胀和不适（您也可以用碎冰填充外科手套或塑料"拉锁"袋，或利用冷冻豌豆或玉米来代替冰袋）。
4. **药物和药膏**：记得在术前开始使用山金车酊，每天空腹服用 5 ~ 6 次。如有需要，每 3 ~ 6 h 服用一次止痛药，同时服用 2 片布洛芬或 1 片萘普生，切记不要空腹服用。如果您在使用 Cu–3 强化保湿凝胶，请在冲洗伤口后，将其轻轻涂抹在切口处，在术后持续 1 周，每天两次。或者，您可以使用抗生素软膏，如聚 / 新孢子菌素。（* 如果您购买的是山金车霜而非片剂，您可以将其与 Cu–3 凝胶一起使用。）您可以根据需要使用 Dermaplast™ 喷雾，用于轻度表面刺痛或瘙痒。如果瘙痒难以控制，请致电_____医生，他 / 她将给您开具口服止痒药物。
5. **刮毛 / 脱毛**：请勿在阴道部位刮毛或脱毛，直到术后 1 个月得到医生的允许。
6. **严重肿胀**：如果您感觉肿胀明显，您可以根据需要每 6 ~ 8 h 服用 600 mg 布洛芬，持续 3 ~ 4 天，请勿空腹服用。
7. 术后 2 整周内切忌做任何体力活动或运动，包括但不限于：快步走、爬楼梯、跳舞、游泳等。性交、骑马、骑自行车、跑步应暂停至少 1 个月。不要性交或将任何东西插入阴道，直到得到_____医生的允许。（* 术后的第 1 个月经期只能使用卫生巾。）
8. "观察 / 触摸 / 摩擦"……术后第 1 ~ 7 天，你的外阴会明显变色和肿胀。在术后 36 h 内，请评估伤口是否（不要牵拉切口线或切口线附近组织）出现出血过多、伤口分离或形成"鹅蛋状"的迹象。之后，最好不要频繁地观察手术区域，也不要过分地处理它，因为外观每天都在发生变化，而最初的变化和不规则会"让你发疯"。Cu–3 凝胶只需在清洗后用 2 次 / 天。Dermaplast 喷雾仅用于缓解表面刺痛。不要过度"处理"伤口！

　　您将在术后 5 ~ 10 天进行第 1 次术后随访评估。

* **以下情况属于正常**：手术区域有少到大量的出血点、肿胀、淤血或变色。
* **提示有危险的迹象包括**：有感染的迹象（发红、肿胀、可能有淡黄色的排出物和 / 或发热），日益严重的疼痛，以及大于轻中度的出血。如果您注意到一块区域 / 一侧的肿胀比其他区域 / 另一侧明显，请使用掌根按着卫生垫或毛巾在该区域施加 5 min 的固定压力。再看看这个区域，如果仍在流血或者"蛋状"包块再次出现，请联系医生并施加额外的压力。
** 如果您有任何问题或疑虑，请随时致电诊室联系_____医生，或拨打他 / 她的紧急电话，（　　　　）

图 12.1　阴唇成形术后指导

会阴和阴道内手术的术后指导

手术的最终成功部分取决于术后数周的自我护理。指导如下：

1. 术后当晚开始温水坐浴（将会阴部浸入清洁的温水中）15～20 min 和（或）使用 "冲洗瓶" 冲洗，2～3 次/天，持续 1 周。在每次排尿和排便后用金缕梅湿巾（Tucks™）擦拭。（** 如果您做了阴道紧缩手术和阴唇缩小手术，请咨询您的外科医生是否应该坐浴。）

2. 术后第 1 或第 2 周或直到您第 1 次术后随诊接受指导前，最大限度地减少剧烈运动（包括快步走、爬楼梯、上下蹲起和抬重物等）非常重要。您可以在 1 周内恢复适度的活动，但要等至少 3 周后才能恢复全部的体育活动。

3. 禁止性交或向阴道内插入任何东西，直到得到_____医生的允许（通常在术后 6～9 周）。

4. 如果医生给您开了药（抗生素、止痛药等），请按医嘱服用。

5. 术后 2～3 周内有少量稀薄血液或带血的排出液是正常的。

6. 如果您出现尿痛、无法排尿或尿频，请喝大量液体，并尝试在长时间热水澡或沐浴时排尿。如果症状持续，请致电_____医生。请确保您饮用大量的水，每天吃 10～12 个李子，起身并适度走动，服用大便软化剂（"DSS"）和温和的泻药（Miralax™、Smooth Move™ 茶、番泻叶等）。

7. 提示有危险的迹象包括：37.8 ℃或以上的发热，阴道排出物恶臭，阴道/直肠压力增加（尽管由于盆底的缝线，中等程度的直肠压力是正常的），切口区域无法缓解的疼痛和（或）肿胀。

　　您将在术后 5～10 天进行第 1 次术后随访评估。如果在随访前后您有任何问题或疑虑，请随时致电诊室联系_____医生，非办公时间您可拨打（　　）_____与医生取得联系。

图 12.2　阴道整复术（VRJ）/阴道会阴成形术（CP）/会阴成形术（PP）/阴道成形术（VP）术后指导

会阴成形术（PP）/阴道成形术（VP）/阴道会阴成形术（CP）/阴道整复术（"VRJ"）

　　一般说明同上，但有以下几点注意事项：

1 鼓励每天一次或两次坐浴，除非患者同时行阴唇成形术。

2 冰敷仅用于会阴部肿胀或不适。

3 鼓励使用大便软化剂，多食用李子和促排泄的液体。

4 体力/提举活动应适应伤口修复的程度，还取决于是否进行了阴道前壁和（或）后壁修补术。不鼓励行会阴成形术的患者在术后 2～3 周内提大于 20 磅的重物。如患者做了阴道前壁修补术，则时间延长至 4～5 周。

5 围术期使用抗生素是普遍的。一些外科医生习惯在术前给肠外抗生素，而另一些则习惯在术前 48～72 h 和术后 24～48 h 使用

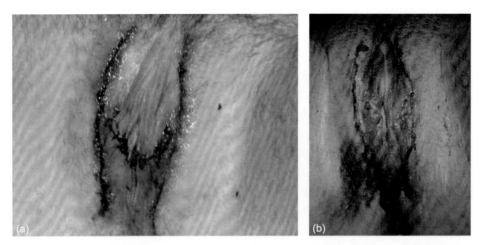

图 12.3 （a）V- 楔形大、小阴唇成形术术后即刻；（b）同一位患者，术后 1 周。Source：M.Goodman. Reproduced with permission.

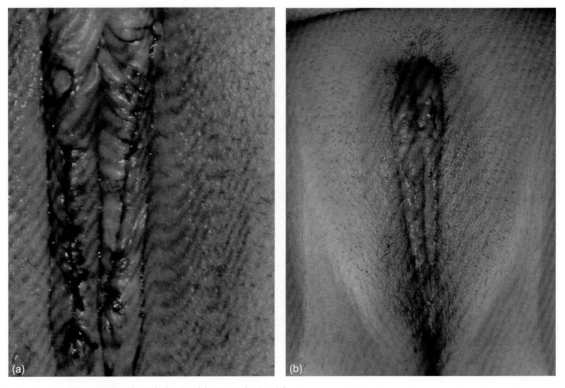

图 12.4 （a）线形小阴唇成形术术后即刻；（b）术后 1 周。Source：M.Goodman. Reproduced with permission.

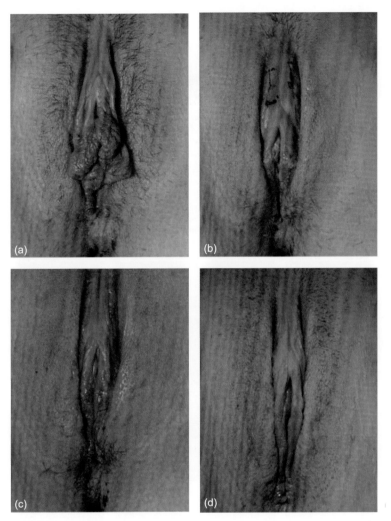

图 12.5 （a）小阴唇成形术、阴蒂缩小术术前；（b）术后 1 周；（c）术后 1 个月；（d）术后 6 个月。Source：M.Goodman. Reproduced with permission.

口服抗生素。二代或三代头孢菌素或等效物可以在胃肠外使用，头孢氨苄或阿莫西林 / 克拉维酸则需口服。

6 术后 6 周对患者进行术后盆底物理疗法评估，如果阴道过度收紧则需进行阴道扩张。如果有阴道狭窄，在确保阴道充分雌激素化后，逐渐加大锥形或斜角扩张器。许多外科医生使用带有生物反馈、TENS 型装置（如 APEXTM 或 In-Tone™）和（或）阴道内插入物（带有重量的"阴道球"）进行盆底康复训练。

典型的术后指导样表如图 12.1 和图 12.2 所示。

对于居住地较远的患者，如果她们无法与医生进行面对面的术后评估，医生则须确保患者有可以去咨询的个人医生或医疗机构。

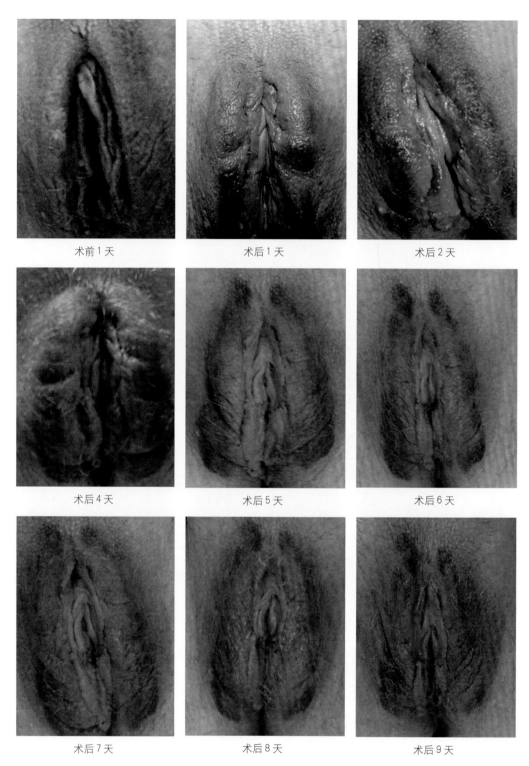

图 12.6　小阴唇成形术、改良大阴唇成形术术后早期照片，由患者在家中拍摄 [术前及术后 1 个月的照片见图 8.28（a）和（b）]。Source：M.Goodman. Reproduced with permission.

对于女性生殖器整形美容 / 外科医生来说，预见性、同情心和经常的关怀都是必不可少的。术后第 2 天，医生或手术协调员给患者打电话是一种非常受欢迎的方式。

图 12.3 ～ 12.7 是拍摄于术后即刻以及术后第 1 周的几张具有代表性的照片。在术前咨询时，医生可向患者展示这些照片，用最直观的方式将恢复期内可能出现的变化告知患者。这有助于减少患者和医生的很多担心。

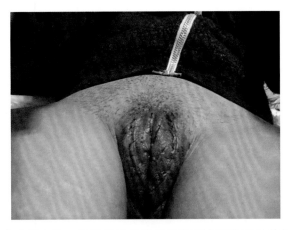

图 12.7　大、小阴唇成形术术后 1 周，可见明显的肿胀和瘀斑（该患者的其他照片见图 17.4）。Source：M.Goodman. Reproduced with permission.

第 13 章

美容性男变女变性手术

代　强　译

一期美容阴道成形术：简介

正如历史上有关阉人的记载所证实的那样，变性可能一直是人类历史的一部分。例如，圣经中约有 63 处提到宦官的内容[1]。这些早期被阉割的男性可能被认为是他们那个时代的变性人。同时，性别畸形的男性化女性的案例也点缀着人类历史，其中包括 10 世纪的教皇 John/Joan。

对易性病患者身体的改造，即激素和手术疗法，最先在 20 世纪初被发现。很多早期的研究始于第二次世界大战前的柏林。在那里，心理学家 Magnus Hirschfeld 和他的同事 Eugene Steinach 从科学的角度发展了性别和性身份的概念[2]。Hirschfeld 博士被誉为"性学界的爱因斯坦"，他描述了穿着异装（"异装癖"），致力于阐明激素的化学性质，对性腺移植进行了试验，并开始对变性人进行基本治疗，最终在 1930 年开展了首例变性手术。这位患者叫 Lili Elbe，事实上她在经过一系列失败的手术之后，最终死于手术并发症。柏林逐渐被认为是欧洲城市中对女同 / 同性恋 / 双性恋 / 跨性别者（lesbian/gay/bisexual/transgender，LGBT）最宽容的避难所。这种容忍一直持续到第三帝国的崛起。1933 年，在希特勒被任命为德国总理之后的仅 3 个月，疯狂的士兵就洗劫并焚毁了 Hirschfeld 和 Steinach 博士的实验室。然而，一个名叫 Harry Benjamin 的年轻精神病学学生从那个人间地狱里逃到了美国。Benjamin 博士在纽约一直工作到 104 岁，在此期间他继续开展研究并极大地拓展了先辈们的工作，最终 Benjamin 博士成为变性学界的国际领军人物，因 Harry Benjamin 国际性别不安协会（Harry Benjamin International Gender Dysphoria Association，HBIGDA），即世界变性人健康协会（World Association for Transgender Health，WPATH）的存在，他的名字已永垂不朽。WPATH 为变性人 / 跨性别人群制定了当前的治疗标准并推动了变性人健康、教育和科学的发展。（注：尽管经常被视为同义词，但"跨性别"一词比"变性"涵盖范围更广。跨性别人士可以包括性别差异的许多类型，包括异装癖、未进行手术的易性症患者等。然而，变性者是特指那些对自己的第二性征感到不满，并只能通过手术解决的人。）

20 世纪 50 年代后期，George Burou 博士报道了所谓的男变女阴道成形术的阴茎倒置术，使易性症患者的现代外科手术得到了极大的改进。法国出生的妇科医生 Burou 博士在摩洛哥卡萨布兰卡为变性人进行了此类手术[3]，使之成为现代最流行的男变女生殖器确认手术（genital confirmation surgery，GCS）的原型[4]。许多人都跟随 Burou 博士学习过，包括已故的 Stanley Biber 博士，还有 Meltzer、Brassard、Monstrey 博士等。尽管该手术仍然很独特，但随着后续的创新和改进，已经逐渐完善。本章的作者 Bowers 博士已经完成了超过 1200

例男变女阴道成形术，曾加入过 Biber 博士在科罗拉多州特立尼达的团队，这里一度被戏称为"世界变性之都"。本章将详细介绍这项工作。Bowers 博士还被公认为世界上第一位变性人女性和唯一为自己进行变性手术（genital reassignment surgery，GRS）的妇产科医生。

治疗

现在人们普遍认为，激素和手术治疗对变性人具有确定的社会和心理作用[4-5]。在药物和心理治疗失败之后，对于"心理问题手术治疗"的早期反对意见，现大部分已经平息。人们已经认识到性别认同通常是在儿时建立起来的，易性症患者的心理治疗在很大程度上是无效的[6]。

作者是 WPATH 的成员，我们遵循协会制定的治疗标准（SOC）[7]。患者需要接受心理健康专家的评估，专家须精通性别不安患者的治疗，且治疗方法与 WPATH 制定的标准一致。特别需要注意的是，在进行变性手术之前，患者须以异性的身份至少生活过 1 年，并给予激素治疗 1 年。其他形式的性别确认手术，如面部女性化或隆胸，可以在评估期间进行，但可以不用按照生殖器手术那样的严格标准。一般情况下，在进行阴道成形术之前，患者必须提供两封心理评估信。

术前准备

在术前至少 6 周，患者须提供完整的病史、心理评估信、体检合格证（如有必要）以及最近的心电图和人类免疫缺陷病毒（HIV）检测报告。如果 HIV 阳性患者的健康状况良好，正在积极治疗，病毒载量为 0 且 CD4 计数超过 400/hpf，他们也不应该被排除在外。患者应至少在手术前 1 天进行术前评估，包括心理评估总结、是否遵守 WPATH SOC 及其一般医疗健康状况。之后由术者最终决定患者是否符合手术标准。然后对患者进行检查，签署同意书，并给予 2 片比沙可啶（乐可舒）和乙二醇行肠道准备。术前患者须备皮。

人口统计学

人口统计学数据汇总在图 13.1 ~ 13.5 中。值得注意的是，在青春期之前，94% 的手术患者开始出现错误的性别感受，这可能是这类人群中手术后悔率低的部分原因。

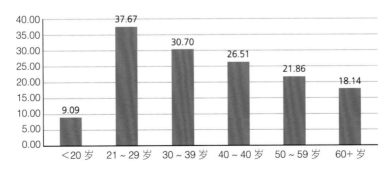

图 13.1　接受变性手术时的年龄（%），包含所有年龄段。尽管这一系列数据显示手术患者大多数已过 40 岁，但中位数年龄在逐步下降。这是由于得到更多的保险覆盖、早期认识并治疗，且接受度提高

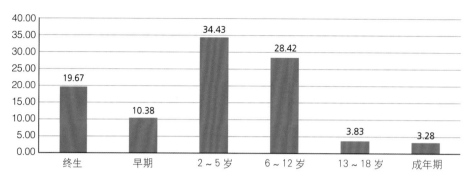

图 13.2　性别不安的最早记忆（%）

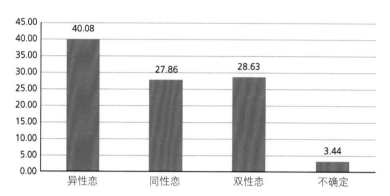

图 13.3　接受变性手术时的性取向（%）（*n*=262）。性吸引力的分布非常均衡，尽管术前对女性的吸引力占优势。异性恋被定义为"吸引男性"等

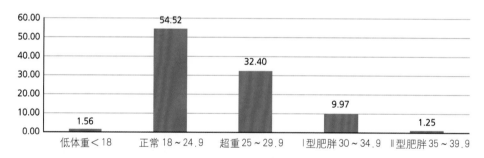

图 13.4　接受变性手术时根据体重指数（BMI）的体型分布（%），包含所有年龄段

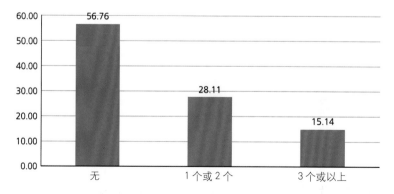

图 13.5　接受变性手术时已经有孩子的比例（%）（*n*=185）。反映的是术前异性恋的身份

手术方法

手术的关键是能够理解生物学男性中的尿道下裂。在男性胎儿胚胎期，其结构上都会经历从女性向男性的演变。通过对不同程度尿道下裂的研究，对于男变女手术，我们懂得了该如何手术，以获得更理想的功能和外观[8]。

在诱导麻醉后，将患者置于截石位，消毒铺单并准备手术。首先在术区标记手术范围（图 13.6）。阴茎龟头用巾钳固定后，用手展开阴茎，并从阴茎根部水平向两侧画一条横向水平线，从阴茎中轴向脐方向画类似的垂直线。这些标记可以作为初始切口的参考，并且在之后的手术中可用于确定尿道、阴蒂包皮等的位置。

手术始于切割，阴囊和会阴部皮肤首先被切开，将切下来的阴囊皮肤用止血钳在砧板上展开（图 13.7）。

用组织剪去脂和修薄组织，去除尽可能多的 Camper 筋膜和结缔组织，以获得合适的全厚皮片。之后用湿盐水纱布或海绵覆盖，并留待以后用于覆盖支架。这块皮片将用于再造阴道（图 13.8）。

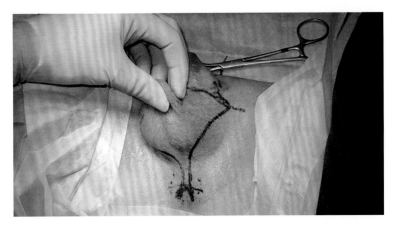

图 13.6　最初的手术部位标记。Source: M. Bowers. Reproduced with permission.

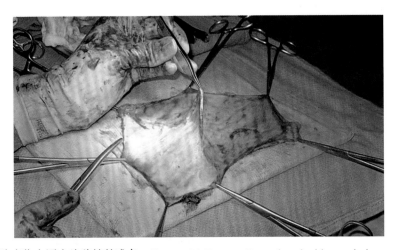

图 13.7　阴囊皮肤当作全厚皮片移植的准备。Source: M. Bowers. Reproduced with permission.

之后用巾钳夹住两侧睾丸。随着用电刀剥离游离多余的脂肪，腹股沟环和精索的根部逐渐被暴露，同时两侧睾丸被逐步提高（图13.9）。当分离到腹股沟环时，可以使用Richardson拉钩暴露，以保护在其下通过的生殖股神经，以免损伤。精索的根部须双重结扎。另外，须关闭腹股沟环以防止形成疝气。

沿着阴茎海绵体间的隔膜分离尿道海绵体及其下成对的阴茎海绵体。在阴茎头部下方4 cm处的尿道，将导尿管插入到海绵体的远端。

通过向下延伸阴茎而形成新的阴蒂。在一对阴茎球海绵体的根部注射5 ml 1%利多卡因-肾上腺素混合物的1∶100稀释液。从包皮下向阴茎背侧的冠状沟处做一椭圆形切口（图13.10）。使用组织剪将阴茎头部从阴茎海绵体的腹侧部分以及切口周围分离，从而使阴茎海绵体从覆盖的阴茎皮肤上分离。之后把阴茎倒置，以使其下的皮下组织空间能容纳外科医生的两个手指。用组织剪分离皮肤与海绵体结构。当皮肤和海绵体结构完全分开时，再次钳夹住阴茎头部。

用电刀在阴茎海绵体两侧3点和9点方

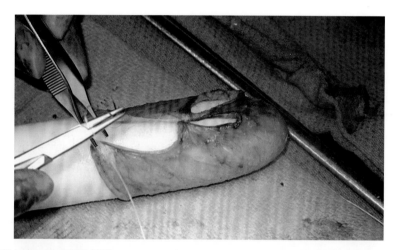

图 13.8　缝合阴囊皮肤以形成新的阴道。Source: M. Bowers. Reproduced with permission.

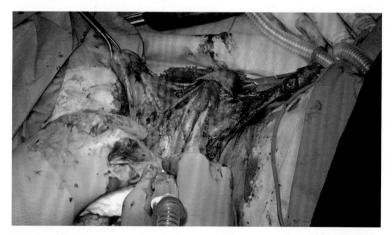

图 13.9　阴囊皮肤被切除之后，精索/睾丸被牵开，切除睾丸，暴露阴茎和尿道海绵体之前。Source: M. Bowers. Reproduced with permission.

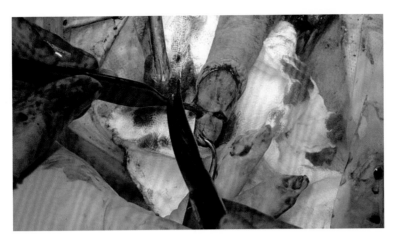

图 13.10 利用龟头再造阴蒂。Source: M. Bowers. Reproduced with permission.

向向深部切割，从耻骨联合远侧沿着阴茎主干直至新阴蒂的切口之下。

用组织剪完成从剩余的冠状头切口和中线隔膜到水平双瓣阴茎海绵体的分离。在耻骨联合水平切除双瓣阴茎海绵体的腹侧部分。此过程中可能发生剧烈出血，特别是当部分阴茎海绵体勃起时，因此电凝止血和吸引器的使用在手术过程中特别重要。然后将残留的阴茎海绵体的腹侧部分用 3-0 Vicryl 线做单个"8"字缝合。背侧神经血管鞘含有包皮的椭圆形部分或阴蒂。用组织剪去除神经血管鞘中的多余海绵体组织。神经血管蒂最宽应为 2~3 cm，在保持阴蒂尖端血供的同时，越窄越好。

新的阴蒂可以沿着下面切开的腹侧表面，经过 4 次缝合完成，以便将冠状沟下面的组织包裹起来，并使阴蒂尖端锥化。然后将神经血管鞘折叠，并缝合在耻骨联合及两侧的结缔组织上。之后将阴蒂从尿道海绵体的裂缝中穿出，使阴蒂和包皮完全被尿道黏膜包绕（图 13.13）。

分离期手术旨在为新的阴道创造空间。应首先排空膀胱，将折叠的海绵放置在会阴和插入导尿管的尿道海绵体之间，将其牵引并固定在患者身上。一个可接光源的直角拉钩（Ferreira 式的乳房拉钩，带有光纤光源）可以

在提升会阴中心腱时，帮助助手保护前面的泌尿系结构；而在通过电切或锐性剥离使会阴中心腱逐步释放时，具有使直肠下降的作用。在分离至前列腺之前，要始终注意保护会阴中心腱和后面的部分尿道海绵体肌。非常重要的是避免进入直肠，因为这是导致直肠阴道瘘的最主要危险因素。中央腱是尿道球海绵体肌的腱膜，在整个分离过程中是一个关键标记。我们应该能在分离平面的前面触及导尿管。在通过前列腺的下极后，纤维的方向变得不那么疏松。该处组织也应该稍稍分离，从而能更好地利用手指进行钝性分离和电切。如果遇到出血，可用 2-0 铬线结扎止血。应从中央向两侧用手指进行钝性分离。分离完成后，深度一般应该达到 6 英寸（15.24 cm），甚至更深。通常可以借助棒状海绵，从前往后轻松地分离。把四个 4 cm×4 cm 大小的海绵紧密卷起，并放入分离的阴道腔内，以填塞止血，这样就完成了第二阶段的手术。

在重建阶段，首先将薄的去脂全层阴囊皮片放在一个大的支架上（图 13.11）。修剪边缘以适应支架，且使其缝合以尽可能多地覆盖支架。清理边缘，然后用针状电极将毛囊连续地烧灼破坏，并打孔引流。移植物的表皮面朝向支架，以形成未来的阴道。

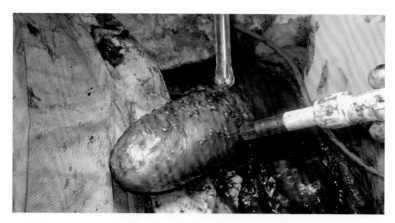

图 13.11　在支架上烧灼掉阴囊皮肤上的毛囊。Source: M. Bowers. Reproduced with permission.

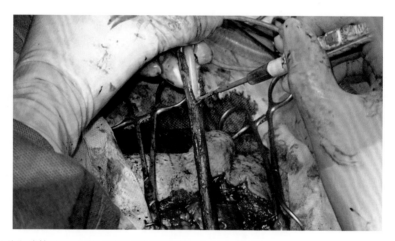

图 13.12　分离尿道海绵体以形成阴唇衬里和新的尿道。Source: M. Bowers. Reproduced with permission.

　　向前提起已插入导尿管的尿道海绵体，随后从远端垂直切开，直到尿道海绵体肌的根部（图 13.12）。去除边缘多余的海绵体组织。在中轴上做一个小的垂直切口，以安置新的阴蒂，这将是阴蒂的最终位置。使阴蒂从切口处穿出，然后用 3-0 Vicryl 线将阴蒂与周围组织缝合固定（图 13.13）。最后，将远端多余的尿道海绵体去除。

　　将阴囊皮肤覆盖的支架穿过翻转的阴茎皮肤，并用 2-0 Vicryl 线将周围组织缝合固定。阴茎皮瓣的中部是切开的，以便能够顺利地放置新的阴道。新的阴道结构不需要内固定，因为在 6 天内移植皮片会出现纤维化和新生血

管的形成。移植物的排斥或脱出是罕见的。用扩阴器撑开新形成的阴道，以使阴道中填满浸有 0.05% 阴道甲硝唑（灭滴灵）的敷料（图 13.14）。敷料可以放置 6 天。扩阴器被移除后，后部附件和内膜瓣用 2-0 Vicryl 线间断缝合。接下来，在中线上从里往前将依次定位新的尿道和小阴唇。术前中线的标记可使主刀医生在术中保持结构的对称。用组织镊夹住并提起中线处的会阴组织，做垂直切口，以定位阴唇。将展开的包含新阴蒂的尿道海绵体穿过中线切口，然后用 2-0 Vicryl 线从后向前缝合固定。尿道海绵体的原边缘两侧将被缝合到中线会阴切口上。小阴唇和阴蒂包皮可以设计成叠

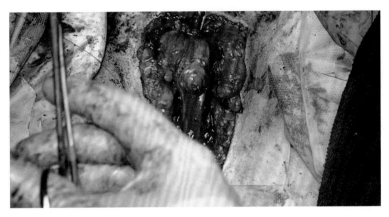

图 13.13　新的阴蒂通过尿道海绵体的裂隙。Source: M. Bowers. Reproduced with permission.

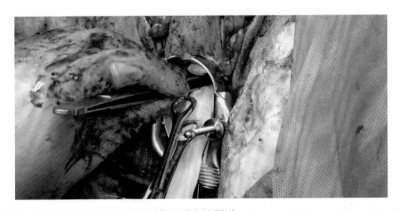

图 13.14　用浸透阴道甲硝唑（灭滴灵）的敷料填塞再造的阴道。Source: M. Bowers. Reproduced with permission.

瓦状的结构（图 13.15）。

　　每个皮瓣下方都要彻底止血。多余的脂肪可以被修剪和（或）重新定位。引流管可以通过套管针穿过左侧臀部，之后修剪引流管，以使其能放置在两侧阴唇下及新的阴蒂周围。穿出的引流管近端缝合固定，末端连接负压吸引球。

　　大阴唇可以分三层缝合。首先采用 3-0 Vicryl 线做皮下连续缝合，随后用 3-0 Vicryl 线关闭皮下，最后用 3-0 Monocryl 线连续皮内缝合关闭皮肤（图 13.16）。

　　最后，敷料加压包扎需小心。把两个 4 cm×4 cm 大小的海绵卷成一个直径 1 英寸（2.54 cm）的卷，依次放置在中央，随后外置棉垫，拉伸胶带固定，以尽可能提供足够的压力。在 36～48 h 内去除敷料后，患者可以首次下地行走。

恢复

　　与其他美容手术相比，变性手术恢复速度快且疼痛程度很低。大多数患者的麻醉效果会在 72～96 h 内消失。患者在 48 h 内即可下地走动。隔夜即可进食。敷料可以在术后第 2 天早晨移除。手术切口可以外用新斯波林消毒，一天 2 次。压力敷料可以保留到术后第 2 天早晨。术后第 3 天早晨，患者即可出院，并拔除引流管。出院带药可只包括口服抗生素

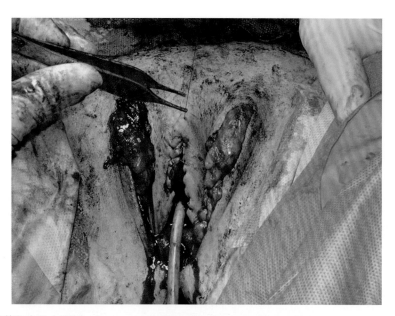

图 13.15　再造阴蒂包皮及小阴唇。Source: M. Bowers. Reproduced with permission.

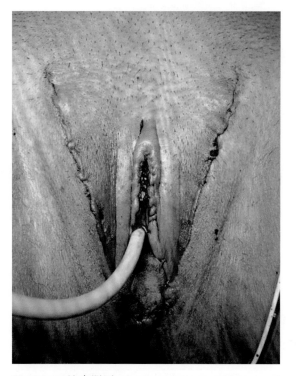

图 13.16　缝合阴唇。Source: M. Bowers. Reproduced with permission.

及止痛药。患者需要精心的伤口护理和术后指导，以及紧急联系电话。术后第 6 天在取出阴道内敷料的同时，可以拔除导尿管。每位患者都会拿到 3 个丙烯酸的阴道扩张器，然后即可开始序列的扩张指导。建立规律的扩张程序，并且无限期地继续扩张。指导患者每天扩张 3 次，每次 15 min，持续 3 个月。然后每天 2 次，持续 9 个月，之后可以每天扩张 1 次。推荐使用大量润滑剂。图 13.17 为最终效果。

效果

有证据表明，变性手术的质量与患者术后的满意度显著相关[9]。这就意味着对于手术效果的好坏，外科医生的选择和手术技巧同样重要。缺乏适当训练或愿意做此类手术的外科医生等问题，依然存在于美国的许多地区及世界各地。对于缺乏健康计划及医疗保险支持的患者，手术费用也是一个很大的障碍。尽管从手术质量和经济条件来看，一期阴道成形术是理想的，并且已经逐步达成广泛共识，但目前男变女阴道成形术仍然没有一个标准的手术方案。

失血量平均在 250 ml，手术时间大概需要 3 h。患者通常能够在手术后 12 周内感受到高潮。长期高潮率接近 90%[4]。阴道深度通常超过 20 cm，因此性交是可以的（图 13.18）。尿道球腺、前列腺及精囊腺的保留，可使患者释放射精前后的液体，其性质与女性分泌物相似[9]。阴道本身产生润滑作用是不可能的，因此通常需要补充润滑剂。逐步建立起来的阴道菌群在结构和性质上不同于自然女性。阴道

上皮中糖原的缺乏是造成这种差异的主要原因。在自然女性中，糖原的存在可促使乳酸杆菌的增殖；然而，在变性女性中，缺乏这种优势菌群。因而，术后阴道内 pH 是碱性的。

并发症

尽管并发症相对较少，但潜在的并发症是值得注意的（表 13.1）。直肠阴道瘘仍然是男变女阴道成形术最令人担忧的并发症，会导致多次额外手术、再造阴道缺损，且需要行结肠造口术。造成直肠阴道瘘最大的危险因素是术中损伤肠管。因此，所有接受阴道成形术的患者都必须进行肠道准备。根据我们的经验，2/3 的患者首次肠切开修复会失败，尽

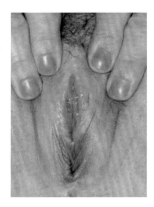 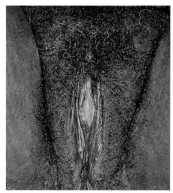

图 13.17 最终效果。一般恢复到这种程度至少需要 3 个月。Source：M. Bowers. Reproduced with permission.

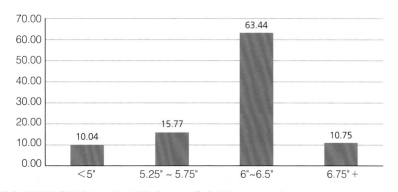

图 13.18 变性手术后的阴道深度（%），平均为 6.02 英寸（约 15.3 cm）

管其中 1 例有排气。泌尿系统并发症尽管有可能发生，但很少见。虽然在我们的病例中没有发生泌尿系统并发症，但有人报道过尿道狭窄和下尿路症状[10]，可能是由于海绵体和以尿道黏膜为衬里的小阴唇之间的伸展效应。也没有发现尿失禁，感染也很少见。相对常见的并发症包括伤口裂开和愈合不良。肉芽组织的出现也很常见（5%），并且在大多数情况下容易治疗。在至少 3 个月的恢复期后，间断性的小阴唇成形术会很有效果。对于这类患者，由于术后随访很困难，使得伤口并发症相关病例的报道较少。

表 13.1　并发症

并发症	例数
肠道损伤	3（2 例合并直肠阴道瘘）
尿道损伤	1
阴蒂坏死	9（？）
皮肤分离	22
慢性疼痛	2
深度变浅	6（？）
输血	1
感染	0（？）

小结

男变女变性手术的最佳方案是以阴囊皮肤移植为基础的一期改良阴茎倒置术。新阴茎血管、神经的保留使外阴获得了良好的功能与外观。手术可以在相对较低的风险和较短的住院时间内完成。患者满意程度较高。此类手术的批评者指出，持续的自杀率及其他案例表明患者术后可能存在不适应性[11]。事实上，变性人的变性之路并不容易。尽管加强了变性人的公民权利和法律保护，但变性人群体中依然存在着暴力、歧视及社会接受度等问题。令人惊讶的是，尽管面临这些困难、经济和情感的代价及痛苦，跨性别人士很少会后悔他们寻求变性的决定。

参考文献

1. Cheney V. *Castration: The Advantages and the Disadvantages*. Bloomington, IN: 1st Books, 2003, pp. 69–70, 130, 148–149.
2. Meyerowitz J. *How Sex Changed: A History of Transsexuality in the United States*. Cambridge, MA: Harvard University Press, 2004, pp. 18–21, 29–30.
3. Wesser DR. A single stage operative technique for castration, vaginal construction and perineoplasty in transsexuals. *Arch Sex Behav* 1978; **7**: 309–323.
4. Selvaggi G, Monstrey S, Ceulemans P, T'Sjoen G, De Cuypere G, Hoebeke P. Satisfaction after sex reassignment surgery in transsexual patients. *Ann Plast Surg* 2007; **4**: 427–433.
5. Jokić-Begić N, Korajlija AL, Jurin T. Psychosocial adjustment to sex reassignment surgery: A qualitative examination and personal experiences of six transsexual persons in Croatia. *Scientific World Journal* 2014, http://dx.doi.org/ 10.1155/2014/960745.
6. American Psychological Association. Just the Facts about Sexual Orientation and Youth: A Primer for Principals, Educators, and School Personnel 2008, 1–24. www.apa. org/pi/lgbc/publications/justthefacts.html.
7. World Professional Association for Transgender Health. Global Applicability of the Standards of Care and Surgery, WPATH Standards of Care Version 7 2012, 1–4, 54–64. www.wpath.org.
8. Salm D. Psychological and Emotional Aspects of Hypospadias: General Aspects of Hypospadias 2012, 1(1). http://www.hypospadias-emotions.com.
9. Lawrence AA. Factors associated with satisfaction or regret among male-to-female transsexuals undergoing sex reassignment surgery. *Arch Sex Behav* 2003; **32**: 299–315.
10. Goddard JC, Vickery RM, Qureshi A. Feminizing genitoplasty in adult transsexuals: Early and long-term results. *Brit J Urol* 2007; 607–613.
11. Dhejne C, Lichtenstein P, Boman M, Johansson ALV, Långström N, Landén M. Long-term follow-up of transsexual persons undergoing sex reassignment surgery: Cohort study in Sweden. *PLoS One* 2011; **6**(2): e16885. Published online February 22, 2011. doi:10.1371/journal. pone.0016885.

第 14 章

麻醉的选择和诊室手术

罗　赛译

> 我生前做过很多整形手术，死后我要把遗体捐献给特百惠。
>
> ——*Joan Rivers*

本章内容有助于医生和患者选择麻醉方式和手术地点。

麻醉

尽管年轻医生在医院或外科中心手术室内全身麻醉或传导麻醉下可以很好地进行生殖器整形手术，特别是外阴的手术；但是有经验的医生可以在诊室内局部肿胀麻醉下进行手术，即使是做阴道内部的手术。

无论是全身麻醉，还是蛛网膜下腔阻滞，对于外阴手术或阴道生殖器整形手术都是足够的。然而，对于准备充分的医生和患者来说，如果局部浸润麻醉或区域阻滞完成得很好时，可以选择使用或不使用术前镇静药物。

如果手术是在手术中心或医院进行，麻醉方式可以有多种选择，包括全身麻醉气管插管、蛛网膜下腔阻滞、区域阻滞或局部浸润（加或不加镇静药物）。当然，局部麻醉使用镇静药物或蛛网膜下腔阻滞是安全有效的麻醉方式，而且能够快速复苏。

镇静药物

镇静药物有助于减轻手术开始时患者清醒状态时的焦虑。可使用抗焦虑药和（或）麻醉性镇痛药。对于诊室内清醒的患者，作者通常在术前 30 ～ 45 min 时嘱患者口服 1 mg 劳拉西泮。另外 1 mg 劳拉西泮可以在术前几分钟舌下含服，由患者本人及巡回护士决定是否服用。也可以使用其他规格和剂量的苯二氮䓬类药物，常规选择口服或注射。

对于诊室手术患者，术前正常饮水，清淡饮食。对每一位来到诊室的患者提供一个纤维／蛋白棒和一大瓶（22 盎司）佳得乐或类似饮料，以补充液体，预防术后低血压。

区域阻滞

阴部神经阻滞对于外阴及阴道远端麻醉非常有效，对于那些接受这种麻醉方式的门诊患者来说是个不错的选择，医生操作起来也比较方便。作者一般每侧使用 5 ～ 10 ml 的 0.25% 布比卡因加肾上腺素以延长麻醉时间（3 ～ 5 h）。然而，该麻醉方式存在注入血管、神经或血管损伤及麻醉失败的风险（阴部神经阻滞的风险为 10% ～ 20%）。

局部浸润

如果患者选择在诊室行外阴阴道美容手术，作者倾向于局部浸润麻醉，因该麻醉可重复操作，非常安全，视患者情况可选择使用长效麻药。

任何局麻药都可以单一或联合使用，肾

上腺素也可以灵活配入。如果患者对于药物不敏感时，作者倾向于使用 0.5% 布比卡因加肾上腺素。任何局部麻醉都应该谨慎操作，避免注入血管及药物过量。对于所有患者来说，0.5% 布比卡因最大使用剂量为 30 ml，0.25% 布比卡因最大使用剂量为 60 ml。局麻药是酸性的，注入时会引起不适。用 0.15 ml 碳酸氢钠注射液加入 10 ml 麻药内可起到减轻不适的作用。

不同的麻药剂量会出现不同的效果。大剂量麻药很难精确控制，更易引起出血，增加电凝的使用概率，增加组织坏死的可能，术

后严重水肿、不适及上皮组织变性的风险更大，会对手术最终效果造成不利影响。

小阴唇及阴蒂的局麻注射技巧

将局麻药与碳酸氢钠注射液混合后加入 3～5 ml 生理盐水。用 25 G 或 27 G 1.5 英寸针头注射。在阴唇的底部或手术设计线的起始处注射一个小皮丘（图 14.1）。针头在小阴唇切口两侧的皮下及黏膜层均匀注射，形成一条细细的带状轨迹之后拔出针头（图 14.2）。随着针头的注射，切口线显现出来。如果患者出现焦虑，医生的语言安慰和沟通以及医生助手或护士对患者的肢体鼓励是非常有帮助的。医生在术前应与患者沟通注射的不适，注射时间非常短（通常每侧少于 30～60 s）。术者应将注射时间的间隔控制在 20 s，其中不包括医师与护士的协助。可用镊子在皮肤上设计切口线。至少 5 min 后，肾上腺素起效并引起血管收缩。

在注射麻醉前可辅助使用多种皮肤止痛方式，包括在注射区域涂抹 4% Emla 乳膏或者 5% 利多卡因凝胶，并用薄膜将其覆盖 1 h 或至手术前，或者也可在注射前使用乙基氯喷雾或局麻喷雾。作者将所有方式进行了试验。从时间和效果方面来看未发现任何的优

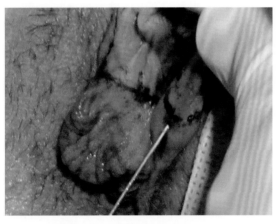

图 14.1　按照切口设计线先做基础局部麻醉。
Source: M. Goodman. Reproduced with permission.

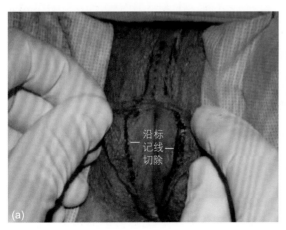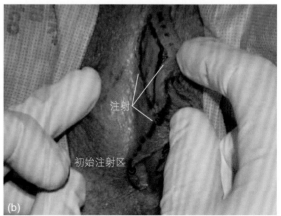

图 14.2　(a) 图 1 注射；(b) 图 2 注射。Source: M. Goodman. Reproduced with permission.

势。患者评估完毕，准备就绪并设计画线后，将止痛乳膏或凝胶擦掉，使用乙基氯喷雾后针刺时仍然存在不适感觉，即使瞬间的皮肤穿刺疼痛已经减缓，但在皮下浸润时仍能感到疼痛。作者发现麻醉药与碳酸氢钠注射液混合可以减轻注射疼痛。

一般来说，对于阴唇成形术，根据切口线的复杂情况以及术中是否行阴蒂缩小术，麻醉药总量不应超过 6 ~ 10 ml。

大阴唇的局麻注射技巧

麻醉准备与小阴唇成形术类似，但若针头小于 25 G 在进行大阴唇注射时会遇到很大阻力。双侧大阴唇的注射总量通常在 8 ~ 10 ml。注射时应在切口线外侧（图 14.3）。

会阴成形术及处女膜修复术的局麻注射技巧（门诊病例，局部肿胀麻醉）

麻醉药配比方式相同，必须注意使用总量。作者很少超过 20 ~ 30 ml，会阴成形术一般使用 15 ~ 25 ml，处女膜修复术一般使用 1/4 剂量。单独行会阴成形术时，可用 0.5% 布比卡因。如果进行联合手术（如阴唇成形术 + 会阴成形术），作者会评估手术范围及复杂程度，通常将 0.5% 与 0.25% 布比卡因 1∶1

混合，得到浓度为 0.375% 的溶液，最大用量为 45 ml；或使用 0.25% 布比卡因。虽然没有关于不同剂量麻醉药的并列研究，但使用大剂量麻醉药时需要更加小心谨慎，而小剂量麻醉药会有更好的止血效果。

对会阴成形术 / 阴道整复术经验丰富的医生，以及在诊室内局麻下开展其他外阴美容手术的医生，可在局麻加镇静药物下施行会阴成形术或处女膜修复术。

在中心手术室 / 医院或诊室中，会阴成形术 / 阴道成形术或处女膜修复术可以使用 Lone Star Retractor System（Cooper Surgical, Inc., 75 Corporate Dr., Turnbull, CT 06611），特别是来自加州拉古纳滩的 Red Alinsod 医生设计的具有黏附性的马蹄形装置。Alinsod 医生最先在诊室内局麻下开展会阴成形术。针对门诊手术，这套牵引装置很有用。将牵引器放置在前庭与会阴之前先手动分开，用无菌笔在处女膜环的内侧或外侧 2:30、4:00、8:00、9:30 位置标记，并放置 4 个小的橡胶条固定，同时顶点标记在骨盆平面的中线，最低点标记在切口线近肛门边缘，两侧标记点在处女膜环和前庭交界处，将这几点连接的区域为麻醉区域（详见第 9 章）。在牵引器放置后标记麻醉区域。在牵引器置入部位的黏膜下注射皮丘，放入马蹄形牵引器。

牵引器放置后，标记线标记完毕，沿标记线在皮下及黏膜下注射局麻药，注入深至肛提肌、横纹肌、括约肌鞘及直肠阴道鞘（图 14.4、图 14.5）。

麻醉选择

麻醉方式的选择依据医生手术的喜好、患者自身的选择以及经济情况等方面。在手术中心或医院内，麻醉的费用相对来说较高。医生应积累一定的全麻或传导麻醉的经验，这样可以更有信心地对待术前是清醒状态的患者。

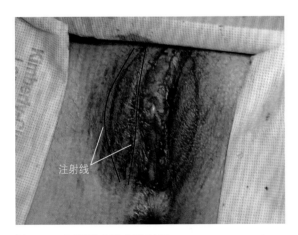

注射线

图 14.3　大阴唇成形术注射线。Source: M. Goodman. Reproduced with permission.

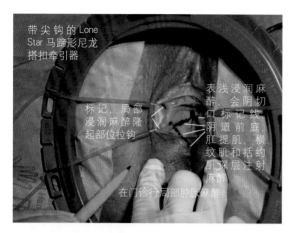

带尖钩的 Lone Star 马蹄形尼龙搭扣牵引器

标记，局部浸润麻醉隆起部位拉钩

表浅浸润麻醉，会阴切口标记线阴道前庭，肛提肌，横纹肌和括约肌深层注射麻醉

在门诊行局部肿胀麻醉

图 14.4 会阴成形术。Source: M. Goodman. Reproduced with permission.

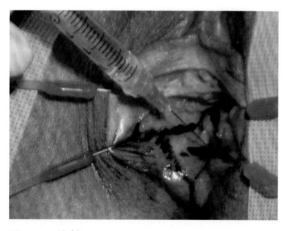

图 14.5 注射。Source: M. Goodman. Reproduced with permission.

年轻的整形外科医生应多尝试阴部神经阻滞或局部肿胀麻醉，将全麻转变为镇静药联合区域阻滞，也可以用来进行术后早期止痛。另外，年轻医生也可在全麻之后进行局部肿胀麻醉，利用局麻减轻术后早期疼痛。

由于患者是在清醒状态下麻醉，因此不能过度焦虑。医生应训练有素，避免注射麻药时引起患者不适。

诊室手术

手术场地包括医院的手术室、独立的手术中心或者门诊诊室。如果是诊室，必须具备基础药物、医疗设备和充足的静脉复苏供给。除了专业的知识、舒适的环境和一个有经验的医生外，还有哪些是一个成功的诊室手术必不可少的呢？

诊室设施

需要有足够的空间容纳一个检查台或手术台、后桌、发电机和烧灼装置（图 14.6）、放置物品的陈列柜、可移动的空间，手术台的头端有供患者的朋友或伴侣陪同的区域。手术台的下部必须是可滑动的，器械台需有足够的空间放置仪器，以及医生疲劳时能将肘部倾斜依靠的位置。应在天花板、墙壁或医生身后安装一个或两个手术用灯。

设备和供给

1 妇产科检查台或手术台。台子应有电源，可以固定，有抽屉，带有膝盖护具的马镫支架或 Allen 型脚架，以方便患者腿部休息。膝盖支架上应有泡沫垫、毛巾，并可以进行多角度的变化。器械台最好可以滑动，并方便医生放置胳膊；可以用梅奥台或由 Alinsod 医生设计的简洁的器械台。

2 切割和电凝性能。切割和止血的方法很多，包括手术刀、剪刀和针点状电刀及电凝功能。对于生殖器美容手术来说，在处理手术细节时使用电刀是非常简洁有效的方式。作者使用射频仪来切割和止血（少量），使用 Bovie™ 或 Valleylab™ 装置来止血。有几个厂家制造射频仪。需要有正负双极切割电流，以及电凝或止血作用。很多医生使用激光仪器（见第 8 章），对手术来说也是一个很好的工具。射频仪和激光仪都是很棒的精确的切割工具，还可以提供止血作

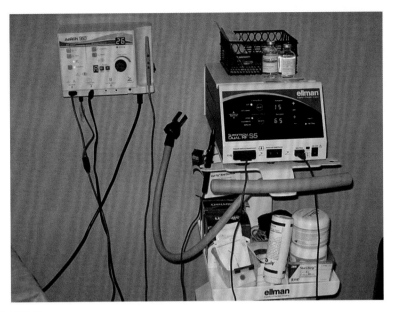

图 14.6　射频和电凝装置

用，但对于安全的生殖器整形美容手术来说，电烧作用不大。

3　烟雾吸引器。如果使用射频仪、激光仪或电刀设备，需要安装一个小的筒型烟雾吸引系统。吸引器头端可放置在术区的无菌单下方、手术视野的正上方。

4　手术用灯。需要多个白炽或卤素手术照明系统。这些灯可安装在天花板或墙壁上，也可以作为随意放置的独立灯架使用。作者将随意放置的独立灯和墙壁的卤素灯联合使用，从各个角度将灯光照射到术区。

5　手术单。所购买的手术单应包括手术台用的大单、臀垫、绑腿和腹垫。大部分都是无菌手术单，或可以分别购买。

6　术前准备工具。应准备聚维酮碘或其他消毒皂液以及术前所需溶液。术前消毒范围应包括术区、臀部、阴道远端 1/3（外阴手术），以及整个阴道（阴道紧缩术）。

手术设施、仪器和缝合材料（图 14.7）

1　物品台（如移动手推车等）。所放物品：4 cm×4 cm 纱布、手术单、无菌擦手纸、手套。作者放置的物品包括：①5 英寸针头；②精细镊（Addson 型）；③小型 Metzenbaum 剪或 Kaye 剪；④持针器；⑤两把蚊式钳；⑥两把 Allis 钳；⑦一把 Kelly 或 Mayo 型钳，用于将辅助设备（射频仪或电刀等）固定到手术单上；⑧两把巾钳固定手术单；⑨无菌标记笔；⑩50 ml 麻药杯。手持的设备尽量短小，大约 5 英寸（12.7 cm）较合适。

做阴道紧缩术时，应增加 2～4 把 Allis-Adair 钳或 T 型钳和厚重型 Metzenbaum 剪或 Mayo 型剪。推荐使用 Heany 型弯嘴持针器。

2　麻药准备：0.25%、0.5% 布比卡因是否配入肾上腺素均可；碳酸氢钠注射液；3～5 ml 注射器带 18 G 或 20 G 针头，注射麻药时选择 25 G 或 27 G 针头；50 ml 不锈钢麻药杯混合麻药。

3　缝合材料：

a 小阴唇成形术、阴蒂缩小术：5-0 Monocryl 线带 PC-5 的针；5-0/4-0 Vicryl 线

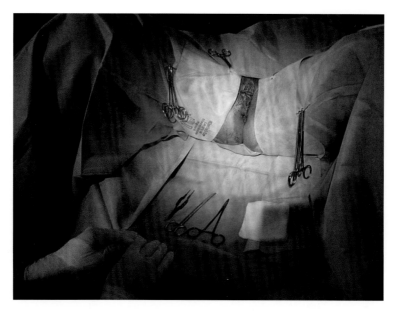

图 14.7　手术台设置

带 SH-1 的针，用于皮下缝合；5-0 Vicryl Rapide 线或 5-0 Vicryl 线带 PC-3 的针，用于皮肤缝合（表皮下缝合或间断 / 褥式皮肤缝合）。

b 大阴唇成形术：作者用 4-0 Vicryl 线、4-0 Vicryl Rapide 线或 4-0 PDS 线带 SH 或 SH-1 的针缝合皮下，5-0 Monocryl 线带 PC-5 的针缝合表皮下，5-0 尼龙线带 PS-3 的针缝合皮肤（7~8 天后拆线）。

c 会阴成形术、阴道整复术：作者用 2-0 Monocryl 线带 CT-2 的针深层缝合（肛提肌或会阴体）；3-0 或 4-0 Monocryl 线带 SH 或 CT-2 的针缝合第二层（直肠阴道筋膜）；3-0 或 4-0 Vicryl 线带 SH-1 的针缝合阴道黏膜及会阴。

药物及用品供给

前文对术前镇静 / 镇痛药及麻醉药已进行了介绍。其他用品和一次性用具应能随时取用。

"用品袋"

我们诊室为患者提供一次性的用品袋，内装患者术后恢复所需的物品，包括：

a 中号的橡胶手套

b 一次性女士短裤

c 4 cm×4 cm 纱布

d Telfa 敷料贴

e 山金车药片

f 30 mg Cu-3 水凝胶，轻柔涂抹覆盖切口，2 次 / 天

g Dermaplast 止痛喷雾

h 可膨胀的回形垫

i 两个可重复使用的小号冰袋

j 带角度可压挤的冲洗瓶

k 金缕梅卫生纸巾

人员

手术操作室的人员可根据医生的习惯来配备。作者习惯配备一个助手（经过培训的两位诊室员工可轮流）、一个注册护士（负责与患者沟通）、一个巡回护士（负责监测患者、应急供给、进行手术记录、协助患者摆放体位、管理患者家属、复苏患者和清洗消毒器械）。

手术、术后及恢复时间

手术的时间取决于医生及患者，这确实是一个学习的过程。小阴唇成形术一般在 45 min 至 1.75 h，视手术的复杂程度、术中出血情况和（或）是否包括后连合而定；大阴唇成形术一般在 1 ~ 1.25 h；单纯的会阴成形术在 1 ~ 1.25 h，会阴成形术 / 阴道成形术一般在 1.25 ~ 2 h。

第 15 章

非手术外阴阴道美容

耿祎楠 译

（编辑说明：激光射频法、脂肪移植和其他非手术的组织缩减及填充技术已应用于阴道和外阴，本章将对这些非手术方法进行简单介绍。）

自体脂肪移植和富血小板血浆

自体脂肪移植（autologous fat grafting, AFG）是一种安全有效的手术，可以由具有相关资格的外科医生施行。脂肪移植不仅是对某区域进行脂肪组织的填充，其更依赖于成人干细胞存活的再生作用。

由于自体脂肪移植已成为一项主流技术，其必须具有安全性、可重复性，并遵守严格的外科准则。曾几何时，以美容和重建为目的的简单的吸脂移植手术现已经发展成为一项复杂的技术，并且为临床提供了更多的选择。

公认的与脂肪移植术成功相关的四个要素为脂肪的获取、处理、移植及受体部位的准备。随着这四个环节的完善和成熟，面对身体各部位的手术，我们有更多的技术可以选择。此外，如脂肪源性干细胞、富血小板血浆（platelet-rich plasma, PRP）等添加物也可以提高脂肪的质量。少量的自体脂肪如不回注则会血管化。自体脂肪无须额外花费，并且在几乎所有患者身上均可以获得足够量的脂肪。

自体脂肪移植符合所有"理想"填充材料的基本准则：可用性强、捐赠损伤小、可再生、结果可预测，同时可以避免非自体移植

相关的疾病或不相容。基于以上事实，自体脂肪移植为软组织的少量及大量填充均提供了极具吸引力的资源，并且由于自体脂肪干细胞、前脂肪细胞、内皮细胞和基质血管成分的作用，使再生行为成为可能。

Shiffman[1] 的相关著作中详细介绍了脂肪移植术应遵守的指南，见下文所述。

自体脂肪移植指南

指南 1：受体部位的选择

自体脂肪移植技术应用于健康个体，请记住：脂肪存活于脂肪组织中（The Fat Lives In The Fat）！这是我们最初的概念，但是如今由于 Yosimura 等 [2] 的新研究，我们知道了脂肪组织中有脂肪细胞和干细胞，因此可以将脂肪组织应用于无脂肪部位。

主要受体部位：一般为脂肪通常存在但现已丢失的部位，包括面部和由于皮下脂肪丢失而导致的身体凹陷、颊部及"苹果肌"、眉间、下巴、乳腺前后、吸脂术后缺损、大阴唇和臀部。

次要受体部位：一般为有丰富血管分布且组织密度有限的部位，如鼻唇沟褶皱的唇面、唇部的黏膜下层（舌）面、唇部的黏膜皮肤区

及各种瘢痕或外伤相关的凹陷。

受体部位注意事项：脂肪注射入移植部位之前，应在相应部位优先预制皮下隧道[3]。预制皮下隧道在受体和采脂部位有不同的适应证。在采脂部位，预制皮下隧道无须吸引术，能较好地促进局部溶液分布，提高肿胀液效果；在受体部位，预制皮下隧道能提高脂肪组织的动员而不降低移植质量，同时促进生长因子释放，使移植物与正常脂肪组织进行较好的接触。

受体部位液体浸润不应优先于脂肪注入（利多卡因和血管收缩）[4]。脂肪应避免移植于存在炎症和循环障碍的部位，避免将移植组织直接置于真皮平面或致密的内部皮损瘢痕处（根据自体脂肪干细胞的新研究，该指南如今已经修正）。自体脂肪移植切口的选择应遵循美容外科原则。

指南 2：采脂部位的选择[3]

采脂部位脂肪具有"记忆性"。将下腹部脂肪移植于面部，其性质仍与下腹部脂肪相同。

采脂部位的选择很重要。应明确患者个人的脂肪非沉积部位和脂肪存储部位 [例如具有饮食和运动抗性部位及脂蛋白脂肪酶（LPL）和 alpha 2 受体较多的部位]。理想采脂部位的细胞应基因活跃并具有代谢抵抗，因此可长期生存。该部位应容易获取脂肪并兼顾美学效果。

最常见的采脂部位为下腹部、阴部、大腿、臀部和膝部，小腿、上臂和胸外侧区为不常用部位。

指南 3：脂肪的获取

采用小容量注射器低压获取自体脂肪是少量脂肪移植的理想方法，乳房和臀部移植脂肪的获取可采用大容量注射器。也可采用低压泵进行较大面积的脂肪移植，但应遵循外科无菌原则。在脂肪获取前，建议术前给予广谱抗生素（术前 24 h，持续 5 d）。脂肪供区和受区均应在相应垂直部位予以标记，尤其对于吸脂手术，在术前就应做好精准的标记。照片应同时记录供区和受区位置，但无须标记。

移植获取：采用低压密闭注射技术进行吸脂时，获取的脂肪细胞具有较高的生存力，并且脂肪移植结果具有良好的可预测性[5]。而如今，新技术则利用低压泵连接特殊装置收集脂肪组织。注射器中应使用等渗生理盐水，因为低渗或高渗溶液会破坏移植的脂肪细胞。

应选择型号合适的导管进行脂肪抽取，比如光面 Cobra 导管，直径 2.1 ~ 3.7 mm。面部和手部应使用更小型号的导管，而臀部和胸部则使用更大型号的导管。

指南 4：采脂部位

采脂部位行肿胀麻醉预制皮下隧道。脂肪获取使用 2.1 ~ 3.0 mm Cobra 导管或 16 G 针头。肿胀麻醉后等待 20 min，再进行预制皮下隧道的操作。

脂肪获取部位的重复操作越少，则创伤越小，从而得到更纯粹的脂肪细胞。

随后采脂注射器吸入少量生理盐水，将注射器活塞拉至 1/4 ~ 1/3 注射器筒体积。对于 10 ml 注射器，使用 2 ml 生理盐水，将活塞拉至 3 ml 处，当这 3 ml 填满脂肪后，继续拉动活塞 3 ml，重复操作直至注射器中装满带有肿胀麻醉液的脂肪组织。对于 35 ml 注射器，使用 5 ml 生理盐水，将活塞拉至 5 ml 处，后续操作同 10 ml 注射器。对于 60 ml 注射器，使用 10 ml 生理盐水，将活塞拉至 10 ml 处，后续操作同 10 ml 注射器。

指南 5：获取脂肪的处理和准备[5]

获取的脂肪应全部静置，以分离下层的盐水和血液成分（图 15.1 和图 15.2）。

倾析：注射器置于垂直位，活塞向上。弃下层，随后加入等量生理盐水清洗，重复倾析操作直至洗净（平均 4 ~ 5 次）。

离心[6]：3000 rpm 离心 3 min，确认下层液体水平并小心弃之。如今有新设备用于脂肪组织的收集和清洗，但无论如何，漂洗应至少进行 4 次，以去除肿胀麻醉液中的利多卡因。

应采用清洁无菌生理盐水彻底清洗移植材料，根据收获脂肪的纯度，可能需要多次漂洗达到清洁水平。

上清层由油脂和碎片组成，不用于移植手术。若移植时未能避免上清层物质的注入则可能导致较严重的组织炎症反应，并降低移植细胞的存活率。

指南 6：移植

受体部位的移植技术[5]：采用大的、钝的针头（2.1 ~ 3.7 mm）将脂肪注入预制的皮下隧道。若使用直径小于 2.1 mm 的针头则可能导致移植细胞暴露在高压下，增加细胞损伤可能，降低填充成功率。采用小注射器放置脂肪组织，面部和手部采用 1 ml 注射器，阴唇采用 5 ~ 10 ml 注射器，乳房和臀部采用 10 ~ 20 ml 注射器。

建议采用小钝针头预制皮下隧道，这样

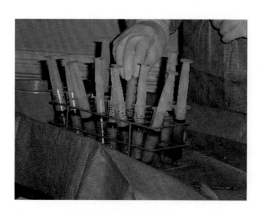
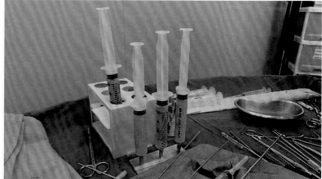

图 15.1　获取的脂肪待准备处理。© G. Leibaschoff. Used with permission.

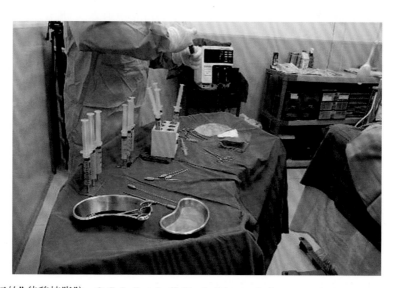

图 15.2　准备"好的"待移植脂肪。© G. Leibaschoff. Used with permission.

可以为移植细胞创造最合适的空间，减少抗性，并且使移植后的脂肪近似该部位的正常脂肪组织。

预制皮下隧道可以使移植脂肪细胞和受区广泛接触，为脂肪细胞提供较好的血供、营养和氧合作用。理想状态下，应将脂肪移植入正常脂肪细胞占据的区域。

使用低容量注射器及低压力注射脂肪时，每次注射的脂肪量要少（0.5~2.0 ml），使脂肪均匀注入隧道和不同层次的脂肪组织内，应多填充 20%~30% 来弥补移植时用于悬浮脂肪细胞的生理盐水量（液体会在前 7 天被吸收）。

指南 7：延迟移植的脂肪存储

组织培养证据已经证明了脂肪细胞在冰冻和存储时的生存能力。用于移植的脂肪放置在注射器内应带帽、封闭并准确标记。这些注射器应单独放置于自封袋中，逐渐降温至 -4℃ 并存储。有组织学证据显示快速冰冻（如液氮）可能会导致细胞结晶。

存储和存活：存储脂肪的体积应限于小容量转移注射器（1 ml、3 ml、5 ml、10 ml）。准备移植的标本应在术前 2~3 h 提前取出。标本置于室温无菌盐溶液中，逐步解冻并恢复至室温。有效存储时间为获取脂肪后 1 年。

作为自体移植物的游离脂肪的存活具有术者依赖性，要求其能精细处理移植组织，仔细清洗脂肪，从而最大化减少多余的血细胞，并且能将移植物移植入具有丰富血管分布的位置。

脂肪填充的并发症

脂肪移植的并发症包括脂肪量减少、重复注射、挫伤、血肿、肿胀、长期红斑、敏感/疼痛、纤维囊形成、感染（少见）、体积过大引发的结节、微小钙化和眉间区继发神经损伤。

自体脂肪移植效果的争论主要与移植物保留量和填充的长期保持相关。很多声称具有

相对较高再吸收率（30%~60%）的观点并没有说明从采脂部位运送移植细胞至受体部位的液体量。移植后第 1 周有包括肿胀麻醉液在内的液体的再吸收。

脂肪体积的减少是脂肪移植中最常见的问题。脂肪移植术前应首先告知患者脂肪减少的可能性及回注的必要性。

自体脂肪移植成功的实际影响因素[8]

影响因素包括：

1 患者的全身健康情况；
2 首选采脂部位细胞脂肪存储的遗传易感性（也称"原发"脂肪沉积部位）；
3 移植前后的患者营养情况；
4 微创脂肪获取和处理技术的应用；
5 受植床的准备情况。

脂肪移植的最佳供区

如今我们众所周知，富含 alpha 2 受体（抗脂肪分解受体）和大量脂蛋白脂肪酶（LPL）的脂肪组织最适宜移植[9]。下腹部和耻骨周围的皮下脂肪组织富含 alpha 2 受体和 LPL（如臀股区）。

LPL 是脂肪生成最重要的酶，其可增加富含 alpha 2 受体的脂肪细胞的大小[9]。女性下腹部和臀股区的皮下脂肪组织能产生较多的 LPL。这就可以从生理学上解释为何该部位的脂肪组织最适合用于自体脂肪移植。

临床通常选择有大量脂肪组织的部位或局部肥胖区的脂肪进行移植，而这些部位的脂肪组织可能在受体区产生问题。局部肥胖区的脂肪组织发生了生理学改变。Danielle Lacasa 及其团队[10] 的研究表明，该部位脂肪细胞的存活能力有所改变，纤维化较多，脂联素和瘦素表达降低，并且促炎症细胞因子增加。纤维化的脂肪组织中正常脂肪分解也有改变，伴随 β 肾上腺素能活动减少。这很容易理解，不同质量的脂肪组织用于移植可能得到不同的结果。

如何提高脂肪组织的质量：自体富血小板血浆

除移植前后的患者营养情况外，影响成人脂肪细胞移植（加入刺激脂肪组织的富间充质干细胞成分）的另一个重要因素是移植前在收获的脂肪材料中加入血小板衍生因子[11]。

富血小板血浆是一种相比基线含更多血小板的自体血浆。

少量血浆中人血小板的自体浓度见图15.3，离心前后结果见图15.4。

因为有高浓度的血小板，通过血小板的主动分泌可增加7种蛋白质生长因子浓度以促进伤口愈合[12]。这些生长因子包括3种同分异构体的血小板衍生生长因子（PDGF-AA、PDGF-AB、PDGF-BB）、多种转化生长因子（TGF1和TGF2）、血管内皮生长因子（VEGF）和表皮生长因子（EGF）。所有这些因子均已证明存在于血小板中。

生长因子是具有生物活性的信号肽，由局部组织和血液制品（特别是血小板部分）释放，其在正常伤口愈合的发生发展过程中起至关重要的作用。这些因子可同步伤口愈合顺序中的关键步骤，如上皮形成、血管生成和胶原-基质形成过程。这些肽协同工作以协调正常的伤口愈合过程。

收集的移植材料经漂洗有效降低细胞内利多卡因浓度并去除细胞外类脂物质和碎片后，加入富血小板血浆，少量移植加入比例为总移植物的5%～10%，大量移植加入比例为10%～20%[13]（图15.5）。

细胞脱颗粒

除开始凝固过程外，血小板还经历了细胞脱颗粒过程，释放了伤口愈合所必需的生长因子和细胞因子（肽）。

在临床观察的基础上，有报道表明加入自体富血小板血浆（伴随高浓度生长因子和细胞因子的增加）[14]延长了移植脂肪细胞的保留率，提高了移植的再血管化发生率，并促进前脂肪前体细胞分化为成熟脂肪细胞，从而进一步提高保留的移植物体积。

在准备和移植阶段引入这种浓缩的生长因子似乎可以在受体部位通过正常的生理机制，即控制细胞的聚集、迁移和分化来促进伤口愈合。此外，这些添加物有助于供区和受区间充质干细胞（未分化）的诱导和传导，这样可以大大促进脂肪移植的成功率。

		生理凝块	再生自体富血小板血浆凝块
	红细胞	35%～50% 红细胞比容	<1% 红细胞比容
	血小板	原始水平	2～4 倍原始水平
	生长因子	原始水平	2～4 倍原始水平
	纤维蛋白	原始水平	原始水平

图 15.3 自体富血小板血浆的组成。© G. Leibaschoff. Used with permission.

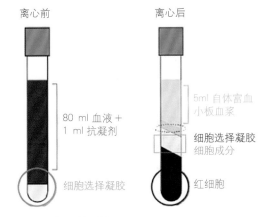

图 15.4　离心前后情况。© G. Leibaschoff. Used with permission.

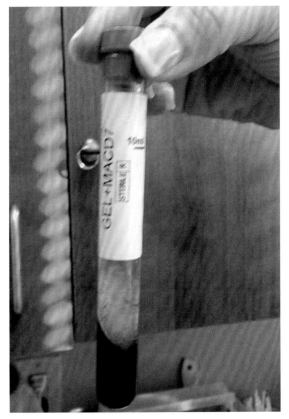

图 15.5　加入自体富血小板血浆。© G. Leibaschoff. Used with permission.

自体脂肪移植+富血小板血浆

　　我们的经验表明，富血小板血浆的使用可以延长移植脂肪细胞的长期保存率，并提高移植细胞的再血管化率和存活率。此外，临床经验表明，富血小板血浆的添加还具有其他优点，包括加速愈合过程，并在大体积脂肪转移时减少球形钙化和脂质囊肿的形成。这一观察结果已通过射线和超声显像法得到证实[15]。

　　这种愈合率和移植物接受程度的提高被认为与潜在的脂肪坏死和脂质囊肿形成及球形微钙化发生率降低有关，特别在涉及较大体积脂肪移植（胸部和臀部）的部位。

　　自体脂肪移植与富血小板血浆结合应用于小体积和大体积移植中，有可能增加移植脂肪存活力和临床成功率，这解释了其在促进自然伤口愈合中的重要作用。

　　脂肪移植将在未来的医学美容、美容手术和再生性手术中发挥重要作用，其不仅仅涉及脂肪细胞，还涉及脂肪组织，改善受体床，并确定某些过程的减少和（或）优化。

　　同样重要的是了解脂肪组织中的基质血管成分和成体干细胞，观察特定反应并推进最佳实践。我们已经知道不进行脂肪组织的外部干预能取得良好的结果，但仍然不清楚的是进行外部干预会发生什么（从脂肪组织中去除干细胞等）及这些细胞的变化情况。

微创脂肪获取和处理技术的应用

　　脂肪移植的存活情况取决于用于获取和安置脂肪移植物的器械。脂肪移植物的损伤情况与提取和注射器械的直径呈反比。采用大直径注射器械获取脂肪和小直径注射器械安置脂肪可能破坏脂肪移植物，因此，两个过程使用相同直径的注射器械是很重要的[16]。

　　注射脂肪时产生的压力随着针头直径的减小而增加，因此压力越大，移植组织的破坏就越大。当采用直径小于 2 mm 的针头时，降低了碎片的新陈代谢活动，并且使移植物发生了解剖学改变（图 15.6）。

　　当采用低真空压力密闭注射器技术进行

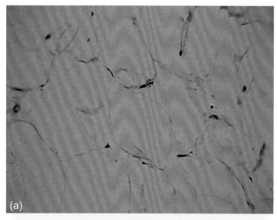

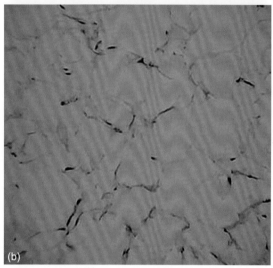

图 15.6 脂肪质量与针头直径的关系。© G. Leibaschoff. Used with permission.

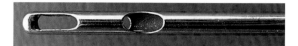

图 15.7 Cobra 针头。Courtesy G. Leibaschoff.

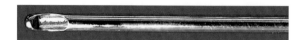

图 15.8 钝头、单孔针头。Courtesy G. Leibaschoff.

以使用声称可以立即清洁脂肪组织的新设备来收集脂肪组织（图 15.9）。

然而，这些处理系统均忽视了利多卡因存在于肿胀麻醉液中的重要性。众所周知，含有利多卡因的溶液是非常亲脂性的。在移植的脂肪细胞中存在高浓度的细胞内麻醉剂[17]溶液，是移植成功的潜在负面影响因素之一。因此，合理地降低细胞内利多卡因的浓度被认为是有益的。即使经过三次生理盐水漂洗，利多卡因仍然存在于脂肪细胞中[18]。

在较少量和较大量的脂肪移植中，如乳房和臀部区域，漂洗和增加富血小板血浆现在更受青睐（图 15.10 ~ 15.12）。

适当的受植床准备很重要，在最初的移植接受和开始愈合级联过程中，建议早期移植物固定在受体部位。

移植前 3 周采用气态 CO_2 经皮或皮下注射治疗可作为一种提高受植床氧分压的技术。气态 CO_2 经皮或皮下注射治疗的作用包括提高组织氧合、增加流量和血管扩张，并且增加结缔组织中的胶原蛋白[19]。有人认为，受体部位为结构细胞，即所谓的"治疗细胞"，和毛细血管形成提供了所需的循环和细胞通道[20]。这或许可以解释为什么小份移植物放置在预制隧道中被该部位脂肪细胞和基质包绕助于提高移植物的存活率。在正常氧张力存在的情况下，巨噬细胞通过释放生长因子增加巨噬细胞数量，可以增加成纤维细胞数量、胶原沉积量和毛细血管数量[21]。

脂肪获取，并利用合适的针头进行脂肪获取（Cobra）和转移（钝头、单孔）时，脂肪移植（大体积和小体积）的效果就会变得更好（图 15.7 和图 15.8）。

当讨论脂肪移植的存活情况时，注射脂肪中的血液会刺激巨噬细胞的活性，从而减少脂肪细胞的数量。因此，必须彻底清洗获取的脂肪，以去除所有血液。不要用含血液的脂肪进行移植。

如今，我们采用科尔曼的技术，注射前先 3000 rpm 离心 3 min；或倾析（生理溶液清洗细胞）直至脂肪层澄清（透明）。我们也可

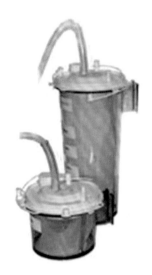
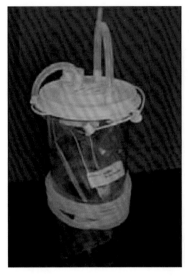
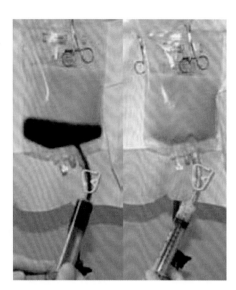

图 15.9　用于离心分离脂肪组织的设备。© G. Leibaschoff. Used with permission.

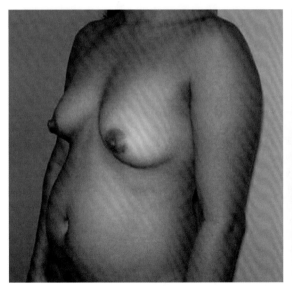
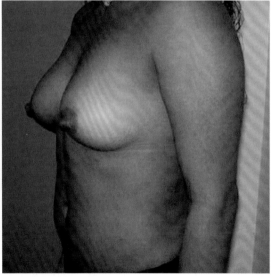

图 15.10　脂肪隆乳。© G. Rojas and G. Leibaschoff. Used with permission.

大阴唇脂肪填充

　　大阴唇自体脂肪移植[22]不但可以增强外观美感，还能促进皮肤和真皮结缔组织的生物再生作用。采用 10 ml 注射器和 2 mm Cobra 针头从耻骨和下腹部获取脂肪，至少获取 60 ml 脂肪组织（6 个注射器）。脂肪采用生理盐水倾析并漂洗 4 次，直至溶液下层脂肪澄清（无血液）。

　　植入脂肪组织之前，每个注射器加入 2 ml 富血小板血浆（20%），并通过单孔钝头针头从大阴唇的顶部或者底部注入，随着小份脂肪组织的植入分为三个层次：受植部位的深层、中层和浅层皮下组织。通过针头回

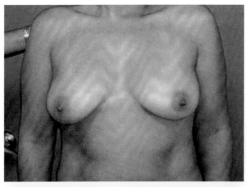

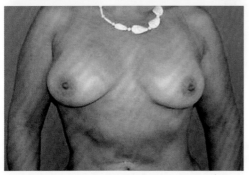

图 15.11　脂肪隆乳和不对称矫正。© G. Rojas and G. Leibaschoff. Used with permission.

撤植入的脂肪增加了大阴唇中间的脂肪量（图 15.13 ~ 15.15）。

然后，采用 1 ml 注射器和 30 G 1/2 针头将富血小板血浆单独注入真皮下 1 ~ 2 mm，对皮肤进行生物刺激（富血小板血浆总量为 2 ml）。

通过脂肪移植技术的阴道缩紧术

这种手术主要通过采用脂肪组织移植增厚阴道壁以缩小阴道口径，虽然目前仍缺少循证依据，但法国 M. Abecassis 的相关研究已经报道。开始使用这项技术的医生认为，对于那些"感觉阴道变宽"而又不希望手术矫治的患者来说，这可能是外科矫治的另一种选择。

植入技术避免了直肠阴道薄层和前壁与尿道和膀胱的紧密接触。入口点位于阴道口两边的 3 点钟和 9 点钟方向，但只使用一个入口，将针头以风扇模式中的"十字交叉"方向注入 5 cm 宽、3 cm 高的移植物。

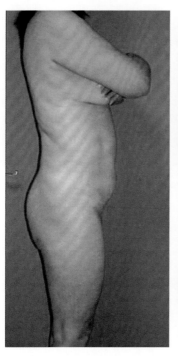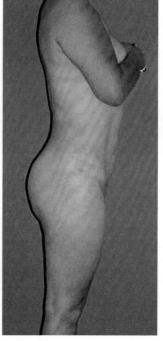

图 15.12　脂肪丰臀。© G. Rojas and G. Leibaschoff. Used with permission.

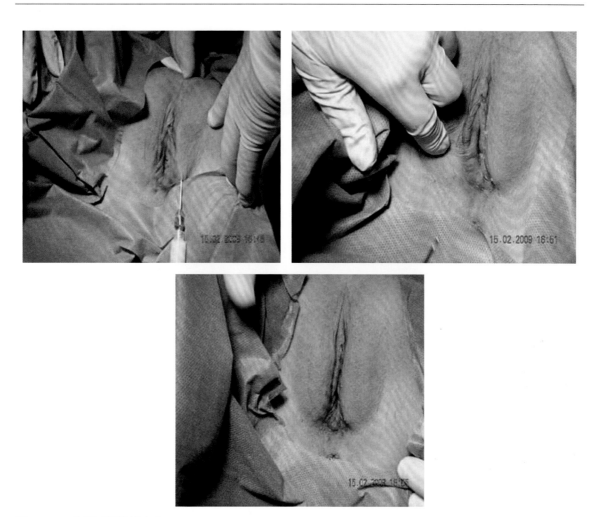

图 15.13　大阴唇脂肪填充术。© G. Leibaschoff. Used with permission.

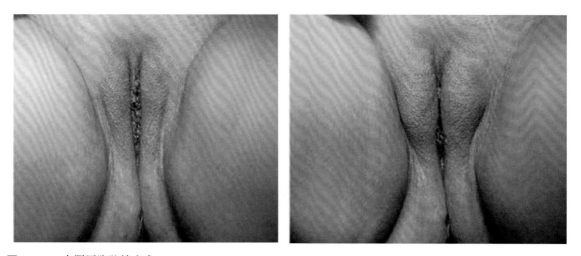

图 15.14　大阴唇脂肪填充术。© G. Leibaschoff. Used with permission.

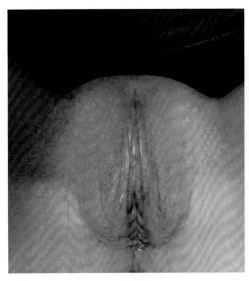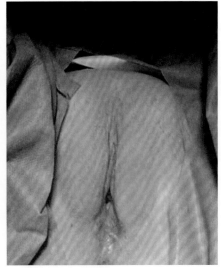

图 15.15   大阴唇脂肪填充术和耻骨吸脂术。© G. Leibaschoff. Used with permission.

脂肪组织的植入是在两个水平上实现的，深层水平必须能构建一个平面支撑脂肪在更浅层沉积。Abecassis 的研究指出，尽管仅有 6 个月随访，但 80% 的受访患者宣称她们对治疗后效果满意。

根据患者（个人资料）情况，脂肪中的脂肪干细胞和"重建细胞"[23] 加上脂肪组织的"营养力"使得性交时主观感觉增强。

小结

关于脂肪移植的争论仍然很多，尤其是女性隆胸。然而，毫无疑问，使用富血小板血浆将改善移植效果。关键技术可提高自体脂肪移植的成功率，包括应用气态 CO_2 经皮或皮下注射治疗进行受体区的准备、使用富血小板血浆的中胚层疗法、自体脂肪移植中加入富血小板血浆、使用富含 alpha 2 受体的脂肪、选择适合脂肪采集和植入的针头，以及良好的技术和操作意识。

脂肪移植与其他生殖器整形 / 美容手术一样，正如 Pierre Fournier 医生所说的，"没有任何工具可以取代天资和经验"，以及"手中的技术是脑中知识的反映"。

参考文献

1. Shiffman MA, ed. *Autologous Fat Grafting*. Berlin: Springer, 2010.
2. Yosimura K, Eto H, Suga H, Aoi N. The fate of adipocytes after non vascularized fat grafting *Plast Reconstr Surg* 2012; **129**: 1081–1092.
3. Alexander RW. Liposculpture in the superficial plane: Closed syringe system for improvement in fat removal and free fat transfer. *Am J Cosmet Surg* 1994; **11**: 127–134.
4. Shiffman M, Mirrafati S. Fat transfer techniques: The effect of harvest and transfer methods on adipocyte viability and review of the literature. *Dermatol Surg* 2001; **27**: 819–826.
5. *Autologous Fat Transplantation*. New York: Marcel Dekker, 2001.
6. Coleman SR. Structural fat grafting. *Plast Reconstr Surg* 2005; **115**: 1777–1778.
7. Shiffman MA. Fat embolism following liposuction. *Am J Cosmet Surg* 2011; **28**: 212–218.
8. Bircoll M. Autologous fat transplantation. *Plast Reconstr Surg* 1987; **79**: 492–493.
9. Lafontan M, Langin D. Lipolysis and lipid mobilization in human adipose tissue. *Prog Lipid Res* 2009; **48**: 275–297.

10. Divoux A, Tordjman, J, Lacasa D, Veyrie N, Hugol D, Aissat A, Basdevant A, et al. INSERM, Paris. Fibrosis in human adipose tissue: Composition, distribution, and link with lipid metabolism and fat mass loss. *Diabetes* 2010; **59**: 2817–2825.

11. Alexander RW, Abuzeni PZ. Enhancement of autologous fat transplantation with platelet rich plasma. *Am J Cosmet Surg* 2001; **18**: 59–70

12. Ross R, Raines EW, Bowen-Pope DF. The biology of plateletderived growth factor. *Cell* 1986; **46**(2): 155–169.

13. Cervelli V, Palla L, Pascali M, De Angelis B, Curcio BC, Gentile P. Autologous platelet-rich plasma mixed with purified fat graft in aesthetic plastic surgery. *Aesthetic Plast Surg* 2009; **33**: 716–721.

14. Bennett NT, Schultz GS. Growth factors and wound healing: Biochemical properties of growth factors and their receptors. *Am J Surg* 1993; **165**(6): 728–737.

15. Alexander RW, Sadati K, Corrado A. Platelet rich plasma (PRP) utilized to promote greater graft volume retention in AFG. *Am J Cosmet Surg* 2006; **23**: 203–221.

16. Cervelli V, Bocchini T, DiPasquali C, Curcio CB, Gentile P, Cervelli G. PRL platelet rich lipotransfer: Our experience and current state of art in the combined use of fat and PRP. *Biomed Res Int* 2013; **434191**.

17. Arner P, Arner O, Ostman J. The effect of local anesthetic agents on lipolysis by human adipose tissue. *Life Sci* 1973; **13**(2): 161–169.

18. Girard AC, Festy F, Roche R. New insights into lidocaine and adrenaline effects on human adipose stem cells *Aesth Plast Surg* 2013; **37**: 144–152.

19. C. Brandi, D'Aniello C, Grimaldi L, Bosi B, Del I, Lattarulo P, Alessandrini C. Carbon dioxide therapy in the treatment of localized adiposities: Clinical study and histophysiological correlations. *Aesthetic Plast Surg* 2001; **25**: 170–174.

20. Knighton DR, Hunt TK, Scheuenstuhl H, Halliday BJ, Werb Z, Banda MJ. Oxygen tension regulates the expression of angiogenesis factor by macrophages. *Science* 1983; **221**: 1283–1285.

21. Hodson L. Adipose tissue oxygenation: Effect on metabolic function. *Adipocyte* 2014 Jan 1; **3**(1): 75–80.

22. Cihantimur B, Herold C. Genital beautification. *Aesthetic Plast Surg* 2013; **37**: 1128–1133.

23. Gimble J, Guilak F. Adipose-derived adult stem cells: Isolation, characterization, and differentiation potential. *Cytotherapy* 2003; **5**: 362–369.

射频；CO_2 点阵激光；脱色技术

随着对妇科美容手术需求的增加，患者们更想寻求能够在门诊进行的不适度最小、休息时间最短且能快速恢复性行为的手术。在接下来的文章中，作者将介绍：

- CO_2 点阵激光和射频（radiofrequency，RF）治疗大阴唇冗余和阴道松弛；
- 点阵激光治疗外阴色素沉着；
- 外阴色素沉着的其他（化学）治疗方法。

点阵激光和射频治疗阴道松弛

阴道松弛是指阴道和周围肌肉组织及结缔组织层最优结构体系的缺失。这一过程通常与自然老化有关，尤其受到分娩的影响。在阴道松弛过程中，阴道肌肉的色泽、力量及支撑力均变差，并且内外径急剧增加；在这种情况下，阴道不再处于最佳生理功能状态。Masters 和 Johnson 率先研究得出结论：性满足与性交时产生的摩擦力有密切关系[1]。阴道松弛对性满足有不利影响。

阴道松弛的发生率是未知的。一项针对妇科泌尿学专家的国际调查发现，563 名受访者中有 83% 的人认为阴道松弛是其患者未报告的情况，而自我报告这种情况的大多数人认为松弛会影响性功能和伴侣间关系[2]。Alexandros Bader 医生提出"阴道松弛综合征"（vaginal relaxation syndrome，VRS）这一术语，并认为 VRS 是一种阴道壁的解剖缺陷，在一次或多次阴道分娩后的 10 例患者中有 8 例存在这种情况。非侵入性的治疗如盆底肌锻炼和电刺激，可以改善这些患者的情况，但疗效有限且患者治疗依从性不佳。

点阵激光和射频均能通过阴道形锥体装置将能量传递至阴道壁。Salvatore 等[3] 报道一个疗程的 CO_2 点阵激光治疗后，阴道紧致度增加50%（MonaLisa Touch DEKA 激光系统，Florence，Italy；FemiLift，Alma Lasers，Tel

Aviv，Israel）。

使用 CO_2 点阵激光进行阴道紧缩术依赖于一个概念，即精确控制的 CO_2 点阵激光可用于加热较深层的结构。治疗的目的是刺激结缔组织活化和重组，促进组织再生。这个过程类似于其他治疗人类皮肤松弛的方法，其中该作用机制可能就是增加了胶原蛋白的形成。Sekiguchi 等报道 30 名绝经后妇女抱怨性交时阴道松弛且满意度低。非手术非消融的射频能量被应用于临床，并具有良好的患者耐受性，治疗前后，受试者在性交过程中阴道松弛的感觉和性交满意度发生了重大变化[4]。

会议中多次报道了关于阴道紧致度和轻度尿失禁短期改善的研究，并广为传播，但所有的报告都是回顾性的，没有经过前瞻性评价和随访的检验。工业推动了治疗方案的发展，治疗设备也可购买使用。可靠的、更具说服力的前瞻性数据等待收集。很可能在收集和公布可靠的、前瞻性的循证数据之前，这些设备将被使用和（或）误用。这些设备产生了令人兴奋的缩窄近端阴道的效果。即使是暂时性的（3 个疗程间隔 1 个月后，受行业吹捧的效果持续时间为 18～36 个月），也可以与外科盆底紧缩术产生较好的累加作用，并可

能有助于失禁的改善。

射频和 CO_2 点阵激光设备的另一种可能用途是帮助妇女在分娩后暂时紧缩阴道并改善性功能。

Millheiser 等[5] 报道阴道分娩后妇女性满意度下降，经过完整的单极无创射频能量（Viveve Medical Corp., Sunnyvale, CA）治疗后，所有患者均表示在阴道松弛和性功能方面有显著提高，且能维持 12 个月，均未出现严重不良事件。

据报道，使用不同的 Er：YAG 激光技术成功地实现了阴道紧致度和轻度真性压力性尿失禁的微创激光手术[6-7]。结果显示，阴道松弛甚至轻度和中度压力性尿失禁均改善。Er：YAG 波长易被水吸收，为 CO_2 的 10 倍，这限制了深部组织中的能量扩散，因而只产生暂时的影响[8]。仍需要进行长期跟踪对照研究来证实这些发现。

根据一系列患者的研究报道，射频能量应用一个 15.20 mm 宽的"魔杖"作用于大阴唇进行 3 个月的间隔治疗，能使大阴唇冗余产生可测量的缩紧，效果维持 12～24 个月（$n=30$）（Red Alinsod 医生）。同时，前瞻性临床对照研究结果尚未公布（图 15.16）。

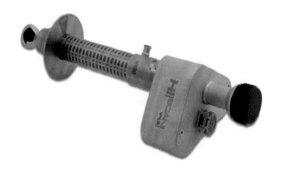
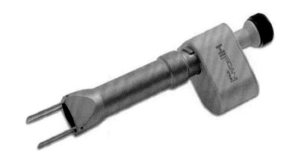

图 15.16　Hi Scan 360° 阴道探针和外阴机头。Reprinted with permission of Deka M.E.L.A., Florence Italy.

点阵激光和多种方法治疗外阴色素沉着

我们在南美地区和世界其他地区的实践发现，外阴和会阴部色素沉着的"美白"治疗是女性寻求妇科美容手术的常见需求。肛周和外阴色素沉着可能由衰老、妊娠期激素改变、感染（梅毒）和卫生条件如接触性皮炎和贴身内衣引起，除此之外，种族也与色素沉着相关（表 15.1）。

第一批尝试"私密处皮肤漂白"（特别是肛门漂白）的是成人娱乐业的男女。随着高清电视的出现，这一群体对这种治疗的需求急剧增加。一旦电影中裸露身体变得普遍，主流的好莱坞影星就采用这种疗法。然而，直到引进巴西蜡，私密处皮肤漂白才成为主流；脱毛后女性可能更加注意色素沉着的问题。

丁字裤的使用不仅使肛周更易暴露，促使许多女性漂白肛周，而且衣物材料（通常为尼龙）与皮肤摩擦引起的慢性刺激，常导致肛周和腹股沟区皮肤颜色变得暗沉。经常穿着丁字裤的人其肛周和外阴部位皮肤颜色往往较深。

病理生理学

色素沉着是由真皮和表皮中的色素结合引起的，包括（a）小动脉和毛细血管的氧合血红蛋白；（b）微静脉的脱氧血红蛋白；（c）胡萝卜素或未代谢的胆汁盐和其他外源性色素沉积（药物、金属等）；以及（d）黑色素，它是人种中决定肤色的主要成分。

美白剂（"药妆品"）

如壬二酸、乳酸、维 A 酸、水杨酸和丙酮酸等成分可温和地提亮肤色，并降低酪氨酸酶的活性，这种酶主要引起皮肤下层"暗淡"。舒缓抗氧化剂如维生素 C、熊果提取物、甘草提取物、桑葚提取物可以在保湿的同时提亮肌肤。

含有对苯二酚的产品被认为与肝损伤、甲状腺问题和癌症等副作用有关[9]。长期使用对苯二酚可增厚胶原纤维，导致皮肤出现斑疹和划痕。由于这个原因，对苯二酚在欧洲和亚洲的许多国家都被禁用。

汞也可能有毒。长期使用汞会剥夺皮肤的天然色素。长时间接触会导致癌症、汞中毒和肝或肾衰竭。

物理治疗

微晶换肤术是一种皮肤病治疗方法，其利用机械方法去角质，轻柔去除表皮最外层的死皮细胞。微晶换肤仪最常使用的两部分是：一种类似晶体或钻石薄片的去角质材料和在去角质时可轻轻吸起皮肤的机械吸力。这是一种非侵入性治疗，可由受过培训的皮肤护理专业人员在操作室中进行，也可以在家中使用各种可机械剥脱皮肤的产品。由于这些治疗不影响皮肤的基底层，其对脱色素仅有次优效果。

表 15.1　外阴色素沉着的鉴别诊断

	黑素细胞增加	黑色素增加
基因	• 小痣、雀斑 • Peutz-Jeger 综合征	• 多发性神经纤维瘤 • 贝克痣 • 雀斑
化学药物	• 促黑（素细胞）激素	• 砷 • 补骨脂素 • 佛手柑 • 细胞抑制剂
内分泌		• 阿狄森病 • 夸休可尔症 • 肠道吸收不良 • 促肾上腺皮质激素过剩
物理因素	• 紫外线	• 创伤 • 电离辐射暴露
炎症/感染		• 炎症后色素沉着 • 扁平苔藓 • 红斑狼疮 • 牛皮癣 • 花斑癣

表 15.2　具有外阴色素减退效果的制剂

精氨酸	乳酸	壬二酸	扁桃酸
• 保湿性能 • 抗炎作用 • 一氧化氮前体	• 保湿性能 • 美白、亮肤 • 杀菌性能 • 刺激细胞分化	• 美白、亮肤 • 杀菌 • 抗氧化	• 表皮剥脱性能 • 刺激基质成分生成 • 杀菌 • 保湿性能

表 15.3　药妆品剥落方案

药剂	作用机制	剂量	不良反应
曲酸: *Aspergillus phenielium* 5-hydroxymetil-4H pyrane 4-1 derivate	• 通过与 Cooper 分子结合直接抑制酪氨酸酶	1 gm BID，90 天	• 接触性皮炎
甘草提取物（GLABRIDINA）（GLYCORRIZAGLOBRA）	• 抗炎和漂白性能 • 抑制 UVB 引起的色素沉着 • 分散黑色素 • 酪氨酸酶抑制黑素细胞 DNA	1 gm QD，4 周，漂白性能较弱，需合并治疗	• 未知
ARBUTIN DEOXYARBUTIN VACCINIUM LEAF DERIVATE VITISIDAEA（GLUCONOPIRANOSIDA 3%）	• 抑制酪氨酸酶 • 抑制黑素细胞的分化 • 对黑素细胞无直接毒性 • 漂白性能 • 色素抑制（有效率63%）	1 gm BID，2 周	• 如果使用浓度在 3% 以上，有反常的色素沉着
对苯二酚（HQ Benzene-1-4diol 2%）	• 直接抑制黑色素生成 • 抑制酪氨酸酶 • 黑素细胞毒性作用	1 gm BID，24 周	• 局部刺激 • 炎症后色素沉着 • 卵巢功能亢进 • 动物致癌作用
烟酰胺 烟酰胺 B 复合 3.5% 棕榈酸视黄酯	• 水溶性 • 抑制黑色素转移到角化细胞 • 减少色素沉着 • 增加皮肤弹性和水合作用	1 gm BID，4 周	• 未知
壬二酸	• 抑制酪氨酸酶 • 黑素细胞毒性作用	1 gm BID，12 周	• 局部刺激
EDELWEISS complex（violet cream）	• 寡核苷酸抑制基因转录 • 调节黑色素形成 • 对正常和色素沉着皮肤的漂白效应	1 gm BID，8 周	• 未知

激光治疗

激光设备如 CO_2 点阵激光具有较大优势，包括比 Er : YAG 激光能多产生 30% 的胶原[11]，从而具有较好的美容效果。

"点阵"一词是指通过产生热量柱只对一小部分皮肤进行治疗，而其周围的皮肤组织完好无损，是一种较为安全的治疗方法。

激光用于外阴色素沉着治疗应为患者制订良好的治疗前后皮肤准备方案。最常用的方案是在激光治疗前 2 ~ 3 天使用低效力的局部类固醇药膏进行皮肤准备。间隔两个月的两个疗程治疗足以对外阴和肛周皮肤产生长期提亮效果（作者个人经验）。CO_2 点阵激光是通过间接光热效应产生表皮交换作用，从而增加外阴保留水分子的能力，是一种安全的技术，可在门诊进行，患者的满意度较高[11]。

其他会阴和会阴美白技术

自我应用的治疗

最好的阴道漂白膏是为敏感部位专门制作的。这些乳膏比正常皮肤美白霜略贵，成分包括维生素 B_3、青柠汁、桑葚和熊果提取物及甘草提取物等。市售产品宣传自己是为特定条件特别制作的；然而，并没有同行评审的证据存在。医疗监督有助于减少炎症后色素沉着的风险，其一直被视为与这些产品的使用相关。

表面剥落

表面剥落应由医疗服务人员操作，其目的是恢复皮肤的颜色和质地（表 15.2 和表 15.3）。

参考文献

1. Masters, WH, Johnson VE. *Human Sexual Response*. Toronto: Bantam Books, 1966.
2. Pauls RN, Fellner AN, Davila GW. Vaginal laxity; a poorly understood quality of life problem. Survey of physician members of the International Urogynecological Association (IUGA). *Int Urogynecol J* 2012; **23**: 1435–1448.
3. Salvatore S, Nappi RE, Zerbinati N, et al. A 12-week treatment with fractional CO2 laser for vulvovaginal atrophy: A pilot study. *Climacteric* 2014; **17**: 363–369.
4. Sekiguchi Y, Utsugisawa Y, Azikosi Y, et al. Laxity of the vaginal introitus after childbirth: Nonsurgical outpatient procedure for vaginal tissue restoration and improved sexual satisfaction using low-energy radiofrequency thermal therapy. *J Wom Health* 2013; **22**: 775–781.
5. Millheiser LS, Pauls RN, Herbst SJ, Chen OT. Radiofrequency treatment of vaginal laxity after vaginal delivery: Non-surgical vaginal tightening. *J Sex Med* 2010; **7**: 3088–3095.
6. Vizintin Z, Rivera M, Fistonic I, et al. Novel minimally invasive VSP Er:YAG laser treatments in gynecology. *J Laser Health Acad* 2012; **1**: 46–58.
7. Lee MS. Treatment of vaginal relaxation syndrome with an Er:YAG laser using 90 and 360 scanning scopes: A pilot study and short term results. *Laser Ther* 2014; **23**: 129–138.
8. Goldberg D. Lasers for facial rejuvenation. *Am J Clin Dermat* 2003; **4**: 225–234.
9. Levitt J. The safety of hydroquinone: A dermatologist's response to the 2006 Federal Register. *J Am Acad Dermatol* 2007; **57**: 854.
10. Anneta E, Resko D. Cosmoceuticals: Practical applications. *Dermatologic Clinics* 2009; **27**(4): 401–416.
11. Hunzeker C. Fractionated CO2 laser resurfacing: Our experience with more than 2000 treatments. *Aesth Surg Jour* 2009; **29**: 317–322.

第 16 章

手术风险和不良后果

黄桢雅 译

> 正确的判断力来自大量的经验，而经验又来自于错误的判断。
>
> ——*Will Gogers*

引言

范围

列举出所有的外阴阴道手术风险几乎不可能，但本章将会对一些潜在的并发症进行详细介绍。涉及的手术包括：

A 阴阜缩小 / 吸脂 / 提升

B 大阴唇缩小术

C 选择性阴蒂手术：阴蒂包皮缩小术、阴蒂包皮去除术、阴蒂成形术

D 小阴唇缩小术

E 阴道成形术 / 会阴成形术或"阴道整复术"

F 处女膜成形术 / 处女膜修补术

G 大阴唇增大术

一些特殊的并发症将在专题相关章节中讨论。包括 G-Shot、O-Shot，以及美白、脱毛、文饰 / 染色 / 穿孔 / 装饰等非手术美容项目将不在此讨论，且这些操作项目具有一些独特的不良后果。在此说明，G-Shot 是在 Gräfenberg 点（G 点）皮下注射填充剂的一项临床操作的注册商标名称，其最初使用市售胶原蛋白进行填充，现可用各种其他替代产品。O-Shot 是另一注册商标 OrgasmShot 的缩写，在阴蒂和阴道周围注射自体衍生的富血小板血浆

（PRP），通过激活女性高潮系统[1]，以改善压力性尿失禁和性功能障碍。目前同行评审文献中还没有关于 O-Shot 的信息。

此外，对于跨性别女性，外科手术的目的在于重建内外生殖器结构。这部分内容将在第 13 章中讨论。第 17 章主要讨论修复和再次手术。除阴唇成形术和阴道成形术外，关于变性美容手术不良结果的发生率或频率的相关数据较少，但可以认为其与自然女性的手术相似。

免责声明：美存在于旁观者眼中。与具有明确目的的传统功能性手术（例如子宫的摘除）不同，美容手术更难以去评估结果的好坏。大众媒体越来越关注女性会阴美学的嬗变[2]。最重要的问题之一是美的主观性，患者的理想结果与手术的实际结果不一致，外科医生判断为好的结果可能会被患者视为不太理想。因此，在术前谈话中为患者建立合理的期望是至关重要的。

术前谈话时，须患者知情同意美容手术所能达到的实际结果，并告知患者手术的局限性和可能出现的并发症，以便患者对手术结果产生合理的期望。术前医生与患者须达成一致意见。术前 / 术后摄影有助于理解患者的

期望，并提供客观证据，不会由于不现实的期望或患者术前的模糊记忆而出现偏差。无法知情同意上述内容的患者不适合进行手术治疗。

会阴部手术与其他成对器官的美容手术一样，术后都期望达到对称一致，而没有达到一致可能会被患者视为手术失败。术前有必要向患者解释清楚，术后可能出现的不对称并非手术失败。手术原本的预期目标是较少的不对称性和不完美的对称性。可能术前已向患者解释清楚，而术后，上述解释却被患者视为借口。

免责声明：性功能是一个非常复杂的生理过程，并非完全由生殖器外观或结构决定。遗憾的是，这些改善性功能的整形手术的存在，可能会使寻求手术的患者出现不切实际的期望。在术前谈话时，必须向患者解释，外生殖器形状和轮廓的改变以及阴道管腔口径的缩小是可以实现的，但不一定能解决性功能障碍或人际关系冲突。术前应询问患者有无性骚扰史和对手术的期望。

一般来说，和任何外科手术一样，预防并发症应先进行彻底的病史询问和体格检查以评估手术风险，再确定目标、期望、共病情况和功能 / 美学解剖结构。信息获取和患者教育对手术结果的成功来说是非常重要的。在会阴部这个特别的血管区域必须排除出血倾向。应明确吸烟史并建议在术前至少 3～4 周戒烟。回顾并记录处方药、非处方药和草本补充剂的用药史，以防止药物不良反应，或对用药实施限制。须考虑患者的营养状况和特殊饮食。可以对患者进行躯体变形障碍（BDD）的筛查，但 Goodman 等的最新研究表明，常用的 BDD 检测工具在女性生殖功能和美学问题上可能无效 [3-4]。以前经历过多次整形的患者、向医生暗示对狭义和特定结果感兴趣的患者是可疑的，应进行进一步评估和谈话。

应注意并治疗细菌性或真菌性外阴病。注意患者是否有性传播疾病，如生殖器疱疹，如果有，应进行适当的预防性治疗。激素状态以及萎缩性疾病可通过围术期使用局部雌激素制剂进行改善。可进行性生活史和性功能的评估，使用各种已发展成熟的问卷，如亚利桑那性经验问卷或女性性功能指数评估 [5]。肠和膀胱的评估也是至关重要的。根据书面的术前和术后指导衡量患者的依从性，包括：①提前准备和教育患者治疗便秘；②限制性活动时间（如有需要）；③可积极进行按摩和（或）植入扩张器以治疗瘢痕。可参考患者康复支持网络。

与患者进行术前谈话，告知其风险、选择和益处，并取得患者知情同意。谈话内容包括疼痛（已经接受麻醉止痛药的急性和慢性疼痛）、出血、感染（适当的抗病毒、抗真菌、抗细菌药物预防）、血肿、伤口裂开或延迟愈合（在吸烟者和择期治疗 / 修复的人群更常见）、瘢痕、外形不规则、不对称、肿胀、感觉改变、色素不规则沉着、性交痛、外阴痛、后续怀孕的潜在影响、需要额外手术或修复手术、财务责任以及与保险或选择性付款政策有关的问题。告知患者可选择的麻醉方法并权衡利弊。

病史采集通常在患者穿着衣物时进行，之后的体格检查应在至少有另一名女性在场的情况下进行。必须对外部和（或）内部生殖器进行仔细的描述性评估（视情况而定）并形成书面文件。在体格检查期间，医生应注意检查结果是否证实了与严重程度、突出、囊肿、红斑、冗余、松弛，以及其他相关检查结果如静脉曲张、痔疮、膀胱膨出、直肠前突、脱垂等相关的患者主诉。

心理测量评估可使用第 18 章中介绍的有效工具。实验室检查根据包括内分泌评估或麻醉需求在内的病史进行。如果病史建议且手术计划中有用，则可以进行尿动力学检测。

会诊期间的绘图是一种极好的记录方法，在视觉和口头回忆方面都很有价值；在这方面，计算机成像可能是一个很好的选择。有关术后说明和知情同意书的内容已在其他章节提到（第 7 章和第 12 章）。实践中发现，不良结果和引起患者不满意的其他"危险信号"还包括一些更加宽泛的情况，例如：

- 与患者交谈时无眼神交流
- 由患者家属与医生进行大部分的沟通谈话
- 对待患者时态度消积
- 办公人员向患者报告困难
- 患者不遵守规定（赴约迟到、不接受处方、无视医嘱等）
- 有关前次手术的修复问题
- 医生太忙以至于无法耐心聆听患者主诉
- 因医生的个人喜好而转诊给第三方
- 患者对修复建议的抵触反应
- 检查过程中与患者过度接触

外科技术

此处对各种外科技术的使用做一个简短的评述。尽管普遍认为外科手术方法几乎从未达成一致意见，但在达到预期效果和尽量减少并发症方面，许多支持者还是会吹嘘一种手术方法优于另一种手术方法。包括作者在内的杰出、经验丰富的外科医生们使用了各种仪器和技术，取得了很好的结果，其中包括手术刀、剪刀、电刀、激光、射频和其他方式。缝合技术和闭合方法同样也有多种，结果也各异。

与手术相关的特殊风险

以下将简要回顾各类手术及其不良结果，赘述是不可避免的。讨论的问题包括：

a　如何避免
b　如何处理这些问题

c　从长远来看如何处理这些问题

A 阴阜缩小/吸脂/提升

1　伤口愈合并发症 / 瘢痕形成

a　如何避免：选择营养状况稳定的患者进行手术。注意易患瘢痕疙瘩的患者。术前至少提前 4 周让吸烟者戒烟。避免由于术中过度破坏或张力造成瓣膜血管断裂。尽量减少在深层脂肪组织和皮肤边缘使用电刀。使用匹兹堡评定量表作为有效工具以制订和评估治疗计划[6]。进行分层修复，包括浅筋膜系统（SFS）的缝合和悬吊[7]。切口的选择应注意穿着衣物时是否能隐藏术后瘢痕。是否使用垂直切口存在争议，所遗留的术后瘢痕可能比水平切口瘢痕更明显，还可能导致大阴唇扭曲。垂直切口可以做单个中线楔形切除，或做延伸至大阴唇两侧的旁正中切口。作者建议尽量避免这样做，但是在大量减重患者中可能需要使用垂直切口以减少多余的水平宽度（图16.4）。此时应告知患者有不良愈合和瘢痕性脱毛的可能性（瘢痕内毛发生长减少）。研究表明，虽然阴阜的血管分布可能有所改善，但腹部皮瓣的血管分布（特别是在中线部分）可能会受到损害，这可能最终影响切口的愈合。因此，应尽量减少腹部皮瓣的广泛破坏或吸脂。作者个人发现，所谓的抗菌缝合线（即 Vicryl Plus ™）是存在问题的，其挤出率高，应避免使用它。

b　如何处理这些问题：规律的伤口护理和换药。建议每天清洗伤口 2～3 次，使用温水冲洗或坐浴。可间歇使用清洁剂（Cetaphil、Restoraderm 或 CeraVe ™），但应尽量减少使用。建议使用轻薄的保湿霜配合非黏附敷料（如 Telfa ™）。伤口负压治疗可能有一定作用。可考虑使用高压氧治疗。可考虑注射曲安奈德。

c 从长远来看如何处理这些问题：瘢痕成熟和稳定后延迟 4 ~ 6 个月进行瘢痕整复。使用硅凝胶和（或）硅凝胶贴及高 SPF 值的防晒霜有助于促进瘢痕成熟、扁平化，尽可能缩短红斑或色素不规则沉着的时间。增生性瘢痕的治疗可考虑注射曲安奈德（从 10 mg/ml 的剂量开始）。其他有效的治疗还包括蒜素制剂、含铜乳膏或光电治疗。瘢痕按摩和使用 Graston™ 技术可能有一定作用。激光脱毛可有助于减少沿缝线发生的包涵体囊肿。可以用模拟毛发外观的文身掩饰沿着阴阜正常毛发部位的瘢痕性脱毛和无毛区域。

2 不对称

a 如何避免：几乎不可避免。术后不对称应作为患者手术预期可接受的结果。应向患者解释清楚，由于多种因素，包括伤口愈合、相关解剖学（即肌肉骨骼）或生理学因素，可能无法实现对称性。测量和标记患者在仰卧位和站立位时阴阜的张力是有用的。将发际线和中线外阴裂口标记为参考点。注意先前已存在的瘢痕。切开时沿阴阜使用一致的张力。沿着腹直肌筋膜对称地悬挂阴阜。遵循术前标记。吸脂时，应谨慎小心地从阴阜去除每个部位的体积。

b 如何处理这些问题：根据需要调整缝线以纠正不对称的拉力。避免过度切除和脂肪抽吸。必要时考虑进行脂肪移植。往往并不是所有情况都能避免。

c 从长远来看如何处理这些问题：参照 A1c。如想更长久地解决问题可考虑脂肪移植。瘢痕整形以改变瘢痕的高度或方向。最好延迟 6 ~ 9 个月后施行。

3 感染

a 如何避免：预防性使用抗菌药物。术前进行充分的准备，术中注意无菌操作。当患者病史或体格检查发现耻骨上褶皱内有擦烂或红斑时，作者通常建议术前 1 周（每天 2 次）经验性地局部使用抗真菌药物，如 1% 克霉唑乳膏。尽管传统上使用聚维酮碘剂进行外阴消毒，但越来越多的人开始使用含低浓度乙醇的葡萄糖酸氯己烯溶液（标识外使用）[8]。切口闭合时避免遗留死腔。

b 如何处理这些问题：经验性使用抗菌药物，同时进行伤口引流液培养和药敏试验。在培养结果尚未报告前，作者通常局部外用 Silvadene™（磺胺嘧啶银）。快速进行性感染可能暗示坏死性筋膜炎或 Fournier 坏疽，特别容易发生在某些疾病（糖尿病、酗酒、营养不良、免疫功能低下或免疫抑制）的高危人群中；然而，这些患者无疑是不适合进行外阴阴道整形 / 美容手术的人群。这需要采取积极的治疗、适当的监测和使用高压氧疗法进行彻底清创。及时更换敷料和伤口护理。使用稀释 50% 的 Dakin 溶液（Hegger 称其为 0.025% 次氯酸钠溶液），既能杀菌，又对组织无毒，对伤口愈合也有良好的作用 [9-10]。

4 血肿 / 出血 / 淤青

a 如何避免：排除凝血功能障碍病史。术前至少提前 10 天停用阿司匹林和非甾体抗炎药。注意围术期血压。术中仔细止血。如有可能，在切口处应用弹力绷带（压缩敷料）。

b 如何处理这些问题：术中缝合结扎明显的血管，电灼细小出血。应用引流管、纤维蛋白胶、绗缝缝线或压迫敷料紧急处理扩张的血肿。除患者有凝血障碍外，不建议常规输血。7 ~ 10 天时，已生成并稳定的血肿可接受液化治疗，推荐使用吸脂针管进行处理。较小的血肿可以通过加压和观察进行保守治疗。

5　血清肿（图 16.1）

a　如何避免：术中注意淋巴管走行，并在股动脉区域进行皮下剥离以保护脉管系统和引流系统。纩缝缝线可能也有一定帮助。

b　如何处理这些问题：通常反复抽吸就足够了。如果反复发作，请考虑使用外科滑石粉、多西环素 / 四环素、纩缝缝线和（或）经皮引流（如 SeromaCath ™）。

c　从长远来看如何处理这些问题：慢性血清肿可能需要切除相关的假性囊肿和消融死腔。一般不需要淋巴结扎。

6　水肿

a　如何避免：参见 5a。出现肿胀是正常的、可预见的。患者应为此做好准备。部分医生赞成术中使用类固醇药物。确保充分止血后一段时间，可考虑在术后使用非甾体抗炎药。通常术区给予冷敷。建议患者尽量减少依赖该区域的不必要的活动。推荐穿着轻柔的压力服。

b　如何处理这些问题：长时间穿着压力服

和冷敷治疗。由认证的治疗师进行手动淋巴引流。

c　从长远来看如何处理这些问题：参见 6b。

7　疼痛 / 皮肤感觉改变

a　如何避免：医生应了解和学习髂腹股沟神经支配耻骨的解剖变异。注意股神经血管结构的解剖 [11]。

b　如何处理这些问题：使用可吸收缝线，以尽量减少神经卡压、结扎或缝合肉芽肿。术中最常使用局部麻醉剂。无论是否进行神经阻滞，都不常使用长效麻醉剂，如 Exparel™（布比卡因）。较少使用疼痛泵留置导管。局部麻醉的同时辅助口服药物，如麻醉性镇痛药和延迟使用非甾体抗炎药或 COX-2 抑制剂（如塞莱布雷）。冷敷也能有一些镇痛作用。

c　从长远来看如何处理这些问题：一般不需要切除神经瘤。取出永久性缝合材料。转诊给盆底治疗师进行超声治疗和瘢痕脱敏治疗。可考虑转诊给疼痛管理专家。

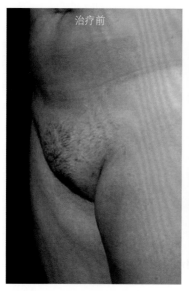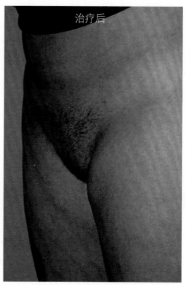

图 16.1　需要反复抽吸和硬化治疗的复发性血清肿。Source: O. Placik. Reproduced with permission.

8　外形不规则

与身体其他部位吸脂一样，术后无法达到满意效果最常见的原因是体积缩小不足和（或）皮肤松弛、不规则（图 16.2）。

a 如何避免：术中吸脂时，使用较小的套管并尽可能深地吸脂，以减少术后出现外形不规则的情况。随着阴部变化，须注意阴阜与腹部皮瓣的厚度。患者应了解，阴部后期的变化还可能与怀孕、体重减轻或增加、衰老有关。

b 如何处理这些问题：倾斜较厚的阴阜皮瓣可以减少阴阜突出，使腹部至阴阜平稳过渡。或者，深层或浅层脂肪的大量吸脂可能有助于治疗特别厚的阴阜。

c 从长远来看如何处理这些问题：使用

"lipomassage"技术（如 Endermologie ™）可能有助于改善因不均匀吸脂形成的脂肪团型外观。通过脂肪注射技术进行脂肪移植可能也是有效的。

9　麻醉／过敏

a 如何避免：仔细回顾药物和乳胶过敏的病史是非常重要的。避免接触过敏源。必要时在变态反应专家的监控下进行脱敏治疗。进行全身麻醉或静脉镇静治疗前，应尽可能在术前麻醉咨询时处理好睡眠呼吸暂停等合并症。选择全身麻醉时，应将患者的健康状况调整至最佳水平。在与患者健康状况相适应的场所中实施手术。具有过敏史的人不应使用黏合剂、胶带或缝线。

b 如何处理这些问题：准备好用于治疗过

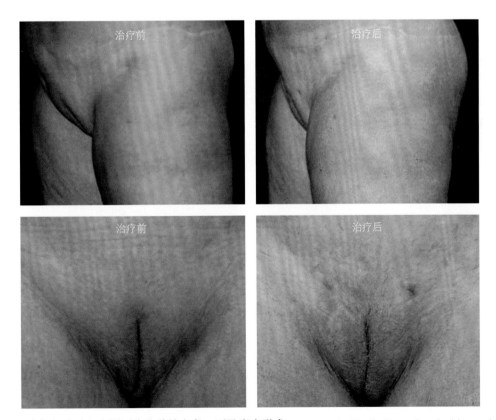

图 16.2　阴阜射频消融和大阴唇脂肪移植患者，可见瘢痕形成。Source: O. Placik. Reproduced with permission.

敏反应及高热的预案和药物。出现局部过敏反应后，应尽可能停止使用可能引起过敏的局部用药或全身用药。过敏反应须紧急治疗。

10 需要修复手术

a 如何避免：严格遵循护理标准，在术前、术中和术后各个方面进行良好的判断。吸脂时注意避免过矫或欠矫。预测并向患者解释复发性松弛和毛发移位的可能性，尤其是大量减重患者。手术切口分层修复，消除切口张力。

b 如何处理这些问题：拟订书面条目以讨论修复手术的必要性，并取得患者的知情同意。根据具体情况进行处理。大部分操作可以在局麻下进行。

c 从长远来看如何处理这些问题：大部分修复手术应至少推迟 6～9 个月，以留出足够的时间使瘢痕成熟和收缩。

11 费用问题

a 如何避免：术前应向患者提供明确的财务政策协议。术前应明确在择期手术情况下的健康保险覆盖或非覆盖问题。

b 如何处理这些问题：请指定的人员专门管理财务事宜。医生应着重于治疗。保险问题可交由第三方更有效地处理。

12 尿液分流

a 如何避免：在站立位测量患者时，模拟阴阜向上移位以评估皮肤切除量和阴阜最终位置，并在术中进行调整。外阴裂口的长度至少为 5 cm。悬吊 SFS 至腹壁筋膜，避免向头端的张力过大。在放置 SFS 锚定缝线时注意外阴变形程度。

b 如何处理这些问题：如外阴变形明显，应调整悬挂缝线。尽管许多患者反馈术后有尿流改变，但一项研究显示似乎并没有出现明显问题，且部分患者报告术后尿失禁情况有改善[7]。

c 从长远来看如何处理这些问题：不必要处理。如果有较为明显的症状，减小和推进阴阜可使症状缓解，但作者并不建议这样做。

13 缝线肉芽肿

a 如何避免：使用可吸收缝线。

b 如何处理这些问题：检查、切除足以解决此问题。

14 患者不满意

a 如何避免：术前向患者解释好、坏、一般结果，有助于医生了解患者的期望。考虑患者整体身体轮廓和 BMI 值，以便在整体比例的背景下进行治疗。可以让患者向其他已经接受手术的患者了解知情同意的内容和手术效果。

b 如何处理这些问题：术后定期复查，留出足够的时间使伤口愈合趋于稳定。回顾手术前讨论和术前、术后对比照片。如果患者的目标是可接受的并能完成，则可进行修复手术。

c 从长远来看如何处理这些问题：其他同事的意见可能会对可接受的结果提供保证。可考虑支持团队。可推荐躯体变形障碍（BDD）患者进行认知行为治疗。

B 大阴唇缩小术

大阴唇缩小术可与阴阜减小术和小阴唇缩小术同时进行，也可以是一项独立的手术。

1 伤口愈合并发症 / 瘢痕 / 颜色

a 如何避免：参见 A1a。尽可能将切口置于阴唇的非毛发部位，以减少瘢痕疙瘩形成和瘢痕性秃发的风险。注意分层缝合修复 Colles 筋膜，有助于减小切口张力。尽可能避免切口不规则。一些间断的垂直褥式缝合将伤口边缘外翻，以致唇间沟可能有翻转的可能。

b 如何处理这些问题：参见 A1b。

c　从长远来看如何处理这些问题：大部分内容在 A1c 中已提到。这里增加了一些相应的修改内容。组织有严重缺陷的患者，如肿瘤切除后重建缺损时使用各种皮瓣（V-Y、臀中肌、大腿内侧、阴部、股薄肌或腹直肌皮瓣）进行修复后，往往无法获得良好的美学效果[12]。大多数伤口可以通过切除后残余局部组织重新排列以及后期瘢痕修复来治疗，然而太大的伤口是不太可能的。大阴唇的内侧和有毛区内翻可能刺激小阴唇，这种情况可通过脱毛（刮除、电解脱毛、激光脱毛）以减轻不适。

2　不对称

a　如何避免：参见 A2a。了解可能造成术后外观不对称的阴部解剖学特征。如果计划进行大范围的切除术，在完成最终伤口缝合前，可使用"订皮钉"缝合来评估术后效果和外观。注意在截石位时阴唇的定位，以尽量避免术后阴唇不对称和扭曲。

b　如何处理这些问题：根据需要调整缝线以纠正不对称张力。如果先前接受过切除术，那么继续切除较大的一侧可得到令人满意的结果。但不对称并不总是可以治疗的，一些不对称的特征是不能被纠正的。

c　从长远来看如何处理这些问题：瘢痕整复可改变瘢痕的高度或方向。尽可能推迟6～9 个月后进行。可进一步缩小较大一侧的阴唇。较小侧的增大较为困难，可考虑进行脂肪注射，这可能需要进行多次操作。可以尝试模拟患者阴部外观，使用注射用生理盐水（短期）或填充剂注射（如Resytlane™）来评估患者的术后效果。

3　感染

a　如何避免：近期脱毛和有毛囊炎的患者不宜进行手术。建议患者术前不要剃毛。另外，遵循前文 A3a 的预防措施。

b　如何处理这些问题：参见 A3b。

4　血肿 / 出血 / 淤青

a　如何避免：会阴部血运丰富，易出现血肿。参见 A4a 中的注意事项。

b　如何处理这些问题：参见 A4b（图16.3）。

5　水肿

a　如何避免：水肿的发生是可预见的，但程度比小阴唇要轻。注意淋巴管走行，避免皮下过度剥离，以保存皮瓣的血管和引流系统。避免缝线和切口的绞窄。缝合时要比其他部位更为松散，便于预测是否发生明显的肿胀。其余预防措施与前述 A6a中讨论的类似。

b　如何处理这些问题：参见 A6b。

6　疼痛 / 皮肤感觉改变

a　如何避免：了解大阴唇前后部的感觉神经支配情况。大阴唇前 1/3 由髂腹股沟神经（L1）和分布至耻骨的生殖器股神经生殖支支配，后 2/3 由会阴神经的唇支支配（S3），外侧也由大腿后皮神经的会阴支支配（S2）[13]。避免在阴道口水平的唇间沟深部进行剥离。

b　如何处理这些问题：此处不应使用可吸收缝线，而采用非吸收缝线（如 Monocryl线或 Vicryl Rapide™线）。另外，疼痛管理参见 A7b。

c　从长远来看如何处理这些问题：早期阶段，在神经恢复或症状缓解的同时，转诊给盆底治疗师进行疼痛脱敏治疗可能是有效的。可以采用各种形式，如外部按摩或超声波治疗。任何操作都可能使皮肤伤口裂开，造成组织衰减和变薄，从而导致触觉过敏。可通过切除部分触觉过敏的组织以解决此问题。

7　外形不规则

该区域一般很少发生。

a　如何避免：反复确认切口闭合时

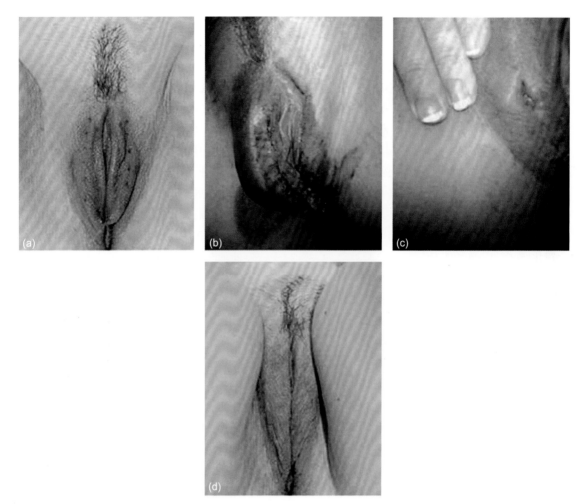

图 16.3　(a) 大阴唇缩小术的术前标记。(b) 观察伤口张力，保守治疗稳定的血肿。(d) 经伤口护理治疗轻微的浅表边缘裂开。(d)3 个月内愈合，无须手术治疗。Source: O. Placik. Reproduced with permission.

的张力，保持切口两侧皮肤的均匀分布，避免"聚集"导致"猫耳"。采用间断或连续反转的方式缝合皮下组织，并结合筋膜以使切口外观近似对称。有人建议用小口径缝线修复 Colles 筋膜缺损。一般在皮下缝线被吸收或拆除尼龙皮肤缝线 1 周以后，切口可愈合。

b 如何处理这些问题：仔细闭合伤口，尽

量减少外形不规则的发生。如在手术时即发现，应取出并更换缝线，直至达到满意的效果。如前所述，射频治疗可能会减少或消除轻微的不规则现象。一些外科医生已使用了激光换肤术或射频治疗，但这并不是一种常规方法，且可能仅适用于轻微的外形不规则患者。

c 从长远来看如何处理这些问题：进行瘢

痕按摩并观察 6~9 个月后，随着瘢痕成熟和重塑，通常大多数轻微不规则现象可缓解。这段时间内患者应心态平稳，不鼓励患者接受瘢痕整复，除非有明显的伤口分离。增大的瘢痕可在 6~9 个月后整复。可用切除、闭合或射频来治疗伤口边缘的扇形凹陷。

8 麻醉 / 过敏
参见 A9。

9 需要修复手术
参见 A10。

10 费用问题
参见 A11。

11 缝线肉芽肿
参见 A13。

12 患者不满意
参见 A14。

C 选择性阴蒂手术

阴蒂手术包括多种不同的手术类型，如阴蒂包皮缩小术、阴蒂包皮去除术或第 8 章未描述的其他阴蒂手术。一些手术命名也各有不同，例如阴蒂成形术、阴蒂包皮去除术、阴蒂切除术、阴蒂整形和阴蒂背侧切开术（dorsal slit surgery），这里作者没有列出具体的引用出处。手术并发症将在后文讨论。

1 伤口愈合并发症 / 瘢痕形成
a 如何避免：选择营养状况稳定的患者进行手术。注意易患瘢痕疙瘩的患者。术前至少提前 4 周让吸烟者戒烟。避免由于过度破坏或张力造成瓣膜血管断裂。尽量减少在深层脂肪组织和皮肤边缘使用电刀。病史和体格检查应排除潜在的硬化性苔藓。体格检查应评估是否有穿孔可能以免影响切口愈合。当阴蒂存在硬化性苔藓时，通常使用氯倍他索治疗，但在手术前 2~4 周应停用。术中注意避免任何粘连形成，

尤其是在进行阴蒂包皮手术时。手术切口进行分层修复。对阴蒂的任何复杂、过多的操作均可能引起阴蒂头损伤而形成瘢痕，造成医源性粘连。行阴蒂包皮缩小术时，皮肤去除过多可能导致阴蒂回缩和暴露。阴蒂包皮缩小术的切口设计存在争议，一些外科医生建议切口的上极分散，而另一些医生则建议汇聚。汇聚的切口形成的术后瘢痕可能会在阴蒂包皮组织中造成更严重的水肿。通常切口方向与供应血管平行。

b 如何处理这些问题：规律的伤口护理和换药。可考虑使用高压氧。可考虑注射曲安奈德（从 10 mg/ml 剂量开始）以治疗增生性瘢痕。

c 从长远来看如何处理这些问题：瘢痕成熟和稳定后延迟 4~6 个月进行瘢痕整复。硅凝胶可能有助于促进瘢痕成熟、扁平化，并尽可能缩短红斑或色素不规则沉着的时间。其他有效的治疗还包括蒜素制剂、含铜乳膏或光电治疗。

2 不对称
a 如何避免：几乎不可避免。术后不对称应作为患者手术预期可接受的结果。应向患者解释清楚，由于多种因素，包括伤口愈合、相关解剖学（即肌肉骨骼）或生理学因素，可能无法实现对称性。术前应测量和标记患者在仰卧位和站立位时皮肤的张力。如果计划大范围切除阴蒂包皮，可考虑术中使用"订皮钉"缝合来评估术后效果和潜在不对称的阴蒂包皮回缩。将中线外阴裂口和唇间沟作为参考点。注意已存在的瘢痕、穿孔或粘连硬化性苔藓。切开阴蒂包皮时使用一致的张力。根据术前的标记进行手术，应考虑到术中肿胀，不可过度切除。

b 如何处理这些问题：根据需要调整缝线以纠正不对称拉力。在过度切除的情况下，

必要时可考虑小阴唇皮瓣移植。也可以取对侧阴蒂包皮或小阴唇的局部多余组织进行皮肤移植，但都不如皮瓣可靠，且需要绗缝针或支架型敷料。不对称并不都是可以治疗的。

c　从长远来看如何处理这些问题：参见C1c和C2b。此外，可考虑基于Buck筋膜行阴蒂包皮的V-Y推进皮瓣[14]。可进行瘢痕整复以改变其高度或方向，尽量推迟6个月以后施行（参见第17章图17.12～17.15）。

3　感染（图16.6）

　　a　如何避免：参见A3a。

　　b　如何处理这些问题：参见A3b。

4　血肿/出血/淤青

　　a　如何避免：参见A4a。

　　b　如何处理这些问题：参见A4b。术中缝合结扎明显血管，电灼或双极电凝细小出血。应用引流管或纤维蛋白胶紧急处理扩张性血肿。

5　水肿

　　a　如何避免：注意淋巴管走行并进行皮下剥离，通过保留Buck浅筋膜以保护脉管系统和淋巴系统。尽量避免使用横跨阴蒂包皮的水平切口，但在阴蒂成形术中偶尔也会用到此切口。疏松地进行缝合以便预测是否发生明显的肿胀。肿胀是正常的、可预见的。患者应为此做好准备。确保术中充分止血，术后可使用非甾体抗炎药。术区给予冷敷。建议患者尽量减少依赖该区域的不必要的活动。推荐穿着轻柔的压力服。

　　b　如何处理这些问题：长时间穿着压力服和冷敷治疗。由认证的治疗师进行手动淋巴引流。

6　疼痛/皮肤感觉改变

　　a　如何避免：告知患者预期结果和阴蒂包皮去除后容易发生疼痛敏感的可能性。阴蒂手术后出现性交痛的情况尚无明确描述，但其已被报道为一种术后并发症。向患者告知和宣教阴部内外神经支配的解剖变异[15]。阴蒂的背神经穿过尿道口外侧2.4～3.0 cm的会阴膜，并在膜上行进1.8～2.2 cm，到达耻骨神经支，沿着阴蒂体的前外侧表面移行2.0～2.5 cm。避免在唇间沟内的深部进行剥离。在中线外侧操作和Buck筋膜深处操作时要格外小心。目前尚不清楚阴蒂包皮的下表面是否存在很多感觉神经，一般不建议在该部位直接进行手术，除非有粘连松解的手术指征[16]。当进行阴蒂包皮去除时，尽可能保留包皮下表面以建立皮瓣而非直接切除。过度去除阴蒂包皮可能会造成阴蒂暴露，最终，患者由最初的高敏反应会导致继发于慢性刺激脱敏的敏感性下降。

　　b　如何处理这些问题：经阴道阴部神经阻滞对于术后即刻止痛是有效的。避免正中旁路切口深入阴蒂包皮筋膜。尽量避免对阴蒂进行深层剥离。术中最常使用局部麻醉药物。联合或不联合神经阻滞技术，使用更持久的麻醉剂如Exparel™并不常见。使用局部麻醉药的同时可补充口服药物，如麻醉性镇痛药和延迟使用非甾体抗炎药或COX-2抑制剂。冷敷也有一定的镇痛作用。虽然术后妇科医生经常会推荐使用Dermaplast™，但作者发现患者通过使用急救止痛剂或止痛喷雾可缓解疼痛。

　　c　从长远来看如何处理这些问题：在早期阶段神经恢复或症状缓解的同时，转诊给盆底治疗师进行疼痛脱敏治疗可能是有效的。可以采用各种方法，如外部按摩或超声波治疗。慢性疼痛是这一领域中非常棘手的问题。神经吻合、神经松解或切除阴蒂背神经的神经瘤最好由经验丰富的医生进行。如过度切除阴蒂包皮和阴蒂暴露导致异常敏感，可以使用 V-Y 皮瓣技术[17] 来改善残余包皮。可考虑转诊给疼痛管理专家。

7　外形不规则

这方面的影响通常是很小的，尤其是在阴蒂包皮去除或阴蒂成形术中。

a 如何避免：行阴蒂包皮缩小时，应在整个手术过程中重复评估伤口张力和闭合情况。过大的伤口张力可能导致皮肤坏死、分离和不规则。作者先进行一些间断的深层至真皮的缝合以减少切口边缘张力，然后是表皮下缝合和埋结，最后是第三层和加强层做一些松散的、连接简单的间断缝合。术后，射频治疗可用于修复伤口边缘以"重建表面"（个人观点，Red Alinsod MD）。

b 如何处理这些问题：参见 B7b。

c 从长远来看如何处理这些问题：参见 B7c。

8　麻醉 / 过敏

参见 A9a。

9　需要修复手术

参见 A10。

10　费用问题

参见 A11。

11　缝线肉芽肿

参见 A13。

12　患者不满意

参见 A14。

13　性功能障碍

a 如何避免：请阅读本章前述的免责声明。通常公众（包括许多患者）会产生疑问：阴蒂手术是否能增强性功能。答案显然是困难的。在手术之前必须将其告知患者。性功能障碍可能是由于阴蒂过度突出、

阴蒂被过度覆盖或患者自觉阴蒂"缺乏吸引力"，除此以外还有一些其他因素（如内源性或外源性内分泌疾病、心理成熟程度以及个人和性伴侣的理解）。然而，这需要通过病史和体格检查，并与其他医师一同会诊来确诊。有不同意见认为，切除唤起性欲和感觉的组织可能是导致患者术后性功能障碍的原因[18]。在另一项包括 407 例患者的研究中，最终只有 166 例患者（41%）接受了随访问卷调查[19]。这 166 名患者中，22.9%[38] 报告性感觉增强，而 5.4%（166 名患者中有 9 人）报告了负面变化，但其中 8 人认为她们对该手术的满意度为 8 ~ 10。性功能可以通过各种简短有效的性功能调查问卷来评估，如亚利桑那性经验问卷或女性性功能指数[5]。"阴蒂手术后性功能的检测与解剖和美容评估一样重要"[20]。然而，长期的性功能难以检测，且阴蒂手术后可能会出现退化[21]。Lean 等建议由专业外科医生进行阴蒂手术，其方法是尽量减少对神经血管结构的损伤，避免切除敏感和勃起组织，并在解剖学上[20] 获得理想的美学效果。

b 如何处理这些问题：确诊性功能障碍的患者应在术前了解问题的原因及手术矫正的预期结果。

c 从长远来看如何处理这些问题：其他同事的意见可能会对可接受的结果提供保证。可考虑支持团队。对于躯体变形障碍（BDD）患者，可推荐其进行认知行为治疗。

D 小阴唇缩小术

虽然没有确切的数据报告，但小阴唇缩小术可能是最常见的外阴阴道整形手术，关于其治疗方案还存在广泛争议。其并发症的发生率尚不清楚，有报告指出其风险为 2.65% ~ 7%[20,22-25]。一项研究对 176 例患者的

阴唇成形术（小阴唇缩小）和（或）阴蒂包皮缩小术进行了评估，患者自报并发症发生率为 9.5%（$n = 15$），如"没有完全愈合、缝线暴露、需要二次修复"（$n = 6$）、延期愈合 / 疼痛（$n = 5$）、性交困难（$n = 3$）和过度出血（$n = 1$）[23]。这些并发症未根据手术类型分类。小阴唇缩小术可以有许多不同的手术方式，例如阴唇边缘修整（也称边缘雕刻、切除、曲线或线形切除等）、楔形术或开窗法（去上皮化），还有一些其他的手术方式（下楔形、V-Y推进、Z- 成形、W- 成形等），其本质上是对上述三种方法的改良。使用手术刀、剪刀、电烙术、激光、射频和其他方式进行切口或组织消融。关于"边缘"与"楔形"的好处的争论在文献中及会议上都很常见。最近一项关于阴唇边缘线形切除的研究报告称，10 年内在 100 多名患者中仅有 1 例发生不对称的并发症[26]。在另一项报告中，超过 812 例改良小阴唇和阴蒂包皮线形切除术（称为"复合阴唇缩小术"）中，并发症仅包括"少数需要手术矫正的伤口裂开"[27]。争论的焦点是保护唇缘和减少瘢痕。有时手术结果看似合理，但许多患者仍不满意唇缘的颜色、厚度和不规则。形式（美学考虑）和功能之间需要有微妙的平衡，这是经验丰富的外科医生一直在思考的问题。

下文将逐一讨论这些并发症。

1 伤口愈合并发症 / 瘢痕形成 / 颜色 / 印记 / 囊肿

a 如何避免：选择营养状况稳定的患者进行手术。术前至少提前 4 周嘱患者戒烟。糖尿病患者血糖控制不佳时禁止手术。注意易患瘢痕疙瘩的患者。真性瘢痕疙瘩在这个区域是非常罕见的，厚的瘢痕很可能是由于延迟愈合引起的增生性瘢痕。体格检查应评估可能影响切口愈合的穿孔或产伤（瘘管或撕裂）。检查血管畸形或静脉曲张（通常与明显的外痔相关），特别是在生

育后患者。最好避开静脉曲张区域或在术前行静脉治疗。淋巴管畸形不太常见，但应在体格检查时注意排除。虽然经常发生伤口表面边缘裂开，但这通常可以通过保守的伤口护理治愈。这也会在下文 D7 中讨论。避免由于过度破坏或张力造成瓣膜血管撕裂。任何操作都可能造成伤口表面裂开、组织减少和变薄，导致潜在的瘘管或窦道形成（图 16.10；参见第 17 章图 17.5、图 17.12 ~ 17.14），引起压痛和敏感。如果可能的话，避免分叉或三叉切口线（"T-ing 切口线"），因为双 / 三叉部位伤口分离的风险很大（图 16.4）。缝合时将伤口边缘外翻以避免包膜囊肿或浅表裂开。在一项比较 12 例线形边缘切除术和 7 例楔形切除术的小型研究中，作者认为后者具有较高的伤口裂开率（28.5% *vs*. 8.3%），但美学效果更好[28]。

V- 楔形切除术的学习曲线较长，可以用来评估切除组织的角度。过大的张力可能会导致伤口局部（图 16.5 和图 16.6；第 17 章图 17.7）或完全裂开（第 17 章图 17.8）。早期，尽量将这种难以解决的问题减少到最低限度。有时，患者可能会发现阴唇颜色不一致（第 17 章图 17.6），上下皮瓣的颜色不匹配，这些并不总是可以修复的。需处理多余的阴蒂包皮组织。可用保守的"U 形"局部切除来处理阴唇系带的冗余组织。

对边缘（线形切除）技术的批评包括过度切除的可能性（图 16.7；第 17 章图 17.9）、产生不规则波纹状边缘或截断外观，或沿前缘的可见瘢痕。正如本章其他部分所讨论的那样，必须非常小心，以避免缝线紧密、连续或互锁。这种术式的使用在一般的和缺乏训练的妇科医生中很普遍，造成了图 17.17 和图 17.18（第 17 章）所见的结果。在边缘切除术中，除非阴唇特别厚，一般不会出现切口张力过大的情况。在这种情况下，可以沿着内

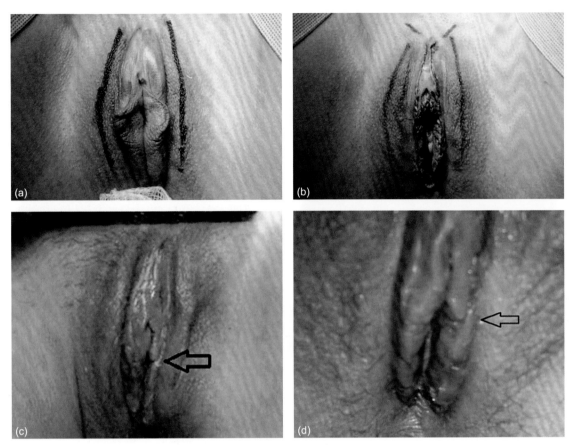

图 16.4 （a）小阴唇成形术、阴蒂包皮缩小术、线形切除术的术中情况。（b）术后可见双侧完整的三叉缝合。（c）术后 10 天，小阴唇、阴蒂系带和阴蒂包皮三叉汇合处开裂。（d）术后 4 周，伤口愈合，但沿着阴唇前缘有小裂隙，可考虑再次修复。Source: O. Placik. Reproduced with permission.

侧和外侧边缘做平缓的斜切口以产生"减积"效果，并且渐缩前缘以达到缩小阴唇的效果。一般建议边缘切除仅限于 Hart 线远端的组织（可见皮脂腺，有时被称为 Fordyce 点，位于小阴唇内侧）。接近阴道黏膜上皮的区域被定义为前庭，当切口直接接近小阴唇侧表面的复层鳞状上皮时，前庭可能发生不利的愈合。性交时可能会产生干涩的感觉。如果出现伤口愈合并发症，当发生明显的瘢痕时，可能会出现外阴前庭炎或疼痛综合征以及尿流的改变。

采用开窗的方法时，伤口分离可能导致瘘管形成，或由于伤口边缘翻转和瘢痕疼痛延迟愈合。作者建议避免在"窗口"进行全厚切除，而选择去上皮化。当完成去上皮化后，在开窗的周边处允许有限（2 mm）的破坏以便分层修复的伤口边缘外翻。具体的方法和缝合已在第 8 章讨论。小阴唇中存在雌激素受体，在切除的标本中已被鉴定出来[29]。为了帮助术后恢复，可局部使用雌激素药膏，虽然这通常是用于激素缺乏或主诉萎缩症状的患者[30]。对于激素下降的患者，需在术前至少 3~4 周和术后 4~6 周使用这种药物。

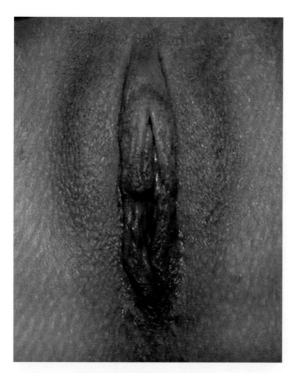

图 16.5　小阴唇右侧楔形裂开。Source: C. Hamori. Reproduced with permission.

b 如何处理这些问题：参见 B1b。针对激素缺乏或萎缩的患者建议可标示外使用雌激素霜。

c 从长远来看如何处理这些问题：参见 B1c。考虑使用曲安奈德注射治疗增生性瘢痕，初始剂量为 10 mg/ml。皮赘或囊肿可在 4 个月后切除。

2　不对称

a 如何避免：参见 B2a。牵引力或张力容易扭曲术前标记。将中线外阴裂和唇间沟作为参考点，术前进行测量和标记。注意已存在的瘢痕、穿孔或分娩引起的创伤或瘢痕。切开时，沿阴蒂包皮采用一致的张力。参照术前标记进行手术，考虑术中肿胀，避免过度切除。

b 如何处理这些问题：参见 B2b。如果必须过度切除，可以优先考虑阴蒂包皮

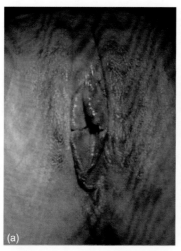
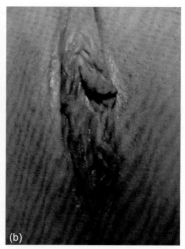

图 16.6　患者 (a) 楔形切除术后早期（术后第 10 天）伤口裂开；（b）术后伤口护理保守治疗 2 个月后效果。Source: M. Goodman. Reproduced with permission.

皮瓣或 V-Y 推进。也可以取对侧阴蒂包皮或小阴唇的局部多余组织进行皮肤移植，但其不如皮瓣可靠，且需要绗缝针或支架型敷料。有些不对称的特征是不能被矫正的。

c 从长远来看如何处理这些问题：可以考虑将基于 Buck 筋膜血管供应的阴蒂包皮 V-Y 推进皮瓣移植至小阴唇缺损处进行重建修复[14]。进行瘢痕修整以改变其高度或方向，尽量推迟 6 个月以后实施。

3 感染（图 16.8）

a 如何避免：预防性使用抗细菌 / 抗病毒 / 抗真菌药物。对于有生殖器疱疹病史的患者，作者建议在术前、术后 10 天内给予预防性治疗（400 mg 阿昔洛韦或 1000 mg 丙戊酸）。术前应进行充分的准备，术中注意无菌操作。切口闭合时避免死腔。

b 如何处理这些问题：参见 A3b。

4 血肿 / 出血 / 淤青（图 16.9）

a 如何避免：据报道，术后血肿的发生率

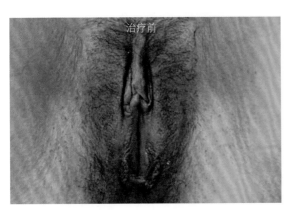
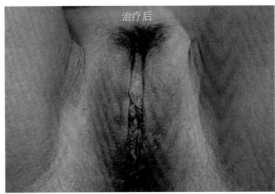

图 16.7　左侧小阴唇过度切除，后期进行矫正。Source: O. Placik. Reproduced with permission.

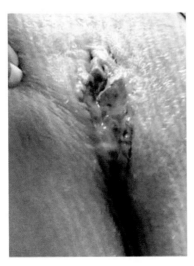
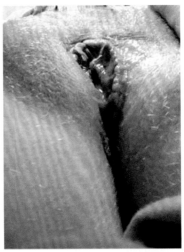

图 16.8　手术后第 1 周发生感染，小阴唇成形术（线形边缘切除）术后伤口裂开。患者在其他地方手术后来求诊。
Source: M. Goodman. Reproduced with permission.

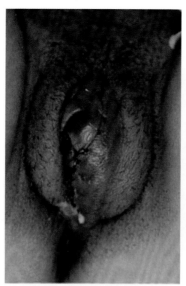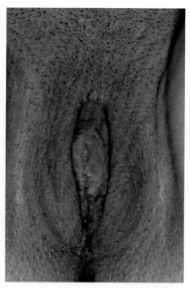

图 16.9　术后发生血肿行保守治疗，自行消退后 3 个月外观。Source: O. Placik. Reproduced with permission.

为 4% ~ 7%。作者在与经验丰富的医生交流后发现，其真实发生率似乎更高，这一发现值得我们关注[31-33]。参见前文 A4a。建议术后至少观察 15 min，并停止使用肾上腺素和其他具有血管收缩作用的药物。指导患者使用大便软化剂和肠道泻药，并限制患者活动，以尽量减少因张力引起的静脉淤血。

b　如何处理这些问题：参见 A4b。

5　水肿（图 16.11 和第 17 章图 17.4）

a　如何避免：参见 B5a。据 Felicio 报道，小阴唇和阴蒂包皮的联合手术会增加术后水肿的风险。联合手术建议分期进行，但实际操作中通常为寻求方便而同时进行[25]。

b　如何处理这些问题：参见 A5b。

c　从长远来看如何处理这些问题：参见 A5b。

6　疼痛 / 皮肤感觉改变

a　如何避免：医生应告知患者手术预期结果和疼痛易敏出现的可能性。部分患者早期察觉不到疼痛敏感，但在随后的第 4 天至 3 周内可能出现疼痛易敏反应。患者常常对永久丧失感觉和（或）性交困难感到担忧。虽然手术过程中感觉神经末梢被切除，但依照作者个人经验和既往文献认为，手术对感觉影响不大，对性功能也没有显著影响[18]。应避免在唇间沟深部过度剥离。在中线外侧对 Buck 筋膜深部进行操作时要格外小心。应注意 Hart 线，其为区分小阴唇与前庭的解剖标志，在进行大部分组织切除时不应超过其末端。此区域的疼痛综合征可能导致前庭性交痛。予阴蒂包皮去除时，尽可能保留包皮下表面以建立皮瓣而非直接切除。

b　如何处理这些问题：经阴道的阴部神经阻滞对术后即刻止痛或局部浸润无法提供足够的镇痛有帮助。参见前文 A7b。冰敷有一定的镇痛效果。妇科医生通常会推荐术后使用 Dermaplast ™，但作者发现患者通过使用急救止痛剂或止痛喷雾也可缓解

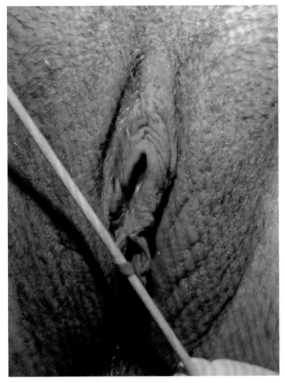

图 16.10　楔形切除术后形成的瘘管，由于皮下 4-0 Vicryl 线缝合引起。Source: M. Goodman. Reproduced with permission.

疼痛。

c 从长远来看如何处理这些问题：参见 B6c。慢性疼痛是这一领域中一个异常棘手的问题。应由最初进行手术的外科医生作出正确的诊断。神经吻合、神经松解或切除阴蒂背神经的神经瘤最好由经验丰富的医生进行。可考虑转诊给疼痛管理专家。

7 外形不规则

a 如何避免：进行小阴唇缩小术时，应在整个手术过程中重复评估伤口张力和闭合情况，尤其是在使用楔形切除方式时。过大的伤口张力可能导致皮肤坏死、分离和不规则。锁边缝合有很好的止血效果，且这种缝合方式在该解剖区域中被广泛使用；然而，这种缝合却有造成伤口边缘不规则的可能，这与术后组织肿胀加重伤口边缘绞窄有关，因此建议尽量避免这种缝合方式。参考前文 B、D5a 和 A6a 中的伤口闭合操作。术后，射频治疗可用于修复伤口边缘以"重建表面"（个人观点，Red Alinsod MD）。

b 如何处理这些问题：参见 B7b。

c 从长远来看如何处理这些问题：参见 B7c。

8 麻醉／过敏

参见 A9。

9 需要修复手术

参见 A10 和第 17 章。

10 费用问题

参见 A11。

11 缝线肉芽肿

参见 A13。

12 患者不满意

参见 A14。

13 性功能障碍

参见 C13 以及下面的讨论。

a 如何避免：性功能障碍可能是由于性交时过长的阴唇脱垂至阴道内，或溃疡导致，除此以外还有一些其他因素（如医学内源性或外源性内分泌疾病、心理成熟程度以及个人和性伴侣的理解）。虽然阴唇成形术可改善性功能，但医生不应该吹捧和推广这种手术。

E 阴道成形术/会阴成形术（"阴道整复术"）

会阴成形术／阴道成形术或"阴道整复术"这些手术的命名在不同的从业者之间有所不同。第 9 章中讨论了具体的手术操作方法。医生必须明确手术可达到的预期效果。需帮助患

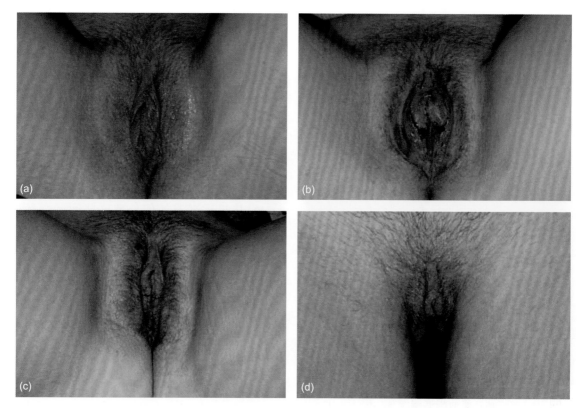

图 16.11 （a）线形/边缘小阴唇成形术术前。（b）术后持续水肿，无血肿或伤口裂开，持续近 3 周，行保守治疗。（c）和（d）术后结果显示阴蒂包皮较大，但愈合良好。Source: O. Placik. Reproduced with permission.

者理解：较小直径的阴道口和阴道管腔可增加性摩擦和接触，但这并不是性生活和谐所必需的。阴道缩小不足是术后的常见并发症，但阴道过度缩小的情况也时有发生，且可能造成阴道痉挛。手术方法通常会决定并发症的性质。大多数方法都是通过修整阴道后壁，显著抬高和膨大会阴体（会阴成形术）以重建阴道口来完成手术。其他各种手术方法也有其独特的考虑因素。采用阴道穹窿前切口或外侧切口会发生不同的并发症，这些并发症与尿道、膀胱或悬韧带等解剖结构相关。这里讨论的并发症仅涉及阴道后/盆底。

使用手术刀、剪刀、电烙术、激光、射频和其他方式进行切口或组织消融。并发症

的发生率尚不清楚，在一项评估阴道成形术（此研究中定义为在阴道近端操作的手术）和会阴成形术（在阴道远端 1/3 ~ 1/2 以下操作的手术）的研究中，患者报告的并发症发生率为16.6%（n=8），原因有延迟愈合/疼痛（n=1）、性交困难（n=2）、出血过多（n=2）、太紧（n=2）和感染（n=1）[23]。

1　伤口愈合并发症/瘢痕/瘘管

　　a 如何避免：选择营养状况稳定的患者进行手术。术前至少提前 4 周让吸烟者戒烟。有腹部压力增加等危险因素的患者应在手术前处理好危险因素，包括肥胖、慢性阻塞性肺疾病（咳嗽）、慢性便秘以及需要高度紧张和承受压力的职业。瘢痕疙瘩的

发生在这个区域是极其罕见的，较厚瘢痕的形成可能是因延迟愈合而引起的增生性瘢痕。

详细了解患者的病史，包括尿失禁、肛门/大便失禁、大便潴留、痔疮、分娩创伤、裂伤、修补以及手术史。可进行尿动力学检测。体格检查应评估是否有影响切口愈合的因素，如直肠或膀胱膨出、分娩引起的产伤（瘘管或撕裂）等。肛提肌和阴道后壁的完整性评估可以通过在会阴仪的辅助下嘱患者进行凯格尔运动。进行双指检查了解直肠阴道间隔的厚度，尤其是靠近处女膜环处的厚度。避免由于过度破坏或张力而造成瓣膜血管断裂。任何操作都可能造成伤口表面裂开、组织减少变薄，导致压痛和敏感。分层修复有助于减小伤口边缘的张力。

读者可参考第 9 章关于标记和估计阴道最终大小及缝合方法选择的内容。通常，最好的方法是当肌肉暴露和修复时渐进性地对阴道内壁进行有限的剥离。当剥离至处女膜环时，必须非常小心，因为直肠阴道间隔可能特别薄。肌肉层的处理接近完成后，切除部分阴道内壁以减小伤口张力。阴道内壁轻微的冗余是可接受的，这可保证伤口边缘的血液供应并限制可能发生血肿或脓肿的死腔。同样，在进行阴道切除和肌肉修复时，矫正不足还是较矫正过度更好。在各种回缩装置（如 Lone Star™ 牵开器和带"直肠套"的帘）提供的优质可视化条件下，反复检查直肠的同时行阴道皮瓣抬高和肌肉修复，可减少意外损伤或缝合直肠黏膜的可能。如发生直肠损伤，避免过度使用电刀。在初次修复时，一般不建议使用移植物，尤其是异型材料，易引起争议和诉讼。应分层修复球海绵体肌（冠状缝合）、横向会阴肌肉和伤口边缘外翻层。最后一层应确保伤口边缘外翻至阴道腔内。伤口内翻有可能导致伤口裂开和分离。双腿外展时，

阴道阴唇系带应足够松弛以进行无张力修复。术后切口裂开较常见，且发生性行为时容易出现易敏症；在这个区域使用几个间断的 5-0 Monocryl™ 线垂直褥式缝合会使黏膜闭合时的张力减轻。

这个部位常出现瘢痕/痔疮/裂痕。因修复后部通常会侵及肛周组织，故询问病史并对痔疮或肛瘘进行检查非常重要。这可能会使手术复杂化，并由于血栓形成的痔疮或肛瘘而产生额外的疼痛。可考虑将以前的手术切口一并切除。会阴部平行瘢痕可能会导致血管化程度较差的区域形成。

手术前 1~3 个月，阴道局部应用雌激素软膏可增加围绝经/绝经后妇女的阴道血管形成。切口的分层修复（第一层提肌、第二层直肠阴道筋膜、第三层黏膜/上皮）至关重要。

术后至少 6~8 周内避免性交。过早恢复性生活可能会导致伤口破裂和不适。

b 如何处理这些问题：换药、保守的伤口护理（图 16.12）。切口建议每天用温水冲洗或坐浴 2~3 次。

如术中直肠黏膜被破坏，应彻底冲洗切口，并对直肠黏膜进行分层修复，并确保切口边缘外翻至直肠。或者，请结直肠外科医生进行术中会诊。遵循肌肉的分层修复。麻醉剂可能会引起便秘，应确保患者使用大便软化剂 2~3 周。肠内切开术通常不会出现问题，但如发生瘘管，则必须转诊给专科医生。可考虑使用高压氧治疗。对于激素缺乏或萎缩的患者，建议局部使用雌激素霜。患者检查术后愈合情况的积极性通常随性生活恢复或切口裂开而褪去。大多数情况下，可进行保守治疗。

c 从长远来看如何处理这些问题：参见 B1c。

2 与其他成对结构的手术相比，不对称性不值得被关注。

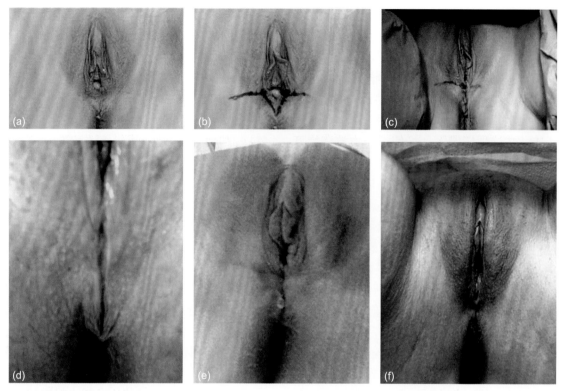

图 6.12　阴道成形术 / 会阴成形术。（a）术前。（b）术中标记。（c）手术结束时完整的会阴。（d）手术后第 1 天。（e）患者手机拍照显示第 12 天伤口表面边缘破裂。（f）换药保守治疗 6 周，伤口愈合。Source: O. Placik. Reproduced with permission.

a　如何避免：几乎不可避免。不对称是正常的。向患者解释由于多种因素，包括伤口愈合、其他相关的解剖学（即肌肉骨骼）因素或生理因素，可能无法实现对称性。遵循术前标记，尤其在小阴唇彼此接近的阴唇系带处。

b　如何处理这些问题：根据需要调整缝线以纠正不对称拉力。某些不对称的特征并不总是可以治疗的，有些无法纠正。

c　从长远来看如何处理这些问题：参见 E1c 和 2b。

3　感染

a　如何避免：参见 A3a。

b　如何处理这些问题：参见 A3b。

c　从长远来看如何处理这些问题：关于急性感染，见前文的 E3a 和 b。大多数情况下，慢性感染较为罕见，但在术前应予排除和治疗。

4　血肿 / 出血 / 淤青

a　如何避免：排除凝血功能障碍病史。术前至少提前 10 天停用阿司匹林和非甾体抗炎药。注意围术期血压。术中仔细止血，对于痔疮患者，扩张性静脉曲张须术中结扎。作者发现，在离切除的顶点近 1 cm 的左侧长处（6～7cm）放置一条可吸收的留置缝线，对处理术后或术后早期极少数出血事件非常有用。术后观察 15 min 以上，停止使用肾上腺素或其他有血管收缩作用的药物。指导患者使用大便软化剂和肠道泻药，限制患者活动，以尽量减少因压力和 Valsalva 效应增加的静脉淤血。患者接受全身麻醉后，警惕凝血和深静脉血栓形成。在这种情况下，可使用压力袜和梯度压缩装置。术前风险评估允许时，可使用化学药物进行预防。手术结束时，如须临时压迫，可进行阴道填塞。

b 如何处理这些问题：参见 A4b。有持续渗出时，可以使用盐水浸泡过的阴道塞过夜填塞，但需要 Foley 导管，应住院观察并进行排尿试验。

5　水肿

a 如何避免：参见 B5a。

b 如何处理这些问题：最好的措施是预防。情况严重者，可由认证治疗师进行手动淋巴引流。缓慢的行走可以帮助淋巴循环。患者仰卧时，骨盆倾斜或仰角会有所帮助。

6　疼痛 / 皮肤感觉改变 / 性交困难 / 痉挛

a 如何避免：告知患者手术预期结果和术后性交困难的可能性，须进行阴道扩张练习并预防痉挛发生。严重的肌肉筋膜折叠通常会导致痉挛发生，排便也可能引起疼痛加重。术前应进行肠道准备，术后使用大便软化剂 2 ～ 3 周。术前告知患者术后可能须进行阴道扩张运动。一些作者称，后阴道修补（出于各种原因而非选择性增强性功能所必需）后的性交困难发生率在 21% ～ 27% [34]。如果患者目前有"性伴侣"，可让其用拇指和示指近似描述伴侣阴茎勃起的尺寸。由于患者伴侣的勃起阴茎大小不一，术后阴道口大小和阴道缩紧程度则可能不同。

医生应告知并教育患者术区神经支配情况。下阴道和会阴皮肤由阴部神经的后唇支（S2、S3 和 S4）支配，而上阴道则由内脏神经（S2、S3 和偶尔 S4）支配 [13, 35]。除了局部浸润外，使用诸如 0.25% 布比卡因止痛泵的改良硬膜外导管，或使用 Exparel™ 阴部神经阻滞剂可提供较长期的止痛效果。

b 如何处理这些问题：经阴道的阴部神经阻滞对术后即刻止痛或局部浸润无法提供足够的镇痛有帮助。参见前文 A7b。

c 从长远来看如何处理这些问题：早期阶段，应转诊给盆底治疗师。可采用各种方法如外部按摩或超声波治疗。用锥形扩张器扩张，每 2 ～ 3 周扩张 3 mm，同时配合使用雌激素和含有睾酮的软膏或凝胶进行手指按摩。难治性病例（与阴道成形术无关）对肉毒杆菌毒素有效，作者在两例患者中使用了这一方法，取得了良好的效果 [36]。任何操作都可能使皮肤伤口裂开、组织减少和变薄，从而导致压痛和疼痛敏感，并可能随着性生活恢复而反复撕裂。可通过切除正常和近似正常的组织解决此类问题（图 16.13）。在极少数情况下，其可能与复发性亚临床疱疹感染（仅通过活组织检查发现）相关，在术前和术后应予抗病毒治疗。

7　尿潴留

单纯的阴道后壁切开极少发生尿潴留，而其发生多见于阴道前、上壁切开的方式。

a 如何避免：了解患者尿潴留病史。如前文 E6 所述，治疗和控制疼痛。术中仔细止血。术后做好尿潴留发生的准备。患者出院前应确保无尿潴留。作者发现，术后 4 h 内予以 1 mg 氯拉西泮和术前卧床休息有助于减少尿潴留的发生，此方法尤其对焦虑患者有效（个人观点）。

b 如何处理这些问题：留置尿管，记录尿量。排除其他机械性堵塞原因，如血肿

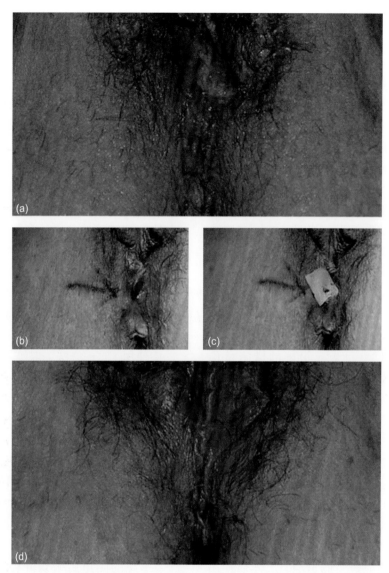

图 16.13 （a）因神经瘤引起明显性交困难的会阴成形术患者。（b）术前，箭头显示神经瘤的位置。（c）切除的神经瘤。（d）手术后成功解决疼痛的问题。Source: O. Placik. Reproduced with permission.

形成。

c 从长远来看如何处理这些问题：尿潴留需要应用尿动力学、诊断性影像学或放射学检查进行评估。

8 外形不规则

外形的不规则通常与阴道无关，主要与会阴相关。前文 E2 中已有讨论。

9 麻醉 / 过敏

参见 A9。

10 需要修复手术

参见 A10。

11 费用问题

参见 A11。

12 缝线肉芽肿

参见 A13。

13 患者不满意

a 如何避免：与患者进行术前谈话并告知其手术预期效果，这部分比其他任何女性生殖器手术都重要。与其他择期手术不同，患者可能期望术后性功能得到改善，而性功能的改善却不一定与会阴部外观相关。外观问题主要包括脱垂的处女膜碎片或阴道口的可见度。向患者展示手术前后对比照片，有助于医生了解患者的期望值，也能让患者理解手术的预期结果。告知患者组织过度切除可能存在的风险和局限性。

b 如何处理这些问题：术后定期复查，直至伤口愈合趋于稳定。回顾术前谈话内容。患者不满意的情况通常分为两类：太紧或太松。为了避免前者，手术最好不要过度切除组织。出现这种情况后，使用阴道扩张器和伸展运动可帮助阴道放松和调节。使用润滑剂有助于缓解阴道紧张感，盆底物理治疗可能有效。如患者可接受永久的组织切除和缝合，则可考虑行肌筋膜松解修复手术。这项手术比较复杂，应考虑转

诊给专科医生。须建立可完成的现实目标再进行手术。术后可能会有不良的紧张感、牵引感或阴道疼挛，尤其是进行性活动时。在盆底物理治疗师的监督下，术前 6 ~ 9 个月可进行传统的促进阴道紧致度的锻炼，如凯格尔运动和盆底运动。

c 从长远来看如何处理这些问题：参见 A14c。

14 性功能障碍

参见 C13 以及下面的讨论。

a 如何避免：阅读本章免责声明。人们认为（许多患者相信）获得更紧密、更小的阴道会改善性功能。通过手术改善性功能是极其困难的，术前须将其告知患者。性功能障碍可能是由于阴道的真实和感知印象结合所致，女性常常将阴道过度的天然自体润滑归咎为阴道松弛。这必须区别于保守测量的阴道大小：能很好地容纳两个手指的宽度（高度可变）。自身形象和自信心与性功能有直接关系。因此，一些患者可能会抱怨阴道外观的某些问题，并将其与宽大阴道的感觉联系起来。阴道口脱垂的处女膜碎片是患者提出手术诉求的常见情况。应注意与年龄相关的阴道变化，其可能与性高潮、满意度和不适感有关[37]。一项研究表示，术前 38.7% 的患者将其性功能评定为"好到极好"，在接受阴道成形术和会阴成形术综合治疗后，这一数字增加到了 86.6%[23]。

b 如何处理这些问题：参见 C13b。心理问题的治疗、躯体形象以及阴道紧缩手术的基本原理会在别处讨论。

c 从长远来看如何处理这些问题：参见 C13c。他人的意见可能会对患者可接受的结果提供保证。性功能障碍管理咨询治疗师

可提供额外的意见。转诊给支持团队可能会有帮助。对于躯体变形障碍（BDD）患者或性治疗师判断为性功能障碍时，可将患者转诊给专科医生进行认知行为的治疗。

F 处女膜成形术/处女膜修补术

处女膜成形术是一种相对私密的手术，故讨论其不良后果比较困难。在同行评审的文献中很少有关于这一手术的报告，该手术的操作技术在多中心临床试验中尚未得到验证。由于该手术存在巨大争议，术中所涉及的具体操作没有被充分地描述或记录下来，因此，这部分内容很大程度上是基于医生的个人知识和经验。似乎每一位术者都有自己独特的手术方式。患者期望值的个体差异也会使情况变得更加复杂，这些患者的目标各不相同，可能是来源于文化认知上的差异。有些患者只是要求勃起的阴茎进入阴道时出血，而另一些患者可能会要求一个视觉上完好的处女膜，即具有中心小孔的完整膜。显然后者很难实现。

向患者解释清楚这并非是一个阴道口紧缩手术，这是一个普遍存在的误解。此外，因为这本质上是一个出于社会文化原因而进行的手术，因此医生应了解相关文化的特定传统，以满足患者的预期效果。大多数情况下的手术目的是满足性交时出血。考虑到这一点，通常进行组织简单的附着就够了。但是，由于组织薄且无血管，故修复后易破裂。术后应仔细检查至少 3~4 周，以确保组织粘连、完好无损。过早或过于频繁的检查可能会导致伤口分离和修复失败（图 16.14）。在修复完成后的前 3 周，即使粘连开裂，也可能存在足够的肉芽组织来产生性交出血。有些传统文化中，需要第三方进行检查以确认处女膜完好。在这些罕见的情况下，应进行更彻底的修复，以便有令人满意的修复效果。

1 伤口愈合并发症 / 瘢痕形成

a 如何避免：选择营养状况稳定的患者进行手术。术前至少提前 4 周嘱吸烟者戒烟。

有趣的是，与一般手术须尽量避免瘢痕形成的原则不同，处女膜修补术是为了达到预期目的而进行的外科粘连以形成瘢痕。人为创造一个组织，在性活动时被破坏。手术最常见的并发症是伤口分离，故每个患者必须行多个手术粘连点，其中部分修复可能失败。术者应尽可能完成无张力修复。这是少数几个不建议使用肾上腺素或电刀以避免组织坏死或血管减少的区域之一。手术可能会因此出血更多。使用不刺激组织的缝线来模拟原始组织。嘱患者至少 3 周内避免检查伤口，会阴冲洗时应简单、温和、不进入阴道。根据手术目的择期手术。通常使用 4-0 羊肠线进行缝合，但作者发现术后有导致炎症发生和伤口开裂的可能，现在倾向于使用 5-0 Monocryl™ 线。其他导致手术失败的原因还包括机械破坏、棉条的使用或冲洗。大多数医生建议术后至少 3 周内严格限制活动。极少数情况下，过度修复产生的瘢痕可能不会随阴茎的进入而撕裂。

b 如何处理这些问题：如果伤口裂开发生在性交前不久，可能存在足够的肉芽组织以引起穿透出血。将 4-0 羊肠线简单缝合在处女膜环上以充当机械屏障，可在性交时发生出血。这种方法只在性交前的 1 周或 2 周内有效，因为缝线会溶解吸收。建议患者自查缝线是否吸收。如果有足够的时间或者需要一个视觉完整的处女膜，最好至少等待 3 个月后再次修复。在 3 个月内，组织是固定和水肿的，通常不适合修复。如前所述，在极少数情况下，过度修复会导致特别突出或肥厚的瘢痕而使阴茎进入困难，因此可能需要再次手术分离。

2 不对称

不对称并不存在什么问题，而是患者对处女膜外观的认知可能是不现实的。

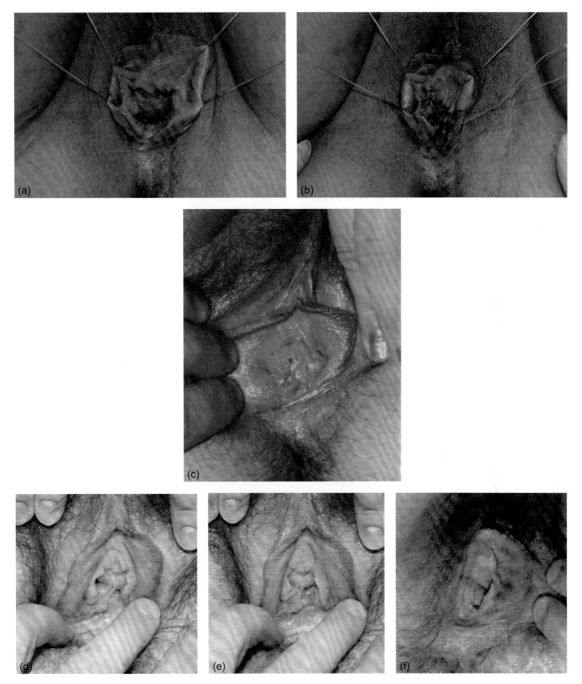

图 16.14　处女膜成形术术中情况。(a) 术前。(b) 术后粘连形成。（c）由患者提供的早期术后检查照片，可见有明显的完整修复。（d）～（f）由患者提供的晚期检查照片，可见几乎所有修复都裂开。Source: O. Placik. Reproduced with permission.

a 如何避免：不能避免。理想的完整处女膜是具有中心孔径的膜，但这几乎不可能通过手术实现。一个完整的处女膜可能会呈现各种各样的外观。向患者解释清楚，理想化的状态不可能实现。如患者有这样理想化的想法，最好不要进行手术。

3 感染

a 如何避免：非常罕见，但发病率尚不清楚。

b 如何处理这些问题：参见 A3b。

c 从长远来看如何处理这些问题：参见 E3a 和 b。

4 血肿 / 出血 / 淤青

a 如何避免：血肿 / 出血 / 淤青的出现较为少见，因为该区域血管分布较少，没有死腔。参见 E4a。

b 如何处理这些问题：观察和加压可以控制出血。注意过度使用电刀可能会导致组织坏死。硝酸银或电池驱动的烧灼就足够使用了。

5 水肿

a 如何避免：参见 A6。

b 如何处理这些问题：参见 E5b。

6 疼痛 / 皮肤感觉改变

a 如何避免：疼痛通常是轻度至中度的，且手术通常具有良好的耐受性。在术中使用无肾上腺素的局部麻醉药。术后常规使用镇痛药物。

b 如何处理这些问题：参见 E6b。

c 从长远来看如何处理这些问题：参见 E6c。

7 麻醉 / 过敏

参见 A9。

8 需要修复手术

参见 A10。

a 如何避免：由于伤口破裂的固有特性，可能难以避免再次手术的可能（参见 F1a）。如前文所述，患者预期修复率高于其他手术，根据文化要求和预期效果妥善安排手术时间。患者有二次修复的可能性。

b 如何处理这些问题：拟订书面条目以讨论修复手术的必要性并取得患者的知情同意。需根据具体情况进行处理。大部分操作可以在局麻下进行。

c 从长远来看如何处理这些问题：大多数再次修复应推迟至少 3~5 个月后进行，因为瘢痕成熟需要足够的时间。

9 费用问题

参见 A11。

10 患者不满意

a 如何避免：了解患者的目的，这可能受其传统文化的影响。此外，患者可能会错误地认为处女膜成形术会收紧阴道管腔。向患者解释清楚处女膜成形术、会阴成形术和阴道成形术的不同之处有助于其理解手术的预期结果。术前帮助患者理解处女膜外观的多样性，可能会让其更合理地接受手术结果。

b 如何处理这些问题：手术成功的标志最常见的是在性交时出血，其次是有完整的处女膜外观。患者的满意度由一个短暂的事件决定，而大多数手术旨在提供持久的结果。遗憾的是，目前没有办法解决这个问题，一旦手术失败了，就会丧失机会。在一些特定的社会文化中，手术失败的后果是非常严重的，可能导致离婚、社会孤立、财务破产，以及女性和她的家人被公开羞辱和（或）身体伤害。最好的预防措施是成功完成手术并确保术后粘连保持完好。尽管许多社会机构正在尝试教育并改变公众的观点和看法，但仍在努力中。

c 从长远来看如何处理这些问题：如果患者因未达到理想的手术结果而不满意，外科医生应确定现实可行性并告知患者。可选择二次手术。见前文 F1B 关于时间范围的讨论。

G 大阴唇增大术

当患者对大阴唇冗余或松弛的皮肤感到不满时，可选择增加阴唇体积或切除冗余皮肤；大多数外科医生更喜欢进行前文 B 部分讨论的阴唇大面积切除，其可带来可预测的远期效果。通常通过大阴唇缩小来治疗大阴唇"退化"、萎缩、松弛，而较少通过增加阴唇体积来治疗，读者可参考前文以更全面地了解手术并发症方面的内容。当进行大阴唇增大术时，通常是通过注射自体脂肪或用透明质酸、可注射的聚 -L- 乳酸（即 Sculptra）组成的市售填充剂来完成的。

1 伤口愈合并发症 / 瘢痕 / 坏死 / 囊肿 / 结节 / 肉芽肿

a 如何避免：有关并发症的一般性讨论见前文 A1a。由于手术切口小，且大多数阴唇增大都是通过注射来完成的，因而伤口愈合并发症较少。警惕易患瘢痕疙瘩的患者。术前至少提前 4 周嘱吸烟者戒烟，尤其是脂肪移植的患者。脂肪组织移植通常会有部分脂肪被吸收，因此可进行过度矫正，但也可能会导致囊肿形成或纤维化[38]。偶尔会发生感染（在后文讨论，如图 16.15 所示）。脂肪移植、脂肪制备技术、添加干细胞或富血小板血浆是有争议的。目前尚未建立标准的方法，每种方法都有其强有力的支持者。有一些基本原则是大多数支持者所认同的。为了提高移植率，不建议过度移植，最好在多个时段多次移植以达到最佳矫正效果。有趣的是，医生可能会限制注射量每侧不超过 10~15 ml。如果需要更大的体积，建议患者分期治疗。移植物最好置于血运良好的真皮浅层下方的平面内。建议使用螺纹小套管进行多次穿刺，以实现移植物的最佳"播种"。支持者争论的是移植物大小以及使用锋利或钝头套管的问题。关于这些因素是否会增加移植物的成活率，争论激烈。无论如何，应避免在一个注射点进行大量填充，这可能会导致脂肪坏死。Colles 筋膜所包含的大阴唇深部组织血管较少，更容易发生脂肪坏死。极少数情况下，由于脂肪的过度移植，导致穿着紧身衣服时大阴唇显露，这可能与患者出汗量增加有关[39]。使用注射填充物的考虑因素包括材料是否能均匀分散。某些填充剂如聚乳酸可能与肉芽肿的形成有关。据报道，使用 10 ml 的稀释制剂与推荐的 5 ml 制剂，并在注射后积极地按摩，可以降低肉芽肿发生的风险。另外，将 4~5 ml 透明质酸（Restylane™）稀释 2：1（最终体积为 12~15 ml）或将 1.5~3 ml 羟基磷灰石钙（Radiesse™）与稀释液稀释后使用，以减少"肿块"的形成并达到更大的体积[40]。

b 如何处理这些问题：如果在脂肪注射后出现可触及的、可见的、明显的囊肿，可进行抽吸（单次或多次）。纤维化结节可予以类固醇药物注射治疗，每月 1 次，最多持续 3~4 次，曲安奈德（triamcinolone）从 10 mg/ml 的剂量开始，逐渐达到 40 mg/ml。过度注射可能会导致萎缩。对聚 -L- 乳酸注射后形成的肉芽肿也建议使用类似的治疗[41]。

c 从长远来看如何处理这些问题：很少有需要切除的慢性囊肿或疼痛结节。这些囊肿或肿块大部分会在 6 个月后自行消退。为达到期望的阴唇体积，必须要进行多次的脂肪注射。大多数医生会使用非永久性填充剂，这些填充剂需要持续注射以维持体积。频率将取决于所使用的产品和个体

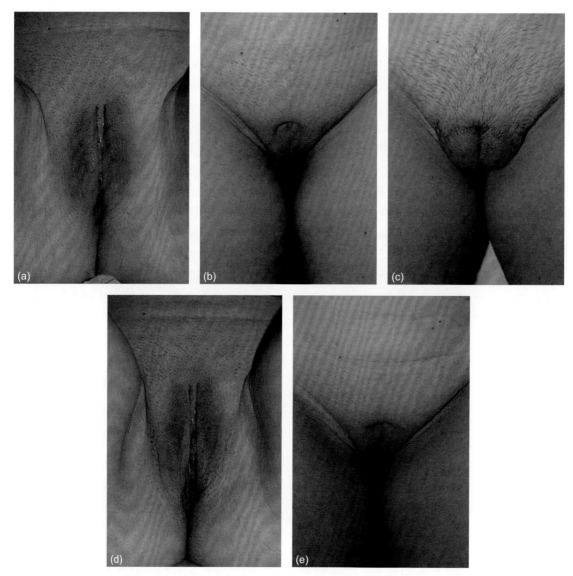

图 16.15　患者采用自体脂肪注射增大大阴唇。（a）和（b）术前照片。（c）在引流操作前拍摄的感染照片。（d）和（e）术后观察4个月后。患者正在考虑进行再次的脂肪注射。Source: O. Placik. Reproduced with permission.

差异。

2　不对称

a　如何避免：参见 A2a。帮助患者理解会阴部的解剖学特征，告知其术后大阴唇有不对称的可能性，包括大阴唇的大小和形状，以及唇间沟的深度。虽然计算机成像软件可用于估计术后脸部或乳房容量恢复的效果，但目前并不清楚其是否可用于估计大阴唇增大术后效果。当然，这是一个可被考虑的方式。注意在截石位时大阴唇的定位，以确保术后最小程度的不对称性和阴唇扭曲外观。

b　如何处理这些问题：医生确诊后，可在大阴唇较小的一侧补充脂肪或填充物。极少数的情况会选择将阴唇更大的一侧缩小。如需要采取这种方法，可考虑吸脂去除多余脂肪。如果填充物为透明质酸，则可注射透明质酸酶（经适当的皮试后）进行溶解。然而，阴唇体积的缩小不是一个精确的操作，医生应做好失去所有填充量的准备。聚 -L- 乳酸和羟基磷灰石钙不能立即去除，其需要时间来溶解。大多数患者在增大术后出现不对称时会对较小的一侧表示不满。阴唇形状的差异并不完全是由于两侧体积差异造成的，某些阴唇的不对称不能仅仅通过矫正体积来纠正。

c　从长远来看如何处理这些问题：慢性不对称的治疗与即刻治疗原则基本相同。与其他外科手术相比，手术时机的选择不那么重要。然而，如果在出现不完全矫正的情况下，再次脂肪移植须等待 3 个月，透明质酸则可以在任何时候注射，注射聚 -L- 乳酸需间隔 6 ~ 12 周，注射羟基磷灰石钙需间隔 3 个月。为达到满意的效果，可能需要多次脂肪移植。为获得更持久的效果，可以尝试模拟患者阴部外观，注射盐

水（短期）或填充剂（如 Resytlane ™）来评估患者的术后效果。一定时长的组织扩张（内部或外部）可用于重建身体其他部位（比如乳房），然而，这种方式在大阴唇增大术中的使用中还没有标准化。

3　感染

a　如何避免：参见 A3b。以经验为基础，遵循与臀部脂肪移植相似的原理，以每 500 ~ 1000 ml 脂肪含 1 g 头孢唑啉的剂量（对青霉素 / 头孢菌素过敏的患者为 300 mg 克林霉素）向脂肪中添加抗生素。

b　如何处理这些问题：方法类似于前文 A3b 中的内容。

4　血肿 / 出血 / 淤青

a　如何避免：该区域血管丰富，可发生血肿，但发生率极低。建议遵循前文 A4a 中所述的预防措施。

b　如何处理这些问题：参见 A4b。

5　水肿

a　如何避免：由于该区域的血管丰富，且 Colles 筋膜含有疏松的空间，术后易发生肿胀，但肿胀程度明显小于小阴唇术后。患者对于术后肿胀应有良好的心理准备。有些医生推荐术中使用类固醇药物。参见 A6a 中讨论的措施。

b　如何处理这些问题：参见 A6b。

6　疼痛 / 皮肤感觉改变

a　如何避免：参见 B6a。局部麻醉剂如 BTL 乳脂（苯佐卡因 20%，利多卡因 6%，盐酸丁卡因 4%）、Anecream ™、LMX5 ™、EMLA ™可以缓解注射的不适。注意麻醉剂潜在的毒性或不良反应。除了局部浸润麻醉之外，填充剂通常含有局部麻醉剂，并且可以如前文 G1a 所述的，使用额外的局部麻醉剂进一步稀释填充物。

b　如何处理这些问题：参见 A7b。

c　从长远来看如何处理这些问题：参见 A7c。可切除疼痛结节。

7 外形不规则

外形不规则通常是这部分最小的问题，读者可参见前文 G2。

8 麻醉 / 过敏

参见 A9。

9 需要修复手术 / 治疗

参见 A10。

10 费用问题

参见 A11。

11 患者不满意

参见 A14。

小结

通过仔细的围术期护理和外科手术，了解患者需求和会阴部的解剖特性，可将风险和潜在的不良后果降到最低。然而，即使在最理想的情况下，也可能出现并发症。手术方式的选择将在第 17 章中讨论。

参考文献

1. http://www.oshot.info/.
2. Placik OJ, Arkins JP. Plastic surgery trends parallel Playboy magazine: The pudenda preoccupation. *Aesthet Surg J* 2014; **34**: 1083–1090.
3. Goodman M, Fashler S, Miklos JR, Moore RD, Brotto LA. The sexual, psychological, and body image health of women undergoing elective vulvovaginal plastic/cosmetic procedures: A pilot study. *Am J Cosmet Surg* 2011; **28**: 219–226.
4. Goodman M, Placik OJ, Dalton T, Matlock D, Simopoulos A, Hardwick-Smith S. Two year outcomes of the Vaginal Aesthetic Surgery Evaluation (VASE-2) of body image, genital perception and sexual satisfaction in women undergoing female genital plastic/cosmetic surgery. In press.
5. Goodman MP. Female cosmetic genital surgery. *Obstet Gynecol* 2009; **113**: 154–159.
6. Ching S, Thoma A, McCabe RE, Antony MM. Measuring outcome in aesthetic surgery: A comprehensive review of literature. *Plast Reconstr Surg* 2003; **111**: 469–480.
7. Bloom JM, Van Kouwenberg E, Davenport M, Koltz PF, Shaw RB, & Gusenoff JA. Aesthetic and functional satisfaction after monsplasty in the massive weight loss population. *Aesthet Surg J* 2012; **32**: 877–885.
8. Solutions for surgical preparation of the vagina. Committee Opinion No. 571. American College of Obstetricians and Gynecologists. *Obstet Gynecol* 2013; **122**: 718–720.
9. Heggers JP, Sazy JA, Stenberg BD, Strock LL, McCauley RL, Herndon DN, Robson M. C. Bactericidal and wound-healing properties of sodium hypochlorite solutions: The 1991 Lindberg Award. *J Burn Care Res* 1991; **12**: 420–424.
10. Altunoluk B, Resim S, Efe E, Eren M, Benlioglu C, Kankilic N, Baykan H. Fournier's gangrene: Conventional dressings versus dressings with Dakin's solution. International Scholarly Research Notices, 2012.
11. Rab M, Dellon AL. Anatomic variability of the ilioinguinal and genitofemoral nerve: Implications for the treatment of groin pain. *Plast Reconstr Surg* 2001; **108**: 1618–1623.
12. Salgarello M, Farallo E, Barone-Adesi L, Cervelli D, Scambia G, Salerno G, Margariti P. A. Flap algorithm in vulvar reconstruction after radical, extensive vulvectomy. *Ann Plast Surg* 2005; **54**: 184–190.
13. https://www.inkling.com/read/grays-anatomy-standring- 40th/chapter-77/lower-genital-tract. 14. Alter GJ. Labia minora reconstruction using clitoral hood flaps, wedge excisions, and YV advancement flaps. *Plast Reconstr Surg* 2011; **127**: 2356–2363.
15. Yavagal S, de Farias TF, Medina CA, Takacs P. Normal vulvovaginal, perineal, and pelvic anatomy with reconstructive considerations. *Semin Plast Surg* 2011; **25**: 121.
16. Cold CJ, McGrath KA. Anatomy and histology of the penile and clitoral prepuce in primates. In: *Male and Female Circumcision*, pp. 19–29. New York: Springer, 1999.
17. Hamori CA. Postoperative clitoral hood deformity after labiaplasty. *Aesthet Surg J* 2013; **33**: 1030–1036.
18. Ginger VA, Cold CJ, Yang CC. Structure and innervation of the labia minora: More than minor skin folds. *Female Pelvic Med Reconstr Surg* 2011; **17**:

180–183.

19. Alter GJ. Aesthetic labia minora and clitoral hood reduction using extended central wedge resection. *Plast Reconstr Surg* 2008; **122**: 1780–1789.

20. Lean WL, Hutson JM, Deshpande AV, Grover S. Clitoroplasty: past, present and future. *Pediatr Surgery Int* 2007; **23**: 289–293.

21. Minto CL, Liao LM, Woodhouse CR, Ransley PG, Creighton SM. The effect of clitoral surgery on sexual outcome in individuals who have intersex conditions with ambiguous genitalia: A cross-sectional study. *Lancet* 2003; **361**: 1252–1257.

22. Pourcelot AG, Fernandez H, Legendre G. Quelle technique chirurgicale utiliser en cas d'hypertrophie des petites lèvres?. *Gynécol Obstét Fertil* 2013; **41**: 218–221.

23. Goodman MP, Placik OJ, Benson III RH, Miklos JR, Moore RD, Jason RA, Matlock D, Stern BH, Stanton RA, Kolb SE, Gonzalez F. A large multicenter outcome study of female genital plastic surgery. *J Sex Med* 2010; **7**: 1565–1577.

24. Rouzier R, Louis-Sylvestre C, Paniel BJ, Haddad B. Hypertrophy of labia minora: Experience with 163 reductions. *Am J Obstetr Gynecol* 2000; **182**: 35–40.

25. Felicio YA. Labial surgery. *Aesthet Surg J* 2007; **27**: 322–328.

26. Chang P, Salisbury MA, Narsete T, Buckspan R, Derrick D, Ersek RA. Vaginal labiaplasty: Defense of the simple "clip and snip" and a new classification system. *Aesthet Plast Surg* 2013; **37**: 887–891.

27. Gress S. Composite reduction labiaplasty. *Aesthet Plast Surg* 2013; **37**: 674–683.

28. Marchitelli CE, Sluga MC, Perrotta M, Testa R. Initial experience in a vulvovaginal aesthetic surgery unit within a general gynecology department. *J Low Genit Tract Dis* 2010; **14**: 295–300.

29. Martin-Alguacil N, Pfaff DW, Kow LM, Schober JM. Oestrogen receptors and their relation to neural receptive tissue of the labia minora. *BJU Int* 2008; **101**: 1401–1406.

30. Prorocic M, Vasiljevic M, Tasic L, Dzatié O, Brankovic S. The management of fusion of the labia minora pudendi in adult women using a radiosurgical knife. *Clin Exp Obstet Gynecol* 2012; **40**: 170–173.

31. Munhoz AM, Filassi JR, Ricci MD, Aldrighi C, Correia LD, Aldrighi JM, Ferreira MC. Aesthetic labia minora reduction with inferior wedge resection and superior pedicle flap reconstruction. *Plast Reconstr Surg* 2006; **118**: 1237–1247.

32. Heusse JL, Cousin-Verhoest S, Aillet S, Watier E. Mise au point sur les techniques de nymphoplastie de réduction [Refinements in the labia minora reduction procedures]. *Ann Chir Plast Esthét* 2009; **54**: 126–134.

33. Maas SM, Hage JJ. Functional and aesthetic labia minora reduction. *Plast Reconstr Surg* 2000; **105**: 1453–1456.

34. Ostrzenski A. Vaginal rugation rejuvenation (restoration): A new surgical technique for an acquired sensation of wide/smooth vagina. *Gynecol Obstet Invest* 2011; **73**: 48–52.

35. Patten J. *Neurological Differential Diagnosis*. New York: Springer, 1982. 36. Ferreira JR, Souza RP. Botulinum toxin for vaginismus treatment. *Pharmacol* 2012; **89**: 256–259.

37. Aslan E, Beji NK, Gungor I, Kadioglu A, Dikencik BK. Prevalence and risk factors for low sexual function in women: A study of 1,009 women in an outpatient clinic of a university hospital in Istanbul. *J Sex Med* 2008; **5**: 2044–2052.

38. Triana L, Robledo AM. Refreshing labioplasty techniques for plastic surgeons. *Aesthet Plast Surg* 2012; **36**: 1078–1086.

39. Alinsod R. Awake in-office Barbie labiaplasty, awake inoffice labia majora plasty, awake in-office vaginoplasty, awake in-office labial revision. Presented at the Congress on Aesthetic Vaginal Surgery, November 2011, Tucson.

40. Jesitus J. Injectables, RF energy aid female genital rejuvenation. April 1, 2012. Available at: http://cosmeticsurgery times.modernmedicine.com/cosmetic-surgery-times/ news/modernmedicine/modern-medicine-feature-articles/ injectables-rf-energy-ai?id=&sk=&date=&pageID=2 (accessed November 1, 2014).

41. Bauer U. Injectable poly-L-lactic acid (PLLA): Practical approaches to optimize outcomes. *Internet J Plast Surg* 2009; **7**(1).

第 17 章

修复和重新手术

张丽霞 译

> 有些人陷入沉思的唯一原因是，它是一个陌生的领域。
>
> ——*Paul Fix*

有时候，你的患者会认为手术结果不够理想。有时候，你也会认为手术结果并不理想。这两者有可能同时存在，也有可能不会。一方面，外科医生需要经常察看手术结果，例如技术失误导致的二次损伤，手术后患者依从性差，或者愈合不良。看到这些，医生会告诉自己："可以更好。"因为前突阴唇的缩小和消失，患者的期望得到满足，患者会感觉满意。另一方面，你会认为手术结果很好，你的患者只是告诉你，"你知道，那个小边缘困扰着我"，或者"右边比左边稍大一点"，或者"看到那里的皮瓣了吗？"

患者经常会在术后更频繁地察看其阴唇，对轻微的不对称、皮赘、脱色、"前突"或"猫耳"不满意。患者经常在术前称她的后连合或阴蒂不需要手术，可能是因为"这没有困扰到她"或者为了避免支付更复杂的手术的额外费用，但是，术后她们却非常在意它们的外观，因为它们看起来比术前更为明显。

作者认为修复和重新手术是同一轴线上的不同分叉点。有时，一个广泛"修复"可能被看做是一个"重新手术"。这个问题将很快得到阐述。"修复"通常是在外科医生和患者对结果比较满意的情况下，对一些小的问题，如小面积的"猫耳"、轻度的不对称、小面积

的色素沉着、继发于二次愈合的小面积瘢痕、V- 楔形修复前缘的轻度分离、小瘘管等的再处理。

患者希望进行修复的常见原因是存在一些轻微或中度的不整齐，这在美学上或功能上对她产生了"困扰"。

影响患者做"修复"决定的因素

1 "猫耳"：沿缝合线的小息肉样突起；缝合线上或末端小的不规则。
2 对称性—— 一侧阴唇比另一侧大。
3 较大面积的黑色素沉着。
4 修复 V- 楔形顶点边缘的轻微分叉。
5 对褶皱边缘进行小修剪，这些褶皱被遗留得较长以避免操作过于靠近阴蒂头。
6 去除部分未吸收的可吸收缝线。
7 修复由缝合材料挤压产生的小瘘管（涉及重建的大修复应被视为重新手术。）

"重新手术"或"重做"是指在某些情况下，由于一个或多个因素，患者不能接受最初的手术结果，而后执行二次阴唇成形术、阴蒂包皮缩小术、后部瓣膜切除术或更复杂的手术操作。在本文中，作者将主要介绍修复，因为在作者和其他外阴阴道美容外科医生的

经验中，每 20～25 例患者中会有 1 例要求和实际施行某种修复手术，其中大部分是小的修复以实现对称性。大多数修复都是由原先的外科医生完成的，而如果要"重做"的话，多数情况下，患者会请另一位外科医生来完成。

影响患者做"重新手术"的决定因素

1 第一次手术组织去除严重不足。
2 过多地去除阴唇间黏膜层导致阴唇间折叠缝合，伴有或不伴有过度下垂的阴蒂包皮褶皱。
3 患者决定去除第一次手术中选择推迟去除的组织（例如阴蒂包皮、后连合、大阴唇）。
4 原先手术出现重大失败（例如 V- 楔形切口严重分离、曲线切口严重裂开）。
5 严重的不对称。
6 继发于不恰当地使用粗线、连续（± 锁边）缝合阴唇成形术切口导致缺损或严重"裂槽"。

修复

大多数情况下，首次手术术后至少 3～4 个月（多数情况下 6 个月）才能进行修复。有两个原因：首先，组织充分愈合需要 3 个月或更长时间，而患者将会持续经历这一结果改变。在此之前，在"愈合过程"中将持续发生"软化"等组织变化。其次是重新生成血管需要时间，至少需要 3～6 个月的时间，直到之前的手术区域具有充足的新生血管，外科医生认为这个区域能够再次正常愈合。

相关因素

1 外科和术后因素：几种手术情形增加了需要修复的可能性。过度烧灼后继发明显水肿、术后出血进入切口、患者不明智的活动或其他未知因素均可导致不对称。缝线

断开可能导致裂隙和二期愈合，或缝线上的"刮痕"。切口线尾端斜切失败可导致角度突变和"猫耳"。V- 楔形向上曲线切割的失败可能导致缝线外侧"猫耳"形成。
2 患者因素：本书的其他章节已经强调了合理谨慎的术后自我护理的重要性。随意活动会导致严重水肿和伤口裂开，使得患者选择修复或重新手术。
3 医生因素：此处有两个因素在起作用。第一，医患沟通和结果协商失败。医生必须仔细倾听患者的要求手术的目的，同时评估其解剖结构的实际情况，因为这与其具体解剖有关，以便有针对性地与患者商议她的目标是否合理，从而为她制订一个合理的目标。这也涉及术后预期：外科医生必须小心谨慎地为患者设定一个"近似的"而不是具体的结果；当没有达到术前讨论的结果时，就常常需要修复了。医生必须仔细地听取患者的目标，与患者分享其专业知识，以便尽可能地向患者提供最佳的手术方式。例如，如果一个患者的阴蒂包皮非常突出，但患者只希望进行阴唇成形术，而不是缩小阴蒂包皮，外科医生必须提醒患者并记录在案，手术后她的阴蒂包皮将会显得非常突出，而医生建议在第一次手术时缩小阴蒂包皮。

患者的表现

通常情况下，要求修复的患者是在恢复期间注意到不对称、严重肿胀、裂开等情况，担心"不平整"，之后便联系她的外科医生。多数情况下，患者会在术后 4～6 周复查时提及。作者建议将这些情况记录在案，同时，善意但坚定地告知患者，术后 3～4 个月她才能评估"最终"的结果，而在此之前，切口处于"持续变化中"，将会发生一些变化如"软化"和"自我排列"。记录下患者觉得不满意的区域，并向她保证，如果 3 个月后这对她

来说仍然是个困扰，你将乐意为她做一个小的修复，以更好地满足她的美学目标，并记录下这次讨论。

与患者协商和决定"是否和何时进行"

最终，医生希望患者满意。虽然一些焦虑的和（或）躯体变形障碍的患者会无视医生的建议，希望施行修复，但更为常见的是，患者发现某个不满意的区域，她希望移除或修复。医患之间必须就希望修复的内容达成一个明确的协议，并以书面和照片的形式记录下来（见下面的修复表格）。要清楚，如果你选择不收取费用（大多数小修复的"标准"），修复不能一直持续下去。大多数有经验的外科医生会免费进行一次小修复，但会对进一步的"修复"收取费用。

影响因素：手术操作、设备、设施、麻醉、手术地点

大部分修复只需要局部无菌准备和一个小的铺单覆盖，通常一条无菌巾和洞巾即可。设备可能仅限于钳子、持针器、组织剪，以及某种切削工具（精细剪、射频、激光、解剖手术刀、电切针）和小型烧灼设备。这时接触式激光光纤或射频针可派上用场，两者由于其精湛的"滚动"能力而较为适合应用于修复整形中。然而，一个精细带齿的电烙设备、精细的整形手术剪（Keye剪等）或者解剖刀+Bovie就足够了。手术可在门诊操作，使用局部麻醉（参见第14章）。

特殊情形的手术技术

1 "下垂"大阴唇的修复（"悬吊"）：修复过程涉及在"下垂"区里面修补过的大阴唇膜基底部做一个"撕裂-下拉"切口。按照第8章所述的大阴唇成形方法用或不用"裁缝钉"进行分层缝合（图17.1）。

2 大阴唇中部扩大的垂直修复瘢痕：二次重建、体重增加或遗传，大阴唇修复缝线可能是可见的和扩大的。这是一个只有勇敢者才会尝试的"修复"，因为复发的概率非常大。修复时可考虑试着将瘢痕放置在内侧唇间沟中，但作为二次修复，除非有足够的大阴唇保证切口能够重新定位，否则这种修复不太可能成功。作者的建议是确定你已经告知了患者并记录：大阴唇缝线可能是可见的，而且无毛发生长（这通常不是什么问题）。

3 "猫耳"；缝线的"肥大"不规则；色素沉着区；轻微不对称：修复取决于患者自己。对于这些小问题，一个患者可能对结果非常满意，而另一个患者则可能要求修复。原则是：等到术后3个月再考虑修复；确保患者明白修复可能会使其他区域更加突出；只有当存在明显的不对称时，才会进行修复；而且在第一次修复之后，会对进一步的修复收取费用。简单的椭圆形切除或剃刮通常就足够了。对于"剃刮"来说，不需要缝线。小型切除可使用间断或皮下

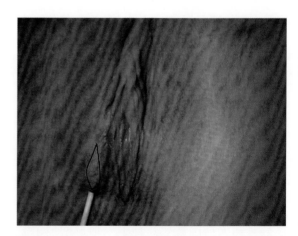

图17.1　患者大、小阴唇成形术2年后。患者不喜欢右侧大阴唇底部的"下垂"。建议修复轮廓。Source: M. Goodman. Reproduced with permission.

缝线即可。图 17.2～17.6 中展示了一些小修复的例子。

4 V- 楔形切口的裂开：V- 楔形切口可能裂开。大多数时候，如果发生这种情况，裂开是轻微的，并不影响患者，或者如果影响到了患者，可以进行修复，小范围简单切除裂开的边缘并修整阴唇线即可。如果是完全裂开，那么有三种方法可供选择。如果有足够的大阴唇保留在顶部和底部来完成重新吻合，那么阴唇可以重新楔入和复位。

在这种情况下，外科医生必须使切口超出纤维化的裂口区域并进入有活力的组织区，注意不要把新的 V- 楔形切口置于过大的张力下，并毫无保留地告诉患者术后头 10 天下肢休息是绝对必要的，以及之后的恢复计划。第二种方法依赖于组织的可用性，方法是下拉，偶尔须上提大阴唇的一个"瓣"，重新将其吻合在"咧嘴"区域。必须注意避免过度的压力或拉伸，还要切开足够深来保证组织的生存活力。第三种方法

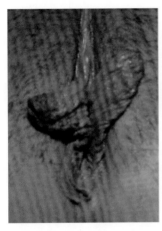
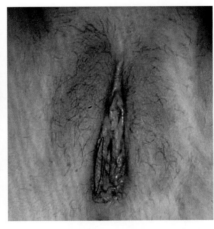

图 17.2　曲线切除术术前和术后。患者决定不做修复。Source: M. Goodman. Reproduced with permission.

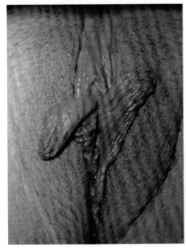
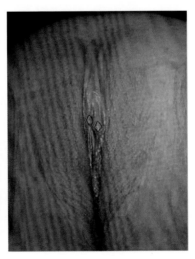

图 17.3　V- 楔形术后，在吻合处有中度的肥大（"猫耳"）。潜在的修复是做小菱形切口，行垂直或左侧闭合来进行二次愈合（通常会再生一个平滑的表面）。Source: M. Goodman. Reproduced with permission.

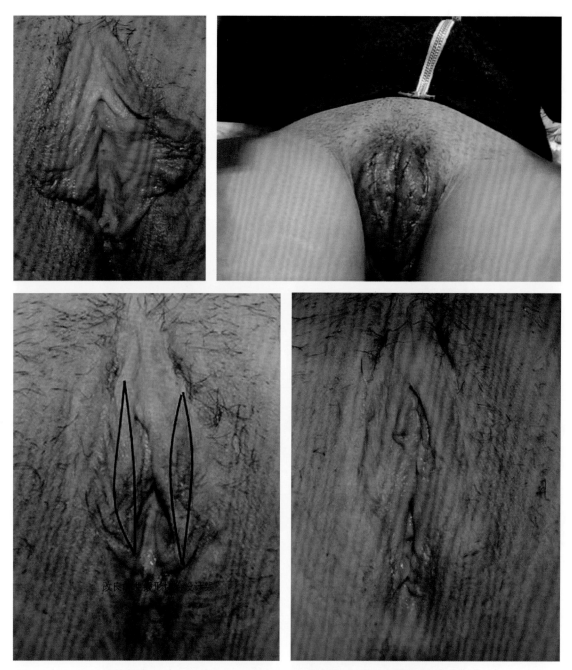

图 17.4　大、小阴唇成形术后严重水肿。患者希望修整冗余的小阴唇。最终结果如右下图。Source: M.
Goodman. Reproduced with permission.

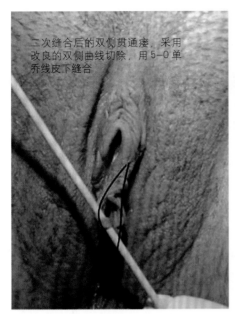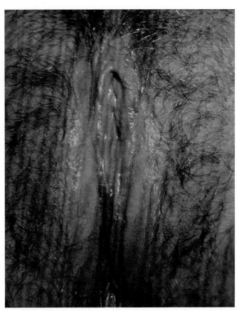

二次缝合后的双侧贯通瘘，采用改良的双侧曲线切除，用5-0单乔线皮下缝合

图 17.5　简单的曲线切除修复瘘管。Source: M. Goodman. Reproduced with permission.

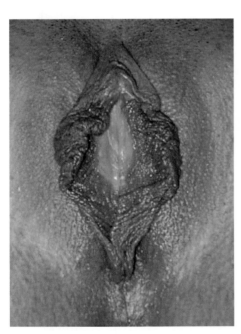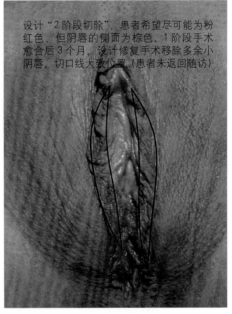

设计"2阶段切除"，患者希望尽可能为粉红色，但阴唇的侧面为棕色。1阶段手术愈合后3个月，设计修复手术移除多余小阴唇。切口线大致位置（患者未返回随访）

图 17.6　有时，有些修复（"2阶段操作"）是存在于前次手术计划中的。在这种情况下，患者希望颜色"尽可能为粉红色"，但由于她的棕色沉着几乎延伸到唇侧褶皱，如果患者需要，会计划在首次手术3个月以后执行二次狭窄曲线切除术。此时，多余的阴唇窄带将会被切除，而不存在切除过多和阴道黏膜外生的风险。Source: M. Goodman. Reproduced with permission.

最保守也是成功率最高的，是将分离的阴唇边缘进行线形切除，"剃"平边缘上部和下部以使阴唇"平滑"（图 17.7）。这只能在有足够的组织遗留以产生美容效果并且没有留下裂口的情况下才能完成。图 17.8 展示了一个分开的 V- 楔形切口。

5 线形切除造成阴唇被过度去除：这是一个艰难的任务，因为美学修复往往很难实现。如果有哪一种修复可以起效的话，只有最熟练的生殖器整形外科医生才能承担由于过度切除所需要的皮瓣修复任务。通常情况下，医生能为患者做的最好的事情是在阴道口联合应用雌激素和睾酮，以产生理想的上皮化，并向她推荐一个好的性药物治疗专家来解决她的两性和"自我形象"问题。当过度去除阴唇有效，最初的外科医生往往不会修复阴蒂包皮，对于有"肥厚"阴蒂包皮上皮的患者，阴蒂包皮就可以被下拉作为一个皮瓣并缝合到阴唇全切区域的去表皮化部分（图 17.9）。这被认为是"修复"的上限，即将变为"重新手术"。

6 会阴成形术后阴道前庭愈合不良：偶尔继发于早期裂开、感染、血肿或完全愈合前性交或性玩具插入，部分内阴或会阴的缝线可能会断裂。如果需要修复，则必须遵循相同的时限原则，在任何修复或重新手术之前，作者至少要等待 4 ~ 6 个月。在此，修复和重新手术的分界线是模糊的。通常情况下，如果第一次手术的主要目的即阴道缩紧已经实现，并且如果美观度没有被明显损害，那么是不鼓励进行修复的。

然而，如果患者对阴道口的美观程度不够满意，可以进行"微型会阴成形术"：即表浅性地移除分离的上皮并重新吻合。在这种情况下，患者应该被告知伤口有破裂的风险，以及严格遵守外科医生关于术后限制活动的建议的重要性。

7 会阴成形术后过度缩窄：虽然这不是一个外科修复，但是根据作者对外科医生的调查显示，在阴道远端 1/3 ~ 1/2 处沿会阴成形术切口的过度缩窄并非罕见，发生率在 10% ~ 15%（这种情况更容易出现在 V- 楔

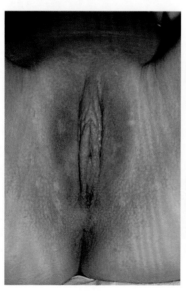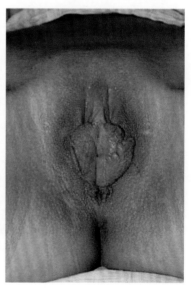

图 17.7   保守的 V- 楔形阴唇成形术后左边部分裂开，通过曲线切口进行修复或重新手术。Source: O.Placik. Reproduced with permission.

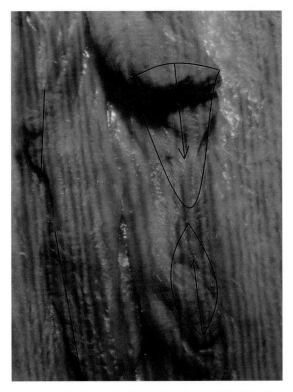

图 17.8　裂开行 V- 楔形修复包括剃平右阴唇的边缘，或剃除左阴唇上的皮瓣。在这种情况下，皮瓣被拉近并可能在晚些时候相互吻合。或者，阴唇重新进行楔形术（未显示），形成一个较小的阴唇。这两种方法均有再裂开的风险。Source: M. Goodman. Reproduced with permission.

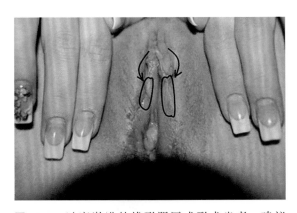

图 17.9　过度激进的线形阴唇成形术患者。建议的皮瓣附着区域被标记出来。Source: M. Goodman. Reproduced with permission.

形阴唇成形术联合会阴成形术 / 阴道成形术时）。大多数时候，这是一种轻微的过度矫正，需要短期（2 ~ 4 周）使用逐步扩大的阴道扩张器，从 2.5 ~ 3 cm 开始；有时它是一个较大的过度矫正，需要 1 ~ 2 个月或更长时间的渐进性扩张，从直径较小的扩张器开始。对于围绝经期或绝经后的患者，提前 2 ~ 3 周每晚给予患者阴道雌激素预处理之后，将会获得最好的结果，扩张开始时继续 q.o.h.s.，并贯穿整个扩张过程。

处理起来最困难的过度缩窄是在阴道中部或中远端交界处上提肌群的过度折叠。这些"班卓琴弦"样的过度矫正最好的处理方式是在能触摸到的缝线处做一个阴道切口，小心向下分离到"班卓琴弦"并分离缝线。另一种选择是等到缝线完全吸收（8 ~ 10 周），然后开始谨慎地行渐进性扩张。在这种情况下，患者可能需要几个月的时间才能恢复性交。

这种可能性必须在术前咨询时同患者讨论，当开始这一操作时，医生应该清楚扩张所需要的时间。

8 会阴成形术缩紧程度不够：因为纤维化愈合、阴茎大小和不同患者执行术后盆底肌锻炼的情况各异，偶尔患者会回来要求"重新缩紧"。

再次手术必须视具体病例具体情况而定。如果上提肌张力只是中度（≤2.5/5，或 10 s 会阴收缩力计≤10 mmHg），作者建议在盆底治疗师的督促下至少进行 3 ~ 6 个月的盆底物理治疗，或使用 APEX™ 或 Tone™ 类型的锻炼或生物反馈设备。如果患者仍然不满意，或者患者的肌张力良好，但总体收紧不够理想，那么，手术修复是合适的。虽然范围没有那么大，但因为先前存在的盆腔后室缺陷已经被修复了，这时候的修复可能基本等同于重做手术。

同意和安排修复

图 17.10 是作者在其办公室使用的有关修复的日程安排表。此表格可根据个人意愿进行修改。

此外，还应拟定修复同意书。同意书中应该指出，修复是患者自己提出的，要用她自己的话特别说明她期望修复什么以及原因，说明她已经了解了修复的风险，并包括一个放弃声明，即因为要求修复，患者放弃因为最初手术的不理想结果而寻求法律赔偿的权利。还应该有文字说明外科医生并不同意做额外的修复，如果患者需要做额外的修复，外科医生保留对额外的修复工作收取费用的权利（图 17.11 ）。

你应该收费吗

如上所述，大多数有经验的生殖器整形外科医师对小修复不收取费用。但对于下文所述的需要做"重新手术"的病例并不一定适用。然而，外科医生最好清楚他或她的患者只会修复一次，所以患者应该清楚她自己的意愿。当然，如果修复不成功，外科医生有权进行另一次修复来"纠正它"。

重新手术（亦称"重做"）

重新手术的原因

你只要简单地浏览一下互联网或 E！频道，就能了解到所有的整形美容操作都不是以成功结束的。一个不吉利但却流行的术语被用来描述结果不佳的整形美容操作："拙劣的"(botched)。女性生殖器整形手术也不例外。有时，由于部分外科医生的愚笨、缺乏操作知识和必要的技能培训、过分谨慎或胆怯、过度侵袭性的手术操作，或部分患者无法表

外科修复表格

患者姓名：_____　　日期：_____

操作（小／大）：_____

_____

何时安排：_____

所需时间：_____

设计（全部或部分）：_____

缝合：_____

助手：一个或两个？ 无菌：手套或手术衣？ _____

术前用药：是或否？ _____

费用？ ：_____美元

注意：_____

图 17.10　修复日程安排表

修复同意书

我来找＿＿＿＿＿＿＿医生要求修复（在这里写下要修复的区域）

＿＿＿＿＿＿＿＿＿＿＿＿＿＿＿＿＿＿＿＿＿＿＿＿＿＿＿＿＿＿

＿＿＿＿＿＿＿＿＿＿＿＿＿＿＿＿＿＿＿＿＿＿＿＿＿＿＿＿＿＿

因为如下原因：（在这里写下要求修复的原因）＿＿＿＿＿＿＿＿＿＿＿

＿＿＿＿＿＿＿＿＿＿＿＿＿＿＿＿＿＿＿＿＿＿＿＿＿＿＿＿＿＿

＿＿＿＿＿＿＿＿＿＿＿＿＿＿＿＿＿＿＿＿＿＿＿＿＿＿＿＿＿＿

我明白＿＿＿＿＿医生会尽力做好这次修复以达到我的预期，但是不能保证一定能达到预期的结果。我明白不能保证对称性。

我明白这次修复存在风险，包括：感染、异常出血、缝线裂开、不能达到我预期的结果，以及其他罕见事件。

我同意遵守由＿＿＿＿＿医生口述的恢复计划和我收到的书面恢复指导。

我明白只有一次修复是免费或者是大幅度减免费用的。我明白＿＿＿＿＿医生可能会拒绝进一步的修复，或者会对进一步的操作收取费用。

我明白并同意＿＿＿＿＿医生对于我首次手术的结果不承担任何法律责任。

（患者）＿＿＿＿＿＿＿（日期）＿＿＿＿＿＿＿（医生）＿＿＿＿＿＿＿

图 17.11　修复同意书

述其整形美容意愿、患者不适当的恢复活动、愈合不良、缝线排斥、不切实际的期望或只是运气不好（如缝线排斥），患者将会非常不满意，那么此时，就需要一个超越简单修复的重新手术了。

有时候，在"修复"和"重新手术"之间有一条模糊的分界线，对一位外科医生来说是修复的操作，可能对另一位外科医生来说就是重新手术。然而，在某种程度上还是存在一定的区别。就本文目的而言，从患者的角度来看，"修复"是一个相对小型的操作来弥补不太满意之处，通常由原来的手术医生进行修复。重新手术又称"重做"，本质上是通过使用第 8 章介绍的任何方法重新进行阴唇成形手术的过程，以使先前阴唇成形手术结果变成一个好一些的能让患者接受的结果。

"重新手术"通常不是由最初的外科医生施行。

患者如何表现

患者可能在康复期间或康复后的任何时候表达不满情绪，但她们常常在恢复早期表达她们的担忧。外科医生有责任给予患者评估、支持和再保证，同时不要"勉强"进行任何不成熟的修复或重新手术，因为大多数情况下这些问题会自行解决。无论是最初的外科医生还是由其推荐的专业医生，都应向患者提供技术和情感上的支持，同时建议可能的替代方案。

当然，术后恢复期出现的任何并发症都必须迅速正确地给予诊断和治疗。脓毒症必须正确处理；伤口裂开要重新吻合，在第一个 36~48 h 内成功率会逐渐下降，在这个时间段之后的重新吻合不太可能成功；最好等到完全愈合后（≥3 个月）再重新手术。

应该做这个"重新手术"还是将患者推荐给另外的医生

不管是要求修复还是重新手术，患者都应该再去找最初的手术医生讨论是否需要再做一次手术。最初的外科医生有义务诚实地评估病情和他本人的技术水平，并做出诚实和明智的决定，他是否准备好为患者提供一个备选方法，该方法有机会修复好并且能够满足患者的需要。如果这不可能，那么最初的外科医生就有责任帮助患者转诊到另外一个有技术和经验的外科医生那里，为患者提供一个在审美和功能上获得满意效果的机会。

何时让患者"重新手术"；何时让患者去找她原来的医生

当一个生殖整形手术在美学上"失败了"，患者通常会较早地表达她的不满。正如在本文其他地方提到的，虽然在早期和整个恢复过程中给予患者建议和安慰是很重要的，但无论是修复还是重新手术都不应该过早进行，特别是在术后的头 3 个月内。很多"可控因素"参与其中，要持续向患者保证组织会软化、变平，并改变形状，再加上保证修复或重新手术成功所必需的新生血管要到 3 个月才够理想，因此最好在打算进行修复之前等待一段时间，而不是过早进行修复。

理想情况是，如果最初的外科医生觉得自己有能力的话，那么应由他自己进行修复或重新手术。但更常见的是，患者的最佳利益、自身的意愿和（或）她对原外科医生的抱怨，会迫使她求治于另一位外科医生。在这种情况下，对外科医生有益的不是"霸占"患者，而应让患者自行寻找另外的外科医生，而这位医生有可能不会善意地认为最初的手术医生"无罪"。

重新手术的技巧

没有专门的重新手术的技巧。对初次手术的建议同样适用于重新手术：评估患者的解剖和她的术后期望，然后做出设计以尽可能地满足这些目标。

知情同意书；定价

重新手术的知情同意程序可能与初次手术所使用的完全相同，因为通常这位患者对你来说是首次手术。最好在同意书中特别说明，患者不会追究源于首次手术的不可控因素导致的本次手术结果不理想。

如果重新手术的操作由于初次手术的后遗症而变得极具挑战性，那么大多数外科医生会对重新手术和大修复进行收费，收费标准通常比"第一次"手术高出 25%~50%。从图 17.12~17.18 中可以看到，一些"重做"是非常具有挑战性的。

小结

一个具有美学标准的生殖器整形或美容外科医生不能只计划着手术成功，还要懂得

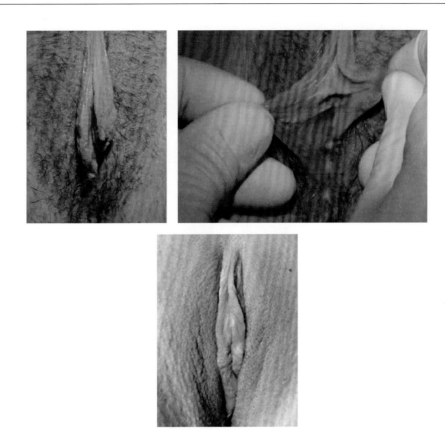

图 17.12　前两张图片显示的是 V- 楔形阴唇成形术后的阴唇和左侧切口裂开修复后的阴唇。患者对阴蒂罩和上阴唇皮肤的残留不满意。采用双侧曲线切除术进行了重新手术（照片由患者于术后 3 个月拍摄）。Source: M. Goodman. Reproduced with permission.

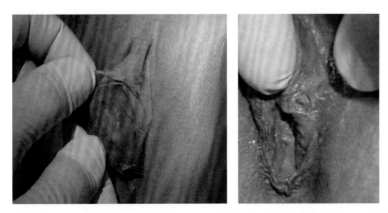

图 17.13　患者有左侧瘘管 ×2，右侧继发于皮下 4-0 Vicryl 线排斥和挤压的愈合面的大面积溃疡。曲线修复不会令人满意，因为瘘管在外阴前庭水平。唯一可能的修复技术是重新楔形成形、上下皮瓣技术，或者去上皮化技术，这依赖于外科医生的经验。Source: M. Goodman. Reproduced with permission.

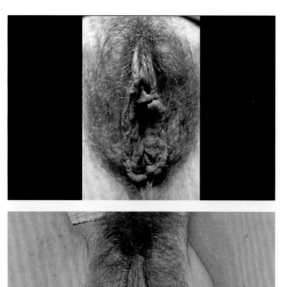

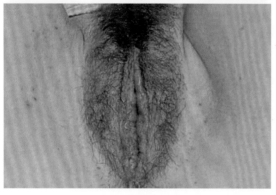

图 17.14   之前的阴唇线形切除术遗留阴蒂包皮皮瓣和冗余的息肉样阴唇。通过曲线切除加单一皮瓣切除进行了重新手术。Source: J. Miklos and R. Moore. Reproduced with permission.

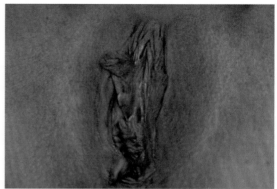

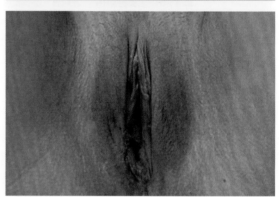

图 17.15   对之前 V- 楔形阴唇成形术出现的右侧裂开进行大的修复或重新手术。通过曲线切除术进行重新手术，并尝试使两侧对称。Source: J. Miklos and R. Moore. Reproduced with permission.

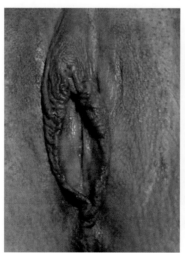

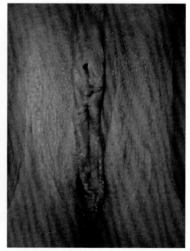

图 17.16   重新手术的患者不满意之前线形切除术的结果，因为没有尝试减小阴蒂包皮大小，患者对此有疑问。重新手术是曲线切除联合阴蒂包皮缩小，缩小到患者预期大小。Source: M. Goodman. Reproduced with permission.

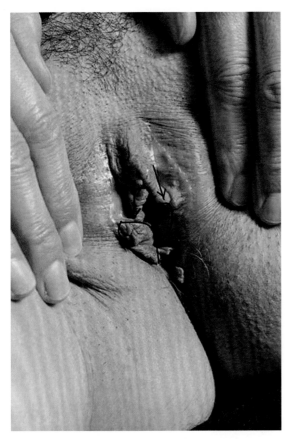

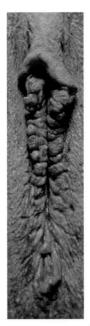

图 17.18 组织"裂槽"样外观，是继发于大针距绞锁样的表面拉拢缝合。对于该病例，唯一可行的修复方案是由加利福尼亚 Red Alinsod 医生发明的用"喷枪"喷除突出组织的最顶端，用射频针或接触激光光纤将它们轻轻地铲下来，让它们进行二期定向愈合；而不是使用线形切除，会造成阴唇缺失，只剩一个裸露的阴道口。根据 Alinsod 医生所述，由止痛药和局部麻醉凝胶辅助的恢复过程可能是难熬的，但结果往往很好。这里有很多"可控因素"。Source: M. Goodman. Reproduced with permission.

图 17.17 这个患者的首次手术是由一名未经过生殖器整形专门培训的普通妇产科医生施行的。左侧大阴唇的大部分被切除到外阴前庭，两边均用线性间断交叉的 3-0 Vicryl 线进行了修补，导致组织绞窄。如何处理这一棘手的修复或重新手术？作者建议切除绞窄的下层阴唇上不规则的息肉样团块，并切除目前左侧上部阴唇残留的对侧前庭，这样会产生两侧的皮瓣，而后将它们固定。这种方式强调了"修复"和"重新手术"之间的模糊界线！Source: M. Goodman. Reproduced with permission.

如何处理不满意或不完全满意的患者。每一位有经验的外科医生都会面临他自己的患者或另一位外科医生的患者的修复要求以及偶尔的重新手术要求。随着时间的推移，外科医生筛选出躯体变形障碍和用"合适的理由选择合适的患者进行合适的手术"的能力将最大限度地减少修复或重新手术的概率，但即使有超过 500 ~ 1000 例手术操作经验的外科医生，偶尔也不得不进行修复。

第 18 章

性心理问题

周云超 译

懂得聆听的女人才了不起。

——Arthur Helps

接受生殖器的整形手术需要有强大的心理和一定的社会文化做基础。一篇严谨的文献也提到，外观、外观带来的感觉以及真实的和能感知的功能在一个女性的性舒适度方面发挥着重要作用，包括欲望、兴奋和性高潮方面[1-3]。对生殖器外观的满意程度和对生殖器自我意识的满意程度对性行为有明显的影响。随着对生殖器更高的自我意识会出现对生殖器更大的不满，而这反过来又会引起对自尊的伤害和导致积极性的低下来避免有风险的性行为[4]。这些研究结果强调了女性对生殖器消极的自我意识会对性健康产生不利的影响。Schick 等从一项对 217 名女性的研究中得出结论，提高生殖器自然外观满意度的治疗可以促进性意识的健康发展，并在性安全和满意度方面获得长期的益处[4]。

与此同时，这些女性必须明白她们并非不正常；女性的生殖器通常有多种不同的形状和大小，它们可能也受年龄、生育或遗传的影响甚至会发生变化。当然，就像其他形式的美容整形手术一样，即使原本生殖器"正常"的患者，也不能阻止她们追求尺寸或功能方面的改变，以满足她们的审美和（或）功能需求[5]。无论在西方还是在伊斯兰文化中，文化和媒体对一个"纯洁个体"的影响都是非常强烈的[6]。讨论生殖器整形与讨论如隆乳术或乳房缩小手术、面部和鼻子的整形手术、腹壁成形术、躯体的塑形等身体其他部位的整形并没有什么不同，然而，当涉及女性她们自己的生殖器时，在对自我形象的关注程度和影响程度方面有显著的不同。

阴道的口径和紧致度在性感觉、性刺激和性高潮反应中起着重要作用[7-9]。阴道"松弛"不利于性满足，随着摩擦力的减少而导致性快感的减少[7,10-11]。Ozel 等[12]发现报告患有子宫脱垂合并阴道松弛的女性更有可能缺乏性欲、兴奋性减弱以及更难达到性高潮。此外，研究还表明阴道的紧致度会影响阴道的敏感度和达到性高潮的能力[13]。

女性生殖器整形美容外科医生有责任接受培训并对性医学有一定的了解，或者至少让他们有能力管理和评估常规的性功能问题，或者能使用心理测试工具来发现那些有性功能障碍或躯体变形障碍（BDD）包括进食障碍的患者[14]。应该把这类患者转诊给合适的医生，以便于在施行美容手术治疗前或同时诊断出她们的功能障碍。尽管文献[15-17]中的证据一致表明，那些寻求整复的正常女性虽然选择性地接受了生殖器官美容和功能上的整形手术，在性功能得到了改善（本文所述的选择性的美容 / 整形手术与更复杂的治疗性别不明或两性畸形的重建手术[18]是截然不同的），但这些方法也不应被吹捧为能彻底治疗性满意度不高的手段[19]。生殖器整形外科医生必须敏锐地意识到一些患者不切实际的期望，患者总寄希望于手术能挽回一段失败的感情。深层次的性问题或性心理问题，包括性虐待和对生殖器的厌恶或认为其肮脏，可能会促使一些女性寻求外科治疗。如果手术不能使她们的性活动或她们与对方的关系达到她们所期望的效果，这些女性可能会不满，这是意料之中的。在这种情况下，转诊给心理咨询师会比做手术更合适，或者至少应该在做手术之前转诊咨询。外科医生也必须意识到患者就诊的动机。虽然那些阴唇肥大的女性的伴侣偶尔会发表些负面的评论[20]，但这不应该成为做整形手术的主要原因。鉴于手术对社会心理和临床的影响，外科医生必须极其谨慎地施行女性生殖器整形美容术[21]。

生殖器美容外科医生可以利用几种检测工具来发现以性功能障碍为主要问题的患者（图 18.1 和图 18.2），但在判读时必须非常慎重。英国的 David Veale 及其同事们验证了一项专门设计用于筛查患有躯体变形障碍并寻求美容整形的女性患者的调查问卷[22]，并且他的针对阴唇成形术的女性患者的美容治疗筛查问卷（COPS-L）对于接受转诊的心理学家来说是一个极好的工具，可以应用于那些令医生不能安心做手术的患者。

对于美容医生而言，亚利桑那性经验量表（ASEX）或女性性功能指数简表（FSFI-6）是两种易于掌握的简易形式的筛查工具，医生可以使用这些工具，并通过面谈和直觉，对性功能障碍进行筛查。ASEX 评分≥19 分或FSFI-6 评分≤18 分的患者，应在手术前接受深度评估。然而，正如 Goodman 等在一项小型初步研究和一项目前准备提交发表的更大、更有说服力和时间扩展性研究以及在下文的详细讨论中，都表明了尽管大部分寻求和接受生殖器整形手术的女性在手术前对身体不满意的测试呈阳性，并表现出对性生活不满

和对生殖器官自我感觉不良，但这些明显的"功能障碍"在手术后都改善了[23]。

Goodman 等研究了接受各种女性生殖器官整形美容手术患者的术前性功能（表 18.1），发现各组的术前性功能处于相同水平，但性满意度低于相同年龄的女性群体，特别是寻求并接受阴道紧缩手术组[24-29]。可能很难将性功能障碍患者与性功能感觉上稍差并寻求改善的患者区分开。女性生殖器整形美容外科医生必须有舒适的环境、足够的时间和耐心与他 / 她的患者讨论性和性方面的问题，同时必须承认的是讨论这个话题可能对任何一方都不是很自在。如果医生没有时间和（或）意向，则需要适当的护理和术前转诊进行评估，以避免治疗失败及发生医疗纠纷。

Goodman 和 Brotto 的团队[23]在 2011 年完成了一项小型初步研究，这是有史以来第一个有关生殖器整形的前瞻性研究，该研究发现寻求生殖器美容和功能重建手术的女性在术前的心理和性功能方面得分相似，但是按照量化的标准测试工具 BDD-YBOCS（耶鲁布朗强迫量表，改良后用于躯体变形障碍患者），有 50% 以上的生殖器整形患者符合中度躯体变形障碍的诊断。术后 6 个月，研究组的性功能有适度改善，而符合躯体变形障碍诊断的患者比例降至 7%，低于对照组，这表明个人感知异常起了很大作用。这项研究因其样本量小、随访时间短而受到批判。一项更广泛的、人数更多的（120 名患者接受了各种生殖器整形美容手术）随访研究（长达 2 年）已经完成并提交发表，6 个月时随访了 73%的患者，她们最初在性功能、身体形象和生殖器自我意象中出现的不适已经消除了；在1 年时（随访了 67% 的患者），生殖器整形患者的评分"优于"对照组；在 2 年时（随访了48% 的患者），在性功能、躯体变形和生殖器自我意象的评分基本与对照组相同。

这项前瞻性的基于社区的对照研究证实了 Goodman 和 Brotto 的初步研究结果：虽

亚利桑那州性经验量表（ASEX）
经亚利桑那大学许可

抗抑郁药可能会对一部分人造成性方面的副作用。这个包括 6 个问题的简单的自我评估可以帮助你了解你是否有问题，如果你担心患有性功能障碍，特别是如果你在“性功能障碍”范围内得分，你可能想和你的医生谈谈，选择性副作用更少的治疗方案。

对于每个项目，请指出过去 1 周内（包括今天）您的总体水平。

你的性欲有多强？	1 极强	2 很强	3 有点强	4 有点弱	5 很弱	6 无性欲
你的性欲容易唤起（开启）吗？	1 极易	2 很容易	3 比较容易	4 有点难	5 很难	6 不能
（对于女性）你的阴道在性行为时容易变得湿润或潮湿吗？	1 极易	2 很容易	3 比较容易	4 有点难	5 很难	6 不能
（对于女性）你能轻松获得并保持勃起吗？	1 极易	2 很容易	3 比较容易	4 有点难	5 很难	6 不能
你容易达到性高潮吗？	1 极易	2 很容易	3 比较容易	4 有点难	5 很难	6 不能高潮
你对自己的性高潮满意吗？	1 极满意	2 很满意	3 比较满意	4 有点不满	5 很不满	6 不能高潮

6 题的总得分：____________

作为解读你的得分的一般指南，以下是这些数据在临床研究中的理解方式：如果一个人的总分≥19 分，或者有 1 个问题的分数≥5 分，或者有 3 个问题的分数≥ 4 分，则认为他有性功能障碍。

重要提示：该 ASEX 自我评估是为你提供信息使用的，并帮助你了解有些人可能会遇到的性副作用的类型。它由亚利桑那大学的研究人员开发和验证，由受过训练的研究人员进行临床试验时使用，不应用于诊断任何情况。你可能希望将这些问题和答案作为与医生讨论的基础。

McGahuey CA Gelenberg AJ, Laukes CA, et al. The Arizona Sexual Experiences Scale.(ASEX): Reliability and validity. J Sex, Marital Ther. 2000;26:25-40

Wxl01-0511　　06/11

图 18.1　亚利桑那性经验量表。Source：Goodman *et al*.2009[16]。 Reproduced with permission from Taylor & Francis.

FSFI-6 调查表
（过去的 4 周内）

		非常高 5	高 4	中等 3	低 2	很低或没有 1
1.您如何评价你的性欲或兴趣水平（程度）？		非常高 5	高 4	中等 3	低 2	很低或没有 1
2.您如何评价在性行为或性交过程中性唤起（开启）的程度？	没有性活动 0	非常高 5	高 4	中等 3	低 2	很低或没有 1
3.您在性行为或性交时经常感到阴道湿润吗？	没有性活动 0	总是或几乎总是 5	大多数时候 4	有时 3	较少 2	几乎没有或没有 1
4.当您受到性刺激或性交时，达到性高潮的频率有多少？	没有性活动 0	总是或几乎总是 5	大多数时候 4	有时 3	较少 2	几乎没有或没有 1
5.您对性生活的整体满意度如何？		非常满意 5	比较满意 4	满意和不满意各一半 3	不是很满意 2	非常不满意 1
6.您在阴茎插入阴道后感觉阴道不适或疼痛的频率是多少？	没有尝试性交 0	几乎没有或没有 5	较少 4	有时 3	大多数时候 2	总是或几乎总是 1

图 18.2　女性性功能指数简表（FSFI-6）

表 18.1　女性生殖器整形美容术患者的术前性功能评估

术前性功能	LP 和（或）RCH (n=174)N(%)	VP 和（或）PP (n=46)N(%)	LP 联合 VP 和（或）PP，联合或不联合 RCH（n=31)N(%）
"差"	36（20.7）	13(28.3)	7（22.6）
"一般"	44（25.3）	25（54.3）	12（38.7）
差/一般	80(46.0)	38（82.6）	19（61.3）
"好"	68(39.1)	7（15.20）	8（25.8）
"很棒"	26(15.0)	1（2.2）	4（12.9）
好/很棒	94(54.1)	8（17.4）	12(38.7)

Source：Goodman *et al*.2009[16].Reproduced with permission from Wiley.

然接受生殖器整形手术的女性躯体变形评分（BDD YBOCS）显著增加，但生殖器自我意象评分（FGSIS）显著降低，手术前性满意度指数（ISS）也显著降低，所有这些指标在术后 6 个月恢复"正常"（即与对照组相同），术后 1 年和 2 年均保持在正常范围。

David Veale 及其同事也发表了阴唇成形术后性心理结果的研究[20]。在一项纳入 49 例患者并随访了 11～42 个月的前瞻性病例对照研究中，用生殖器外观满意度量表[30]进行长期随访，发现外观改善率为 91.3%，性功能也有一定程度的改善，这一发现与 Goodman 等的研究结果一致[31]。

德克萨斯大学奥斯汀分校的 Cindy Meston 博士及其团队研究了生殖器自我意象和性健康及其对性功能和性苦恼的影响（来自于个人

通信，Meston 博士未发表的数据）。他们还希望了解何种类型的生殖器外观被认为在视觉上吸引男性和女性，并且与未接受手术的生殖器相比，通过美容手术修饰过的生殖器是否被认为更具吸引力。在他们的研究中，900名男性和女性完成了在线问卷调查，以评估生殖器自我意象、性满意度、性功能和性苦恼。研究使用了女性生殖器自我意象量表[32]、女性性满意度量表中对相互关系的关注和对个人的关注量表[33] 以及 FSFI[34]，所有的测量工具均经过验证。结果显示，男性的生殖器官无论是否接受整形都比女性更有吸引力；年龄大的受试者无论是否接受整形，都被认为比年轻的受试者更有吸引力；所有年龄段的男性和女性接受整形的生殖器比未接受整形的生殖器更具吸引力。他们发现生殖器自我意象与包括性唤起、润滑、性高潮、性满意度和疼痛等功能变量呈正相关，并与性苦恼呈负相关，并得出结论：具有积极的生殖器自我意象的女性性功能较高，性苦恼发生率较低。在他们的研究中，不论年龄和性别，都认为做过美容手术的女性生殖器更具吸引力。

　　本章不是针对与女性生殖器有关的性心理态度的论述，也不是针对任何性功能障碍或躯体变形障碍治疗的完整指南。医疗标准要求生殖器整形外科医生不仅仅是一名外科技术人员，还要了解他或她的患者是个活体，是个活生生的、有性别的生命，并且她拥有的是最健康的性器官。我们必须考虑患者的心理和性的组成部分是否正常，对于这一独特的女性群体，这些要作为术前和围术期检查及干预的一部分。

参考文献

1. Pujols Y, Meston C, Seal BN. The association between sexual satisfaction and body image in women. *J Sex Med* 2010; **7**: 905–916.

2. Ackard DM, Kearney-Cooke A, Peterson CB. Effect of body self-image on women's sexual behaviors. *Int J Eat Disord* 2000; **28**: 422–429.

3. Lowenstein L, Gamble T, Samses TV, Van Raalte H, Carberry C, Jakus S, Kambiss S, McAchran S, Pham T, Aschkenazi S, Hoskey K; Fellows Pelvic Research Network. Sexual function is related to body image perception in women with pelvic organ prolapse. *J Sex Med* 2009; **6**: 2286–2291.

4. Schick VR, Calabrese SK, Rima BN, Zucker AN. Genital appearance dissatisfaction: Implications for women's genital image self-consciousness, sexual esteem, sexual satisfaction, and sexual risk. *Psychol Women Q* 2010; **34**: 384–404.

5. Goodman MP. Female cosmetic genital surgery. *Obstet Gynecol* 2009; **113**: 154–196.

6. McDougall LJ. Towards a clean slit: How medicine and notions of normality are shaping female genital aesthetics. *Culture, Health Sexuality* 2013; **15**: 774–787.

7. Pardo J, Sola V, Ricci P, Guiloff E, Freundlich D. Colpoperineoplasty in women with a sensation of a wide vagina. *Acta Obstet et Gynec* 2006; **85**: 1125–1127.

8. Jannini EA, Rubio-Casillas, Whipple B, Buisson O, Komisaruk BR, Brody S. Female orgasm(s): One, two, several. *J Sex Med* 2012; **9**: 956–965.

9. Brody S, Weiss P. Vaginal orgasm is associated with vaginal (not clitoral) sex education, focusing mental attention on vaginal sensations, intercourse duration, and a preference for a longer penis. *J Sex Med* 2010; **7**: 2774–2781.

10. Shek KL, Dietz HP. The effect of childbirth on hiatal dimensions. *Obstst Gynecol* 2009; **113**: 1272–1278.

11. Ostrzenski A. An acquired sensation of wide/smooth vagina: A new classification. *Eur J Obstet Gynec Repro Biol* 2011; **15**: 897–900.

12. Ozel B, White T, Urwitz-Lane R, Minaglia S. The impact of pelvic organ prolapse on sexual function in women with urinary incontinence. *Int Urogynecol J Pelvic Floor Dysfunct* 2006; **1**: 14–17.

13. Kline G. (1982) Case studies of perineometer resistive exercises of orgasmic dysfunction. In: *Circumvaginal Musculature and Sexual Function*, pp. 25–42. Basel, Switzerland: S. Karger, 1982.

14. Veale D, Boocock A, Gournay K, Dryden W, Shah F, Willson R, Walburn J. Body dysmorphic disorder: A survey of fifty cases. *Br J Psych* 1996; **169**: 196–201.

15. Abdool Z, Shek C, Dietz HP. The effect of levator evulsion on hiatal dimensions and function. *Am J Obstet Gynecol* 2009; **201**: 89.e1–89.e5.

16. Goodman MP, Placik OJ, Benson RH III, Miklos JR, Moore RD, Jason RA, Matlock DL, Simopoulos AF, Stern BH, Stanton RA, Kolb SE, Gonzalez F. A large multicenter outcome study of female genital plastic surgery. *J Sex Med* 2009; **8**: 1813–1825.

17. Maas SM, Hage JJ. Functional and aesthetic labia minora reduction *Plast Reconstr Surg* 2007; **106**: 1453–1456.

18. Creighton SM, Minto CL, Steele SJ. Objective cosmetic and anatomical outcomes at adolescence of feminizing surgery for ambiguous genitalia done in childhood. *Lancet* 2001; **358**: 124–125.

19. Giraldo F, Gonzalez C, deHaro F. Central wedge nymphectomy with a 90-degree Z-plasty for aesthetic reduction of the labia minora. *Plast Reconstr Surg* 2004; **113**: 1820–1825.

20. Veale D, Eshkerem E, Ellison N, Costa A, Robinson D, Kavouni A, Cardozo, L. A comparison of risk factors for women seeking labiaplasty compared to those not seeking labiaplasty. *Body Image* 2014; **11**: 57–62.

21. Renganathan A, Cartwright R, Cardozo L. Gynecological cosmetic surgery. *Expert Rev Obstet Gynecol* 2009; **4**: 101–104.

22. Veale D, Eshkevari E, Ellison N, Cardozo L, Robinson D, Kavouni A. Validation of Genital Appearance Satisfaction scale and COPS-L. *J Psychosomatic Obstet Gynecol* 2013; **34**: 46–52.

23. Goodman MP, Fashler S, Miklos JR, Moore RD, Brotto LA. The sexual, psychological, and body image health of women undergong elective vulvovaginal plastic/cosmetic procedures: A pilot study. *Am J Cosmetic Surg* 2011; **28**: 1–8.

24. Herbenick D, Reece M. Development and validation of the female genital self-image scale. *J Sex Med* 2010; **7**: 1822–1830.

25. Avis NE, Zhao X, Johannes C, Orr M, Brockwell S, Greendale G. Correlates of sexual function among multiethnic middle-aged women: Results from the study of women's sexual health across the nation (SWAN). *Menopause* 2005; **12**: 385–398.

26. Laumann EO, Paik A, Rosen R. Sexual dysfunction in the United States: Prevalence and predictors. *JAMA* 1999; **281**: 537–544.

27. Laumann EO, Nickolosi A, Glasser DB, Paik A, Gingell C, Moreira E, Wang T. Sexual problems among women and men aged 40–80 years: Prevalence and correlates identified in the global study of sexual attitudes and behaviors. *Internat J Impotence Res* 2005; **17**: 39–57.

28. Hayes RD, Dennerstein L, Bennett CM, Sidat M, Gurrin LC, Fairley CK. Risk factors for female sexual dysfunction in the general population: Exploring factors associated with low sexual function and sexual distress. *J Sex Med* 2008; **5**: 1681–1683.

29. Hayes RD, Dennerstein L, Bennett CM, Fairley CK. What is the "true" prevalence of female sexual dysfunctions and does the way we assess these conditions have an impact? *J Sex Med* 2008; **5**: 777–787.

30. Bramwell R, Morland C. Genital appearance satisfaction in women: The development of a questionnaire and exploration of correlates. *J Reproduct Infant Psychol* 2009; **27**(1): 15–27.

31. Goodman MP, Fashler S, Miklos JR, Moore RD, Brotto LA. The sexual, psychological, and body image health of women undergoing elective vulvovaginal plastic/ cosmetic procedures: A pilot study. *Am J Cosmetic Surg* 2011; **28**: 1–8.

32. Herbenick D, Reece M. Development and validation of the female genital self-image scale. *J Sex Med* 2010; **7**: 1822–1830.

33. Meston C, Trapnell P. Development and validation of a fivefactor sexual satisfaction and distress scale for women: The Sexual Satisfaction Scale for Women (SSS-W). *J Sex Med* 2005: 266–281.

34. Rosen R, Brown C, Helmar J, Leiblum S, Meston C, Shabsigh R, Ferguson D, D'Agostino R Jr. The Female Sexual Function Index (FSFI): A multidimensional selfreporting instrument for the assessment of female sexual function. *J Sex Marital Ther* 2000; 191–208.

第 19 章

治疗效果

周云超 译

> 没有知识的武装，你是永远不足以达到那个高度……以后也不会达到那个高度……
>
> ——摘自 *Greg Brown* 的歌曲《两只小脚》

在检测所制订的治疗方案或疗程的效果时，必须对几个注意事项进行评估。当然，与有明确手术指征的手术相比，可选择性手术的风险或收益都更高。结果参数很简单，就是患者是否满意？她的需求是否得到了满足？她有没有体验到性功能的增强？并发症是最小的、短暂的还是重大的、毁容性的？时间、精力和财力的支出是否值得？随着时间的推移以及从一个医生到另一个医生，治疗效果是否是可复制的？另外，以证据为基础的文献所报告的治疗效果，在随访阶段是否足以确定？这个研究是观察性的还是前瞻性的？

有一些研究对手术效果为中等到良好的阴唇成形术（联合或不联合阴蒂包皮缩小术）患者做了调查，在这些研究中只有一个是回顾性研究。5 个患者接受来自 1 个外科医生或 1 个治疗小组的治疗[1-5]，有 1 人是由多个医疗领域协同治疗的[6]。虽然参数相对比较简单（表 19.1），但同行评审的医学文献中所有关于会阴手术（阴唇成形术、阴蒂包皮缩小术）的研究似乎都显示出阳性的统计学结果。所有论文对阴唇成形术这种外科手术的评论都是引用了大家认可的资料，所有同行评审的研究报告都采用了满意率为 90%～95% 以上的患者[1-6]，尽管所有研究都是回顾性的。

有三项回顾性研究评估了阴道手术[6-8]，并且都报告了非常良好的结果（表 19.2 和表 19.3）。每项研究利用了略有不同的结果参数。它们是相似的，但可能仅用于定性比较。

Goodman 等[6] 和 Pardo 等[7] 应用未经验证的问卷调查，分别得出性满意度的改善率为 89% 和 90%（表 19.2）。Moore 等[8] 应用盆腔器官脱垂/尿失禁性问卷（PISQ-12）这一经过验证和经常使用的工具来评估盆底疾病患者性功能的几个参数（表 19.3）。通过手术前和手术后的比较，除了三个方面（性欲、疼痛、性伴侣早泄）没有变化之外，整体性功能在统计学上得到改善。整体的性满意度得到了改善，性交期间性兴奋的相关方面也改善了，并且性高潮强烈程度也总体上增加了。手术后没有发现性交困难增加。

已发表的一项涉及生殖器官整形的前瞻性研究（先前在第 18 章中讨论过）样本量很小，仅研究了性心理和躯体意象这两个参数[9]。正如第 18 章所提到的，已提交发表的这项研究的随访得出了与初步研究几乎相同的结果，这看起来似乎是躯体意象的完全解决方案，治疗前的生殖器官自我意象和性满意度存在着差异，在术后达到与对照组相同的水平。这两项研究都调查了在美国各地接受了美观性和功能性外阴阴道美容手术的不同种族的女性群体，调查她们术前和术后的躯体意象、生

表 19.1　阴唇成形术和阴蒂包皮缩小术的治疗效果

治疗效果参数 作者	医生评估的好的解剖结果	满意	不满意	美观上满意	功能满意	对性满意的影响	对伴侣满意度的影响	需要再次手术	并发症
Rouzier 等（1）163个患者	"好到极好" 93%	96%	4%	89%	93%			96%	"无手术相关并发症"
Munhoz 等（3）21个患者	"好到极好" 85%	95.2%	4.8%						"伤口愈合问题" 5/21（23.8%）
Pardo 等（2）55个患者		+ 9%	+++ 91%						"无较大并发症"
Alter（4）166个患者		95%(平均满意度得分 9.2/10)	5%	"自尊改善"93%		"改善" 71%		98%	"重大并发症"（4%）
Goodman 等（5）211个患者	"好到极好"96.6%	96.2%	3.8%			+ ~ +++ 64%	无影响 35.3% + ~ +++35.7% 无影响 64.3%		（患者：8.5%，都很轻微；大部分是愈合差或延迟愈合）（医生：7.3%，都很轻微；大部分是愈合差/性交困难）

表 19.2　会阴成形术/阴蒂包皮缩小术的治疗效果研究

作者	总体满意度			患者对宽度的满意度		医生对效果的评价		"我的性满意度提高"				"性伴侣的性满意度提高"		并发症 根据医生	根据患者
Pardo 等（6）53 个患者	++ 74%	+ 21%	0 5%	满意 96%	不满意 4%			很大改善 66%	相当大的改善 24%	改善不大 6%	更差 4%			3.8%，"都较轻"	
Goodman 等（5）81 个患者	"是" 89%	"否" 11%				++~+++ 92.6%	+- 7.4%	+++ 提高 54.8%	+~++ 提高 34.2%	没有提高 9.6%	下降 1.4%	+~+++ 提高 82.2%	0~ 提高 17.8%	19.7%，"大部分较轻，无长期后遗症"	17.3%，"大部分较大并发症"

表 19.3 阴道整复手术（N=60）手术前后 PISQ-12 评分的比较

PISQ-12	术前平均值（SD）	术后平均值（SD）	P 值
1. 你多久有一次性欲望？	2.6（1.0）	2.6（0.9）	0.795
2. 你与伴侣发生性行为时是否有高潮？	1.7（1.4）	2.2（1.4）	0.012
3. 你与伴侣发生性行为时是否感到兴奋？	2.8（1.0）	3.2（1.0）	0.004
4. 你对目前的性生活丰富程度感到满意吗？	2.3（1.1）	2.93（1.1）	0.001
5. 你性交时是否感到疼痛？	2.6（1.2）	3.0（1.3）	0.055
6. 你性交时是否会尿失禁？	2.9（1.3）	3.9(0.5)	<0.001
7. 你是否害怕（大便或者小便）失禁会妨碍性生活？	2.8(1.3)	3.9(0.5)	<0.001
8. 你是否会因为阴道膨出（不管是膀胱、直肠还是阴道的膨出）而避免性交？	3.2(1.1)	3.8(0.6)	<0.001
9. 当你和伴侣性交时，有没有如害怕、厌恶、害羞或者内疚这样的负面情绪？	2.4(1.4)	3.6(1.0)	<0.001
10. 你的伴侣是否有影响你们性生活的勃起障碍？	3.1(1.1)	3.5(1.1)	0.010
11. 你的伴侣是否有影响你们性生活的早泄问题？	3.3(1.10)	3.6（1.1）	0.085
12. 与你以前有过的高潮相比，过去 6 个月你的性高潮程度如何？	1.1（1.0）	2.3（0.7）	<0.001
总体	30.3（6.6）	38.2（5.2）	<0.001
	范围 11～46	范围 26～46	

殖器官自我意象和性功能，她们在年龄、教育程度和社会方面与对照组相匹配（Goodman 等，已发表并出版，在第 18 章有论述）。

文献中只有一项研究评估比较了阴唇成形术不同手术方法的效果。Goodman 等在 2010 年的研究中[6] 比较了不同手术方法的阴唇成形术的手术效果，他们发现接受线形手术和楔形手术的患者整体满意度和对并发症的看法几乎没有差异，尽管的确注意到楔形手术组在性功能上有统计学意义的改善（P=0.0215）（表 19.4）。

有关处女膜整形手术效果的研究很少。在唯一一项案例研究中，20 例患者在结婚后只有 50% 得到了随访，所有人的结果都是"令人满意的"，这里先不管这意味着什么[10]。处女膜成形术的文化渊源以及它的私密性使得通过术后患者随访确定结果参数几乎是不可能的。根据作者的亲身经历，大多数处女膜成形术的患者不会在长期的评估中反馈。只统计到

那些少数与临床医生保持联系的人在婚后性交时发生出血，而这在统计学上是无意义的。

2010 年以前的文献报告中所有效果良好的阴唇成形术的并发症发生率均小于 5%（均不严重），但那是对"并发症"没有明确的定义，有些研究并不清楚并发症是来自外科医生，还是只是患者自己的想法[1-4, 11]。Goodman 等在 2010 年进行的一项研究[6] 从患者和外科医生的角度审视并发症，询问他们是否认为他们的手术存在"并发症"，主观评估包括"愈合时间延长""术后出血过多""愈合不良""感觉……太紧""分次修复""超敏反应"等（表 19.1 和表 19.2）。患者和外科医生评估阴唇成形术 / 阴蒂包皮缩小术的并发症发生率分别为 8.5% 和 7.3%，会阴和阴道内手术并发症的发生率分别为 17.3% 和 19.7%。然而，尽管列出的并发症数量明显较多，但每位患者和外科医生所评估的总体成功率分别为：阴唇成形术 / 阴蒂包皮缩小术为 97.2% /96.6%，

表 19.4   阴唇成形术手术方法的治疗效果

阴唇成形术的方法	线形切除（N=83）N（%）	改良的楔形切除（N=70）N（%）	P 值（线形 vs. 楔形）
患者总体满意	80（96.4）	67（95.7）	P=0.83
"是"	3（3.6）	3（4.3）	
"否"			
出现并发症的患者百分比	76（91.6）	65（92.9）	P=0.77
"无"	7（8.4）	5（7.1）	
"有"			
性功能增强	（N=80）	（N=67）	P=0.02
"负面的影响"	2（2.5）	2（3.0）	
"无影响"	34（42.8）	18（26.9）	
"轻到中度增强"	25（30.8）	18（26.9）	
"显著增强"	20（24.8）	29（43.2）	

阴道成形术 / 会阴成形术为 83.0%/91.5%，联合手术为 91.2%/97.0%，并指出所列出的"并发症"是轻微的和（或）短暂的，并不影响手术感观上的效果。总之，除了少部分患者没有达到她们预期的目标，没有报告列出这些手术有严重的、持续存在的并发症；但是，必须记住的是，这些研究仅纳入精通外阴阴道美容 / 整形手术的外科医生，而刚入行的外科医生出现的并发症发生率可能会更高，满意率更低。

研究者通常只是去查阅在线的网站，将自己作为一名医学法律专家并参与其中，或者是评估那些接受了生殖器官整形手术但美观或功能方面效果不佳的女性，从而认识到在"现实世界"中，这些统计数据可能并不完全有效。事实上，有些手术是一些未接受过女性生殖器官整形和性功能手术正规培训的个人施行的，这些人缺乏一般经验水平，还存在乱收费现象，患者获得的结果要比经验丰富的外科医生在文献中报告的结果差。

在所有来自经验丰富的外科医生的研究报道中，随访 6 个月至 4 年，这些女性及其伴侣在美观和功能上似乎都很满意。收益分析也表明对性健康有积极影响。

再次，患者的评论显示："我对自己的样子非常非常清楚。现在我感到自由了。我只是感觉正常。现在，我没有什么可以隐藏的。"而且，"我只是觉得自己任何部位的外形都很好，（手术）给了我更强烈的性享受[12]。"但是，只需要查看互联网，或查看医疗法律案例记录，就会发现并非所有患者都对治疗效果感到满意。在这一点上，正如许多外科学科一样，刚入行的外科医生往往表现得不好。

除统计资料外，一般治疗结果受许多因素的影响，这些因素已经或将在本文其他部分详细讨论。这些因素可以分为如下几类：

术前因素：包括①外科医生的训练和经验；②患者的一般情况和身体健康状况，包括吸烟情况、激素水平、免疫状态、平均血糖、用药等；③办公室工作人员和医生要提前了解患者的基本情况，包括患者的期望值以及她的压力和焦虑水平；④在患者手术之前就制订好其术后活动等级和康复锻炼计划；⑤了解患者的心理和性心理状态。最后一个术前因素绝不能被忽视。生殖器官整形 / 美容外科医生应该能很好地筛查躯体畸形、性虐待史、性功能障碍和压力 / 焦虑障碍，因为这些因素可以单独或共同地影响治疗效果。有这些问题的患者应该转诊给合适的专业医生进行评估，并且最好是在手术治疗之前或同期进行心理治疗干预。

围术期因素：包括①无菌操作；②外科医生的技巧和对细节的关注，技术的选择特别是在患者的解剖、手术工具和缝合材料方面，充分的麻醉；③患者在局部麻醉下是否配合。

术后因素：包括①术后指导的充分性，最好是口头和书面形式，仔细评估患者对她的期望值的理解；②患者对预期结果认知的清晰程度、理解程度以及达到结果的能力；充足的冰敷，尽可能小的组织触碰，保持清洁；③外科医生有效的问询和对潜在并发症的评估，患者的一般健康状况和激素水平；④在 6 个月的愈合过程中，患者能够理解内在组织和视觉上的重大变化（在前几周几乎每天都在变化），并对于手术恢复过程中可能出现的焦虑和压力，尽量减小到最低水平。遗憾的是，一些患者最大的敌人是她们自己，并且在宣称她们"没有接触它"时，其实她们正在拉动缝线，然后拍照发送，以便她们可以向外科医生展示她们"已经发现"了裂口（自己造成的！）。

导致不良结果最常见的术后事件往往是由于疏忽大意，进行了过度的或不适当的身体活动或组织处理，导致过度水肿和（或）早期缝线的断裂或从组织中滑脱，造成伤口裂开和延期愈合。有经验的外科医生会注意到，造成术后肿胀和手术效果差异性的真正原因，是患者在手术后对外阴护理的不同。要提醒你的患者，不论是口头还是书面形式："不要拉扯它！""不要总是看它！""要像对待婴儿一样对待它！""不要恢复平常的活动，除非有医生的指导！""要等到您的外科医生准许才能有性行为！"提醒你的患者，你的手术做得很细致，她也支付了很多手术费用，并且她正在小心地恢复过程中，她是你的患者，而命运靠她自己掌握……也就是说，每一位整形或美容外科医生仍会遇到一小部分患者，她们好像更愿意按照自己的方式做事，而不

是接受意见。

参考文献

1. Rouzier R, Louis-Sylvestre C, Paniel BJ, Hadded B. Hypertrophy of the labia minora: Experience with 163 reductions. *Am J Obstet Gynecol* 2000; **182**: 35–40.

2. Pardo J, Sola P, Ricci P, Guilloff E. Laser labiaplasty of the labia minora. *Int J Gynec Obst* 2005; **93**: 38–43.

3. Munhoz AM, Filassi JR, Ricci MD, Aldrighi C, Correira LD, Aldrighi JM, Ferreira MC. Aesthetic labia minora reduction with inferior wedge resection and superior pedicle flap reconstruction. *Plast Reconstr Surg* 2006; **118**: 1237–1247.

4. Alter GJ. Aesthetic labia minora and clitoral hood reduction using extended central wedge resection. *Plast Reconstr Surg* 2008; **122**: 1780–1789.

5. Hamori C. Aesthetic outcomes of labiaplasty. *Aesthet Surg J* 2011; **31**: 987.

6. Goodman MP, Placik OJ, Benson RH III, Miklos JR, Moore RD, Jason RA, Matlock DL, Simopoulos AF, Stern BH, Stanton RA, Kolb SE, Gonzalez F. A large multicenter outcome study of female genital plastic surgery. *J Sex Med* 2010; **7**: 1565–1577.

7. Pardo J, Sola V, Ricci P, Guiloff E, Freundlich D. Colpoperineoplasty in women with a sensation of a wide vagina. *Acta Obstet et Gynec* 2006; **85**: 1125–1127.

8. Moore RD, Miklos JR, Chinthakanan D. Evaluation of sexual function outcomes in women undergoing vaginal rejuvenation/vaginolasty procedures for symptoms of vaginal laxity/decreased vaginal sensation utilizing validated sexual function questionnaire (PISQ-12). *Surg Tech Int* 2014; **24**: 253–260.

9. Goodman MP, Fashler S, Miklos JR, Moore RD, Brotto LA. The sexual, psychological, and body image health of women undergoing elective vulvovaginal plastic/cosmetic procedures: A pilot study. *Am J Cosmetic Surg* 2011; **28**: 1–8.

10. O'Connor M. Reconstructing the hymen: Mutilation or restoration? *J Law Med* 2008; **1**: 161–175.

11. Lista F, Misty B, Singh Y, Ahmed J. The safety of aesthetic labiaplasty: A plastic surgery experience. *Aesthet Surg J* 2015; **35**: 689–695.

12. The most private of makeovers. *New York Times*, November 28, 2004. Available at: http://www.ibiblio. org/pub/electronic publications/stayfree/public/nyt_vaginal_surgery.html.

第 20 章

医疗纠纷及其防范

白馨月 译

> *知识就是告诉你应该把鸡蛋放进篮子，智慧则是叫你不要把所有鸡蛋都放进一个篮子。*
> ——*Miles Kingston*

适应证

- 有一定的知识水平，了解自身情况，并能自己做出选择的患者。
- 有明确的主诉，影响外观和（或）功能的患者。
- 为自己考虑进行手术，并不是仅仅为了取悦其性伴侣，虽然这个想法也是合理的。
- 有合理预期的患者。
- 不是冲动而决心做手术的患者。
- 能够合理选择手术方式的患者。

禁忌证

- 希望能通过整形 / 美容手术改善性功能障碍的女性。
- 未告知其性伴侣或与其意见不统一的患者。
- 吸烟者、控制不良的糖尿病患者或高血压患者、未行激素替代疗法（HRT）的绝经后患者。
- 有躯体变形障碍或进食障碍的患者，除非她们有特异的解剖结构并获得了其心理治疗师的许可。
- 可能有不合理预期的患者。
- 期望达到照片上指定效果的患者。
- 未经治疗的焦虑症患者，或近期处于焦虑状态的患者。
- 使医务人员感到不安的患者……（运用你的"直觉"）

产生医疗纠纷的原因

- 对有禁忌证的患者实施手术。
- 对不同患者进行同样的操作，应该根据患者的解剖结构实施相应的手术。
- 在阴唇成形术和阴蒂包皮缩小术中去除的组织太多。
- 在阴道整复术中，过度收紧骨盆底部。
- 手术操作过程中，位置过于靠近阴蒂复合体。
- 未采用精细的整形技术和彻底止血。
- 向患者保证达到某种特殊效果（不合理的预期）。
- 过早进行修复手术（须等到术后 3～6 个月再考虑行修复手术）。
- 无法解决问题及并发症。
- 对患者的告知不充分。
- 患者未进行充分的准备。

如何避免医疗纠纷

- 避免为每一位来诊的患者施行手术。

- 要向患者清楚地说明，无论是你还是任何其他的整形美容外科医生，都不能保证一个确切的效果。
- 邀请患者参与决定实施某种特殊的手术技术，她想要去除多少或者她想要多紧，并记录在案。
- 当患者要求"全部切除"的时候，要给予适当的忠告，要慎重，不要去除太多。多余的部分可以后期再去除，而去除得太多就不能再复原了。
- 清晰完整地记录术前和术后指导，以及知情同意内容。
- 能熟练运用不同的手术方式。
- 保存术前和术后照片，用于展示不同解剖和不同术式的效果。将术后第 3、4、5 天的照片及效果不理想的照片展示给患者。
- 清楚地告知患者要有合理的预期。
- 要经常进修、参加研讨会及担任学术职务等。
- 对工作要有耐心、一丝不苟。
- 术后能为患者提供随访。
- 通过研讨会、会议、文献、网络的方式跟进前沿技术。

生殖器官整形美容外科医生必须具备哪些技能

- 能够关心并理解女性。
- 熟知解剖学，以及什么该做、什么不该做。
- 能够倾听并了解患者的想法。
- 具有耐心、同情心和善心，值得患者的信任。
- 掌握精密、细致的手术技术。
- 能够了解并掌握多种手术方式。
- 有效的随访及安慰。

怎样保护患者

1 患者有权知晓：
- 她的外科医生应该接受过良好的培训及施行相关手术的经验。
- 预期的效果、多种术式的选择、康复过程及预期，以及可能出现的并发症和发生率。
- 正常解剖结构的变异很大，患者属于正常的范畴（鉴于此，患者仍有可能希望改变她的外观。）
- 对费用要有明确的解释，包括外科医生的费用、手术费和麻醉费，以及可能的修复手术费用。
2 应该区分患者是性功能障碍还是躯体变形障碍。

怎样保护患者和医生

- 多接触患者，并倾听她的想法。她期望达到什么效果？
- 判断她的期望是否合理，能否通过女性生殖器官整形美容术来帮助她达成目标？
- 她有抑郁症吗？她有没有性功能障碍？有没有躯体变形障碍？即使没达到她的预期，能否通过手术帮助到她？有些女性会执著于下一个"缺陷"而要手术。

怎样保护医生

- 你熟悉多种手术技巧吗？你是否能够知晓患者的愿望并向她提出建议，以便她能够决定哪一种最适合她？您是否熟悉手术器械、缝合技术、解剖结构、并发症以及即刻和长期的术后护理？
- 患者有不同的解剖结构。同样的手术并不适合所有患者。你能处理"异常"解剖结构的患者吗？
- 你是否施行过足够数量的类似手术，如果在法庭上提出质疑，你能确定你的手术过程、决定和顾虑吗？你的培训是什么？监考人是谁？在你的机构，你是否有会阴部整形的专业资格认证（不只是部分外阴切除术）？如果你是一个新手，你是否参加过专业的培训课程，以在法庭上证明你为你所做的手术做好了准备和训练?

- 要清楚何时拒绝。要小心那些有不合理预期的患者，她们希望"只是这样"，她们会带来照片，并说她们"就是想要这样的"。对于已经多次接受此类手术的患者，要多花一些时间。要提防那些有过负面性经历的患者，或者认为手术能治疗性功能障碍的患者。

- 应当签署合适的知情同意书 (见第 7 章)。

- 记录并保留病例!

所有生殖器官整形美容外科医生的箴言："在交往中诚实守信，在手术中谨慎细微。"

第 21 章

标准化治疗

白馨月 译

> 只有平庸的人才总是处于最好的状态。
>
> ——*Joan Giraudoux*

标准化治疗（standards of care，SOC）是指消费者（患者）可以受到保护，并保证得到最基本的专业治疗的标准条例。医学标准化治疗通常由专业协会或组织制定，如没有专业组织的情况下，可以通过医院甚至法律提出指导原则。随着时间的推移，"组织标准"的发展与组织成员的习惯做法相关。人们希望这些都是高标准，但遗憾的是，情况并非总是如此。通常，"标准化治疗"是一种法定而非医学定义，这对于医生们是一个严峻事实。只有在经历了医疗诉讼，才会对这一行为产生发自内心的理解。

为什么需要标准化治疗

生殖器整形和美容手术的领域类似于古老的"狂野的西部"，即广泛的开放和不受管制。在整个美国甚至全世界以及当地社区内，针对这种独特的外科学科，部分属于妇科学，部分属于整形和重建手术的学科，目前还没有有一个全面"标准"或阶段的培训计划。

在美国和大多数国家的妇科住院医师培训项目中，女性生殖器整形美容手术的培训从阴唇成形术（小阴唇或大阴唇）到包皮缩小术，到处女膜修补术，再到为了缩紧阴道和提高性快感的阴道成形术，这些都不是强制

性的。事实上，有关精确的组织处理、精细缝合材料的使用、整形缝合技术和为达到美学效果的手术设计等方面的整形技术并不是传统妇科培训的一部分。当然，整形外科医生会接受整形技术的训练及会阴部解剖学的培训，但并不是所有的培训都会教授会阴部外科手术技术，很少有培训会涉及阴道内的解剖和手术方法。

希波克拉底誓言的核心是不伤害原则。本章内容的基础便是来源于此誓言。一个可靠的标准化治疗是保护患者的必要条件，因为好与不好的结果之间肯定是存在差异的。坦白地说，接受过特殊生殖器整形美容手术培训的外科医生的平均费用要比未接受特殊培训的外科医生高得多。

经批准的妇产科住院医师实习计划要求住院医师掌握外阴/阴道/盆腔解剖以及外阴和阴道的切除手术，最常见的是切除恶性肿瘤或癌前病变。对于学习阴道壁手术的原因是盆腔底较薄弱，并不要求掌握阴唇及阴蒂的整形手术。它通常不考虑阴道松弛对性生活和性满意度的潜在影响，并且很少在术前计划中考虑这种情况。盆底手术是专门为了收紧阴道、改善美观、增加摩擦和性快感，不是传统的妇产科或整形外科的手术。

很多整形外科手术项目都包含了阴唇和

包皮的美容或重建手术。许多没有，很少一部分教授阴道和骨盆解剖学，以及阴道修复手术的细节。表 21.1 中描述了"理想"的培训，表 21.2 中所示为现实培训。

妇科和整形外科都有先例。如果我们合理地提出（并制订或说明标准化治疗的指导原则）谁最有资格执行根治性外阴切除术，是妇产科医生还是妇产科肿瘤医生；谁最有资格做腹腔镜盆底修复术，是妇科医生还是泌尿外科医生；谁应该做巨乳缩小或乳房增大的手术，是普通外科医生还是整形外科医生。关于生殖器整形美容手术，我们一定会问同样的问题。对于声称能够进行阴唇成形术、阴蒂缩小术、处女膜修补术或者为缩紧阴道的会阴成形术 / 阴道成形术培训的机构，是否应该有培训资格和鉴定标准？有一个众所周知但合理的问题是：如果你的家人需要接受某某手术，你会选择怎样的医生？

医疗与法律标准

从医学上来说，对于生殖器整形美容手术来说，标准化治疗的理论要求是：

1 对患者的筛选进行适当的（"充分的"）培训。

2 对基本技术和个体手术方式的选择进行适当的培训。

3 对基本整形外科技术进行适当的培训。

4 对女性的性和躯体形象问题进行适当的培训（以便能够知道什么时候该转诊给有经验的治疗师）。

5 对给予患者知情同意进行适当的培训。

然而，从法律上讲，情况并非如此。标准化治疗没有真正的医学定义，尽管这个术语在法律上已经确立[1]，并且定义为"在同等情况下，医生应理智谨慎地为患者提供治疗"[2]。该术语代表专业赔偿责任诉讼中的一个重要组成部分，用于证明被告医师未能提供所要求的标准化治疗[1]。

早在 1860 年，伊利诺伊州最高法院（在一个由亚伯拉罕·林肯辩护的案件中）就宣称："当你成为医生和外科医生时，就必须要求拥有足够的技能和谨慎的态度。"

"由于标准化治疗没有明确的医学定义，目前尚不清楚这种主要法律概念如何在地位上与从循证医学中获得并由代表性组织或权威医疗机构生成的共识声明或临床指南相比较[4]。""共识声明应代表一个广泛的、非主张性的、平衡客观的专家小组提出的意见，提

表 21.1　生殖器整形美容手术的理想培训

接受培训的住院医生 医生	女性生殖器解剖、诊断、手术技术	专业的整形技术	阴唇成形术、阴蒂缩小术	会阴成形术、阴道成形术（用于缩紧阴道和增加性快感）	女性的性器官和躯体形象问题
产科 / 妇科医生	++	++	++	++	++
整形外科医生	++	++	++	++	++

表 21.2　生殖器整形美容手术的现实培训

接受培训的住院医生 医生	女性生殖器解剖、诊断、手术技术	专业的整形技术	阴唇成形术、阴蒂缩小术	会阴成形术、阴道成形术（用于缩紧阴道和增加性快感）	女性的性器官和躯体形象问题
产科 / 妇科医生	++	O	O	+	±
整形外科医生	+	++	+	O	+

供一个集体声明，同时牢记个体之间可能存在差异"（WIH 共识发展计划）。

由专业组织、政府机构和医疗机构制定的临床实践指南可以帮助医生和患者作出适当的医疗决策。当然"专家"的喜好可能会不合理地影响这些指导原则。"现代和科学的医疗保健应牢固建立在循证医学基础上，被定义为在为个体患者制订治疗方案时提供最佳证据[5]"。"'标准化治疗'这个词应该谨慎使用。目前，它可以由一群志同道合的个人、专业团体或组织自行授予，并且是一个可能被滥用的术语，旨在为其观点提供影响力和可靠性。"

Strauss 和 Thomas[1] 认为，如果没有足够的支持性证据（例如随机对照试验或未受质疑的 Meta 分析），也许不能被称为"标准化治疗"。标准化治疗基本上是一个法律术语。从法律上，疏忽大意通常被定义为脱离了"一个在类似环境中有理性的人应该具备的行为标准[6]"。从法律上说，原告要在专业责任诉讼上得到损伤赔偿需满足四个要素：被告责任[1]、过错行为[2]、损害后果[3] 和行为与后果之间的因果关系[7]。例如，在生殖器整形美容手术中，外科医生有责任知晓手术操作方法；未经专业培训就是违反职责。在未出现不良结果的情况下，有无专业培训可能没有意义；但是如果出现了损害结果，就必须证明因果关系，是否因为没有接受专业的培训而导致的损害结果。第 2 个要素"过错行为"意味着在标准化治疗以外的行为[8]。

总而言之，从医学角度来说，标准化治疗是"在某种情况下，一个理性的从业者需要警觉、专注和谨慎[9]"。问题是，"标准"往往是一个主观的问题，个体理解可能会有所不同。

了解医疗和法律方面的差异，我们可以做些什么来保护我们的患者免受未接受专业培训的人的伤害？谁来保护我们的患者？应该是谁的责任？如果我们不自我监督，其他

人（侵权体系）就会这样做。

谁能施行生殖器整形美容手术：具有生殖器整形资格认证的医生

另一种方法是通过资格认证或授权，来保护和保证消费者——我们的患者得到最低限度的专业治疗。医疗从业人员只进行他接受过培训和熟悉的治疗方法，这是道德上的必要条件（见下文"独立的培训项目"）。

大部分的生殖器整形手术是由未经培训或培训不足的医疗机构执行的。由于标准化治疗在很大程度上是回顾性法律而不是医学概念，因此如何在女性生殖器整形美容手术这个新领域继续前行以确保消费者安全和医生的能力？

"资格认证"是为保护医疗机构和消费者而设计的机制。Mosby 医学词典[9] 将"资格认证"定义为"考试和审查个人凭证以符合一套教育或职业标准并因此在其领域获得个人执业证书。医院和管理医疗认证机构都要求严格的认证。该流程是由组织机构负责定期执行的，因为该组织对其员工的任何不当行为都负有责任。"

Segen 医学词典[10] 略有不同，它将资格认证定义为"审查专业人员的资格证书、教育经历、实践经验或业务能力、执业经历和医学证书或许可证，以确定被授予在特定的地点执业的权限。"该定义使用较少，适用于内部小组或医疗团队，涉及审查医师或医护人员的资质，以确定他们是否有获得医院或医疗管理机构的临床特权。

明确的定义是：培训、经验和能力是先决的资格条件，或者是利用医院或门诊执行操作（手术）的"特权"。

在指定的医疗团队内很难确定具体的标准化治疗。谁应该来制定生殖器整形美容手术的标准化治疗？没有明确的专业组织能代表女性生殖器整形美容手术的从业者，且这些

组织的自我服务性质常受到质疑。这些手术在妇科、整形外科、泌尿外科和性医学领域是重叠的，目前还没有一个专门的组织能统一代表生殖器整形美容外科医生。标准在不同的社区、城市甚至国家会有所不同么？在当今互联网和谷歌时代，患者受过教育，见多识广，流动性强，经常跨越州界和国界去寻找优秀的、有经验的外科医生。在几乎每个州或附近地区，都有经验丰富、受过培训的外科医生。

资格认证不存在这种困惑，流程很清晰。医生已经接受了阴唇成形术、阴道整复术、会阴成形术或阴道紧缩术的培训[包括医学继续教育（CEM）的自我培训，以及根据以往的规定准备大量的资料以满足资格认证的审查]吗？医生能否通过具体操作或实习、一对一培训或个案列表提供培训和（或）经验的证明？如果可以，则认证机构有责任通过指定专人或视频监督来确认申请人是否有能力执行操作。此外，由于认证是个持续的过程，像其他外科认证一样，医生必须根据机构的要求，每2～3年施行一定数量的手术，以证明他持续增长的经验和能力。这是目前的外科手术标准，由于缺乏愿意监管这些手术的协会，这一标准在生殖器整形外科领域未得到支持。

因为普通外科医生优先施行乳房切除手术，故大多数医院和手术机构都未被授予隆胸和巨乳缩小手术的认证；同样也不会将外阴根治术/淋巴结清扫术的资质授予只有广泛外阴切除手术经验的医生。遗憾的是，他们没有注意到其医疗机构的医生正在打着"广泛外阴切除术"或"局部外阴切除术"的幌子进行阴唇成形术和阴蒂包皮缩小术。在某些情况下，阴唇成形术可能会被纳入这一范畴，但美容手术并未成为当今最常见的标准化治疗。

在许多州，外科监督是认证过程的一部分。"外科监督是由机构章程管理的同行评审过程，并通过认证委员会进行管理，以客观监控、规范或监督其医务人员的资质，并确保为该机构接受外科手术的患者提供安全和高质量的治疗[11]。"外科监督员是独立且公正的，只评估监测医师所需技能。他必须精通正在评估的技能，并且可以对同等的机构持有相同的权力。由于目前的互联网快速、带宽和安全，监督者可以直接在现场，也可以通过互联网直接观察、远程评估。在无法确认当地监督者资质的情况下，远程监督可能是最具成本效益的方法[12]。

建议的最低标准

在涉及女性生殖器整形美容手术的专业责任诉讼数量激增的情况下，医院提出标准只是时间问题。原告律师们意识到，在他们的范围内还存在另一个黑洞，即部分机构允许未经培训的医生从事生殖器整形美容手术。

在相对专业的生殖器整形领域，很难得到可靠的培训。小阴唇成形术、阴蒂包皮缩小术、大阴唇成形术、阴蒂暴露术、处女膜修补术，以及阴道整复术/会阴成形术/阴道紧缩术等改善性功能的手术目前还不是妇产科住院医师的常规课程。幸运的是，在美国有少数的可靠培训机构，外科医生可以学到患者的筛选、设备的应用方法、性学、手术风险及并发症等相关知识。但是，为了保护患者和使用设备，除了教授目前住院医师培训计划内的内容，还需要更多的正式的培训项目，可以由个人发起或由专业组织发起。

研究生（实习）培训

研究生专业培训计划的目标是使其具备在工作中保持最低限水平的能力，这种培训也会随实践模式与时俱进。虽然在20世纪七八十年代，妇产科住院医师培训中会教授运用内镜进行探查和微创手术，但是直到20世纪90年代，腹腔镜外科医生才开始他们的"手术演练"（该术语指的是在20世纪80年代，学者们用腹腔镜进行异位妊娠的治疗、卵巢手术和子宫切除手术），这在最初的微创手术后过去了整整 10 年。微创内镜手术开始被纳入住院医生的培训计划中。同样，女性生殖器整形美容手术的社会现实是由非专业的、未获资格认证的外科医生施行手术，迫使住院医师培训项目将整形技术和具体手术的培训纳入其中。每个项目当然都会制订自己的标准。框 21.1 列出了最低标准。

框21.1 建议培训住院医师的最低标准

住院医师最低标准
- 有关患者选择、外阴切除（阴唇成形术、阴蒂包皮缩小术）患者的术中和术后治疗的授课和实操培训
- 以美观和增强性功能为目的的阴道紧缩术和会阴成形术
- 生殖器整形美容手术中涉及的性与躯体形象问题
- 观摩和施行一定数量的手术

传统上，妇产科医生接受的外阴广泛切除手术训练不同于这种美容性质的阴唇成形术和阴蒂包皮缩小术（除了位于同一部位）。此外，在不了解疾病特征的情况下，住院医师还会被教授针对盆腔器官和阴道脱垂及疝出的修复手术，以及专门用于紧缩阴道以增加性快感的改良技术，还有用于改善结果的盆底物理治疗技术。目前大多数妇产科住院医师培训中不包括生殖器整形美容手术必备的相关技术。外阴整形技术的培训并不成系统，整形外科住院医师培训项目也只是偶尔教授阴道解剖和相关技术。

个人培训项目

在缺乏住院医师培训的情况下，如果外科医生希望熟练施行生殖器整形美容手术，他必须以自己的体验方式进行自学或者参加一部分在美国和欧洲各地的培训项目或学前教育。几位经验丰富的"导师"可以讲授 2~3 天的正式课程，详细解释具体的外科手术过程、风险、患者的选择、性方面的知识、术前和术后治疗以及生殖器整形的其他方面。

如果需要的话，外科手术课程和手术指导旨在为外科医生提供必要的知识和技能，以在当地机构被监管之前进行手术。学前教育是一种为已经熟悉基本外阴和阴道解剖及外科技术的外科医生提供专门的生殖器整形美容手术技术培训的途径。短期的培训和学前教育不能面向缺乏外科培训和不熟悉女性外阴及阴道解剖结构的人群，应该适用于之前经过培训和有经验的外科医生，最好是经过资格认证的妇科医生或泌尿外科医生、整形外科医生或之前已经完成普通外科住院医师培训的美容外科医生。框 21.2 列出了个人学前教育培训项目的最低标准。

框21.2 个人学前教育培训项目的最低标准

培训课程最低标准（针对妇产科医生、整形外科医生）
- 为期 2 天的外部手术（阴唇成形术、阴蒂包皮缩小术）和内部（紧缩）手术的授课与实操培训
- 观摩至少 2~3 个手术，其中至少有 1 例是外阴手术
- 管理 1 个或 2 个阴唇成形术相关病例

"传统标准"

由于到目前为止住院医师项目中没有培训，许多人都在"自我培训"。几乎所有新兴外科学的早期开拓者（例如微创内镜技术开展早期）通过阅读现有文献，并亲自与其他生殖器整形外科医生进行技术交流，以及反复手术，已经成为女性生殖器整形美容手术方面的专家，在很多情况下他们开始培训其他人。当然，在任何关于标准化治疗、资格认证和最低培训建议的讨论中，这些人都必须得到认可。对于认证目的，可以通过施行最少数量的案例和医学继续教育（CME）来完成。可能监督更难以执行，因为监考人员可能是同行。框 21.3 所示为"传统标准"。

框 21.3   建议的 "传统标准"

传统最低标准
- ≥20 例阴唇成形术 / 阴蒂缩小术和≥10 例与会阴、阴道紧缩相关的手术病例
- 近 5 年内，与女性生殖器整形美容手术相关的医学继续教育至少有 25 个学分

医学继续教育

没有对医学继续教育（CME）进行相应的论述，任何关于认证和特权的讨论都是不完整的。同样，CME 可能不一定被认为是标准化治疗的一部分，但它必定受特权要求的持续保护。目前有组织（美国妇产科医师学会、美国整形外科协会、美国整形美容外科学会、美国整形外科医师协会、美国美容外科学会、美容水疗规划及顾问公司等）和个人为那些初学者及已经拥有女性生殖器整形美容手术资质的医生开展有价值的 CME 活动。框 21.4 列出了 CME 的要求。

表 21.4   建议的医学继续教育要求

医学继续教育的最低标准
- 近 5 年，有关整形方面的医学继续教育学分达到 25 分
- 近 5 年，在生殖器整形或女性性行为相关文献方面的医学继续教育学分达到 20 分

治疗的经验和质量

经验是很重要的。好与不好的效果差异显而易见，并且与培训和经验直接相关。专业技能的发展需要接触并结合实践，以及少量的运气、天赋，或者这些因素的结合[13]。

引用 Barbara Levy 博士在《妇产科学杂志》的一篇评论中指出的："我们在为女性提供优秀的手术治疗方面存在挑战。对我们来说，确认手术表现差异并初步定义规范标准

对于优化患者的预后至关重要。质量计划——努力识别并反复尝试以减少预后差异——将必然涉及手术量和整体手术经验的评估。敬业精神和致力于教学及促进外科干预应该建立在患者预后的基础上。如果我们要提供最佳的治疗，需要的是数据和科学，而不是营销和权宜之计[13]。"

最有可能通过特权和认证的过程建立最低标准化治疗的目标是什么？以保护我们患者的健康（要求标准化治疗的原因）为主要目标，将在特权过程中设置最低程度的培训和经验指南。这些指导原则和认证过程将专门为患者和外科医生带来更大的法律保护。由于程序和合格的从业人员在医疗团体内得到确认和认证，可以建立可行的多向转诊流程，制订更清晰的 "团体标准" 并向所有人开放。

同样，更重要的是将外阴阴道整形和美学技术纳入整形外科学尤其是妇产科学的培训项目中。是时候让住院医生负责人和妇科研究生导师认识到这些技能对毕业生的重要性，以及他们的患者对效果和经验的重视程度。进一步推进理念、学术课程可以将社区从业者纳入他们的培训对象，并使之成为主流，或者至少开始培训这些手术项目。

这些目标和任务能否执行？作为团体标准，强制执行是不可能的，但作为个别机构的标准，它是具有强制性的。从业者或者禁止在机构执行的规章制度通过适当的授权，从而保护机构和消费者。它是一种有利于消费者的医疗机制，由患者选择医生，在侵权制度中具有与标准化治疗相关的医疗法律上的重要性。

传统认证制度以外的医生可以避开这个过程吗？当然可以，没有任何医疗制衡系统是万无一失的。传统的医院 / 外科中心模式的医院可能不需要特定的认证或授权的过程。然而，这些机构和医生必须在法律上严格遵守组织标准，如果通过以上方式确定这些标准，

未经培训和经验不足的医生肯定会面临额外的风险。

参考文献

1. Strauss DC, Thomas JM. What does the medical profession mean by "standards of care"? *J Clin Oncology* 2009; **27**: 192–193.
2. The Legal Dictionary. Standard of Care. Available at: http:// www.legal-dictionary.thefreedictionary.com/ s+o+c.
3. Richie v. West, 23 III 329 (1860).
4. National Institutes of Health. NIH Consensus Development Paper. Available at: http://www. consensus.nih.gov/ ABOUTCDP.htm.
5. Sackett DL, Rosenberg WM, Gray JA, Haynes RB, Richardson WS. Evidence-based medicine: What it is and what it isn't. *BMJ* 1996; **312**: 71–72.
6. *Restatement of Torts, Second*. Section 283.
7. Garthe v. Ruppert, 264 N.Y. 290, 296, 190 N.E. 643.
8. Moffett P, Moore G. The standard of care: Legal history and definitions: The bad and good news. *Western J Emer Med* 2011; **12**: 109–112.
9. *Mosby's Medical Dictionary*, 8th ed. St. Louis: Elsevier, 2009.
10. *Segen's Medical Dictionary*, Huntingdon Valley, PA:, Farlex, 2012.
11. Heit M. Surgical proctoring for gynecologic surgery. *Obstet Gynecol* 2014; **123**: 349–351.
12. Rosser JC, Gabriel N, Herman BA, Murayama M. Telementoring and teleproctoring. *World J Surg* 2001; **25**: 1438–1448.
13. Levy B. Experience counts. *Obstet Gynecol* 2012; **119**: 493–494.

精准探寻"秘密花园"，成为女性最受欢迎的医生

引 进
原版医美专著

定 制
医美科普图书

举 办
线下精品培训

传 播
机构推广营销

原 创
医美人物专访

扫描二维码　精彩在其中